新生儿连续脑电监测图形快速判读

Diagnosis on Continuous Electroencephalography Monitoring in the Newborn

第 2 版

主　编　毛　健　黄为民

编　者（以姓氏笔画为序）

门丽娜（深圳市儿童医院）　　　　　杨志仙（北京大学人民医院）

王英杰（中国医科大学附属盛京医院）　宋小燕（南方医科大学南方医院）

毛　健（中国医科大学附属盛京医院）　陈淑媛（中国医科大学附属盛京医院）

方秀英（中国医科大学附属盛京医院）　郑　铎（中国医科大学附属盛京医院）

石　权（中国医科大学附属盛京医院）　黄为民（深圳市儿童医院）

田艺丽（中国医科大学附属盛京医院）　廖建湘（深圳市儿童医院）

秘　书　王英杰（中国医科大学附属盛京医院）

人民卫生出版社

·北京·

图书在版编目（CIP）数据

新生儿连续脑电监测图形快速判读 / 毛健，黄为民
主编. -- 2 版. -- 北京 ：人民卫生出版社，2025. 2.
ISBN 978-7-117-37699-0

Ⅰ. R741.044

中国国家版本馆 CIP 数据核字第 2025D6X427 号

| 人卫智网 | www.ipmph.com | 医学教育、学术、考试、健康,购书智慧智能综合服务平台 |
| 人卫官网 | www.pmph.com | 人卫官方资讯发布平台 |

新生儿连续脑电监测图形快速判读
Xinsheng'er Lianxu Naodian Jiance Tuxing Kuaisu Pandu
第 2 版

主　　编：毛　健　黄为民		经　　销：新华书店
出版发行：人民卫生出版社（中继线 010-59780011）		开　　本：787 × 1092　1/32　　印张：8.5
地　　址：北京市朝阳区潘家园南里 19 号		字　　数：196 千字
邮　　编：100021		版　　次：2020 年 3 月第 1 版　　2025 年 2 月第 2 版
E - mail：pmph @ pmph.com		印　　次：2025 年 3 月第 1 次印刷
购书热线：010-59787592　010-59787584　010-65264830		标准书号：ISBN 978-7-117-37699-0
印　　刷：北京盛通印刷股份有限公司		定　　价：128.00 元

打击盗版举报电话：010-59787491　E-mail：WQ @ pmph.com
质量问题联系电话：010-59787234　E-mail：zhiliang @ pmph.com
数字融合服务电话：4001118166　　E-mail：zengzhi @ pmph.com

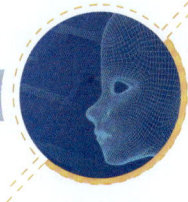

　　《新生儿连续脑电监测图形快速判读》自 2020 年 4 月正式出版以来,我国新生儿连续脑电监测的临床应用已迈出了坚实的步伐,取得了显著的进展。在此期间,我国相继发表了多篇关于"新生儿连续脑电监测规范应用"的共识,为新生儿脑电监测的临床实践提供了明确的指导。与此同时,国际抗癫痫联盟亦先后发布了"新生儿惊厥定义与分类修订"的立场性文件、"新生儿与婴儿癫痫综合征的分类与定义",以及"新生儿惊厥治疗指南与共识"等一系列权威文章,这些文章不仅为国际医疗界树立了新的标准,也为我国新生儿脑电监测的规范应用提供了重要的参考。

　　经过四年的广泛实践与应用,以及业界的高度认可,《新生儿连续脑电监测图形快速判读》这本手册已成为新生儿神经重症管理领域的重要工具书。然而,随着临床实践的不断深入和研究范围的日益扩大,以及我国新生儿连续脑电监测规范应用培训工作的持续推进,本书作者深感有必要对部分内容进行修订与补充。这样做旨在确保手册能够更精准地反映当前临床工作的规范要求,为新生儿神经重症管理提供更加科学、规范的指导。

　　修订补充后的手册力求在以下几个方面达到更高的水准：首先，我们深度挖掘了新生儿连续脑电监测技术的最新研究动态与进展，并将这些宝贵的成果与进展融入手册之中，以确保手册内容的先进性与科学性。其次，我们对手册中的病例分析与图片进行了全面的更新与扩充。精心挑选更多具有代表性的病例，为读者提供了更为丰富、实用的实践经验和参考，深入诠释新生儿连续脑电监测技术在临床实践中的广泛应用与重要作用。此外，我们特别关注新生儿惊厥的诊断与治疗领域。在深入研读了国际抗癫痫联盟的最新指南与共识后，我们将这些国际前沿的理论与实践经验通过具体图形的方式进行展现，以确保在新生儿惊厥的诊断与治疗方面能够紧跟国际步伐。为了进一步提升手册的实用性，我们特别选取了典型的视频监测资料，这些资料生动、直观地展示了相关脑电特征、惊厥的诊断与分类，以及背景严重程度的分析判定，旨在帮助读者更深入地理解和掌握这些关键知识点。最后，我们对手册的结构与排版进行了精心的优化，力求使手册的每一个章节、每一个段落都更加清晰明了，更加易于阅读与查找。我们相信，这些努力将为广大读者带来更加便捷、高效的学习体验。

　　本书修订的完美收官，不仅是对我们长期辛勤工作的成果展示，更是我们团队不断学习、不断进取的坚定信念的体现。同时，新生儿神经电生理领域的两位优秀医生——门丽娜和郑铎的加入，为我们团队注入了新的活力。我们矢志不渝地追求将新生儿连续脑电监测的应用技术与诊断规范以更为标准、更为精准的方式呈现给广大读者。本书中，我们详尽地展示了连续脑电监测在新生儿领域的广泛应用场景，但鉴于技术的复杂性和临床实践的多样性，我们深知仍有许多细节无法一一涵盖。同时，虽然我们在编写过程中力求所有脑电监测都达到最规范的状态,但由于实际工作场景的各种限制和干扰,完美无瑕的目标确实难以企及,这也正是临床脑电监测工作的真实写照。这些珍贵的图片和视频资料,均源于我们团队成员多年实际工作的辛勤积累,它们不仅真实可靠,更是我们智慧的结晶与经验的沉淀。我们希望通过这些图片,向读者传递出我们团队对新生儿连续脑电监测技术的深入理解和丰富经验。

　　尽管我们团队拥有丰富的临床实践和培训经验,但在新生儿连续脑电监测领域的基础理论与临床实践知识掌握上仍有诸多不足。因此,我们诚挚地希望广大读者在阅读过程中能提出宝贵的意见和建议,欢迎发送邮件至邮箱 renweifuer@pmph.com,或扫描下方二维码,关注"人卫儿科学",帮助我们持续改进、不断进步。我们坚信,通过本次全面的修订工作,本书将会更加完善、更加科学、更加实用,为我国新生儿神经重症管理工作提供更加精准、更加全面的指导和支持。

毛　健　黄为民

2024 年 12 月

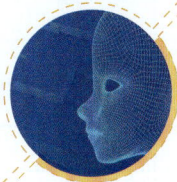

目 录

第一章

新生儿连续脑电监测指征

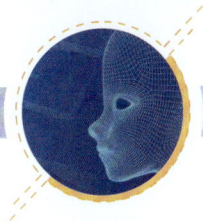

  随着现代化重症监护技术的发展,危重新生儿的救治存活率逐年提高,但脑损伤和不良神经系统结局的发生率仍然居高不下。连续脑电监测技术在新生儿脑损伤及其损伤程度、新生儿惊厥的诊断与治疗、早产儿脑发育成熟度的评估及神经精神发育结局预测方面具有不可或缺的作用,已成为新生儿神经监护单元的重要监测手段。基于现有的新生儿连续脑电监测应用标准化共识与指南,推荐新生儿脑电监测的适应证如下:

  1. 新生儿脑损伤、脑病的早期诊断、严重程度及预后评估

  不同疾病不同时期的脑电监测意义不尽相同,生后或脑损伤发生即刻的脑电监测有助于评估产前因素在疾病中的作用、评估损伤严重程度、指导临床神经脑保护策略及抗惊厥治疗,而慢性期的脑电监测主要用于评估神经系统结局。因此,推荐所有确诊或疑诊脑病和脑损伤的新生儿尽早进行脑电监测,并持续监测至少一个完整的睡眠-觉醒周期(3~4 小时),存在脑病症状和/或脑电图持续异常者最少监测 72 小时,或直到脑病症状消失或脑电图正常。新生儿缺氧缺血性脑病(hypoxic-ischemic encephaloapthy, HIE)作为一种最常见的新生儿期脑病,脑电

监测方案目前推荐越早开始越好,对于轻度 HIE 且不需要亚低温治疗者,应连续监测至少 24 小时,而中、重度或需要亚低温治疗的 HIE 患儿,则推荐持续监测 72~96 小时。

2. 新生儿惊厥或疑似惊厥的诊断和抗惊厥治疗监测

惊厥发作是新生儿常见且需要紧急干预的神经系统急症事件,视频脑电监测是公认的诊断新生儿惊厥的金标准,推荐对所有可疑惊厥发作的新生儿即刻进行脑电监测,明确是否存在惊厥发作,判断发作类型,评估惊厥负荷及抗惊厥治疗的效果。对于可疑的发作性动作应持续监测到捕获多个典型惯常发作期动作表现(表 1-0-1)。如果监测到惊厥发作,推荐持续监测直到患儿至少 24 小时无发作。另外,相关指南和共识均指出,新生儿惊厥的药物治疗评价、更换与治疗时间应基于连续脑电监测的结果。

表 1-0-1　可疑惊厥发作的临床事件

类型	表现
异常运动	局灶或多灶阵挛动作或强直性姿势
肌张力障碍	阵发性和持续的肌张力障碍姿势
肌阵挛	全面性、局灶性、节段性、不规则性肌阵挛
眼球运动	间歇性、强迫性水平凝视或一侧共轭偏转
自动症	口颊舌运动,如伸舌、咀嚼、吸吮;肢体自动运动,如踩脚踏车或划船样动作
自主神经症状	难以解释的窒息、呼吸暂停、面色苍白、潮红、流泪、周期性心动过速或血压增高

3. 脑损伤高危儿的脑功能监测及评估

　　脑损伤高危儿是指罹患任何可能造成神经系统损伤的疾病、处于可能影响神经系统状态的新生儿(表 1-0-2)。对脑损伤高危儿推荐尽早进行脑电监测并且持续监测至少 3~4 小时。如存在中、重度异常脑电背景,应适当延长脑电监测时间,如发现惊厥活动,脑电监测管理同惊厥发作。

表 1-0-2　脑损伤高危儿

类型	原因
缺氧缺血	急性胎儿窘迫、心肺复苏后、严重的心肺功能衰竭、低血容量、低血压、血流动力学紊乱、胎-胎输血综合征、需要早期手术的先天性心脏病
外伤/创伤	创伤分娩、产妇创伤
感染	胎膜早破、证实存在母亲临床/病理性绒毛膜羊膜炎及母体-胎儿感染、脑膜炎/脑炎、严重晚发性脓毒症
炎症与毒素	双胎中一胎胎死宫内存活的单胎、坏死性筋膜炎、坏死性小肠结肠炎
严重电解质紊乱	低血糖、高血糖、低钙血症、低镁血症、低钠血症、高钠血症、胎儿水肿
严重宫内/宫外发育迟缓	
神经影像学检查异常	
严重高胆红素血症	
其他	治疗相关,如血浆置换、体外膜氧合、围手术期;发育相关,如早产(胎龄 <33 周)

4. 脑发育成熟度的评估

脑发育成熟度是新生儿神经系统评估需要考量的重要方面,与新生儿远期神经系统预后息息相关。除了明确的脑损伤外,早产、宫内外营养状态、心肺功能及其他不明因素均可造成新生儿脑发育成熟度异常,其中以成熟延迟最为常见。因此,对于存在上述高危因素的新生儿均应进行脑电监测,评估脑发育成熟度。成熟延迟的概念是在早产儿系列脑电图检查的特定背景下发展起来的,脑电图背景的出现取决于他们的经后龄,可以通过评估睡眠-觉醒周期、生理波形等的出现来评价新生儿的脑发育成熟情况。鉴于早产儿是脑损伤、惊厥发作及脑发育成熟度异常的高危人群,对早产儿的脑电监测时机要根据出生胎龄及是否存在危险因素而定(表 1-0-3)。

表 1-0-3 早产儿的脑电监测时机推荐

监测时机	胎龄≤28 周	胎龄 29~33 周 无危险因素	胎龄 29~33 周 有危险因素	胎龄 >33 周 无危险因素
第一次	<3 天		<3 天	
第二次	7~8 天	<7 天	7~8 天	<7 天
第三次	PMA 31~32 周		PMA 32~34 周	
第四次	PMA 36 周	PMA 36 周	PMA 36 周	PMA 36 周

注:PMA(postmenstrual age,经后龄)。危险因素包括:急性宫内窘迫;感染(胎膜早破、绒毛膜炎、母亲胎儿感染);缺血(血流动力学异常、低血压、低血容量);双胎输血综合征;双胎中一胎胎死宫内存活的单胎;新生儿坏死性小肠结肠炎;头颅 B 超检查异常或可疑异常。

第二章

新生儿脑电图术语解读

一、EEG 基本图形相关术语

电压/波幅（voltage/amplitude）	两点之间的电位差,单位为微伏(μV),通常表示为最大负相电位和最大正相电位之间的差值(即峰-峰值)。测量方法为从一个脑波的波峰至波谷的垂直高度,如果脑波的上升支和下降支不在一个水平线上,则在两个波谷之间作一连线,并从波峰作一与水平线垂直的线,该垂直线从波峰至两波谷连线的交点之间的距离即为波幅(图 2-0-1)。波幅分级:低波幅(<50μV)、中波幅(50~150μV)、高波幅(150~300μV)、极高波幅(>300μV)
持续时间（duration）	单个波/复合波从开始到结束的时间间隔(图 2-0-1)

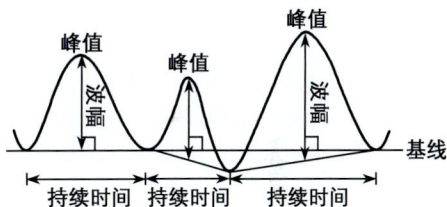

图 2-0-1　波幅、持续时间

续表

周期 （cycle）	在规律重复的波/复合波序列中,单个波/复合波完成一次完整循环的持续时间(图 2-0-2)	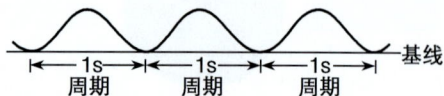 图 2-0-2　周期
频率 （frequency）	1 秒内周期相同的波/复合波重复出现的次数。单位为周期/秒(c/s)或赫兹(Hz)。 频率分类(图 2-0-3):δ 频带(0.3~3.5Hz)、θ 频带(4~7.5Hz)、α 频带(8~13Hz)、β 频带(14~30Hz)、γ 频带(>30Hz)。其中,α 频带、β 频带、γ 频带又称快波频段,δ 频带、θ 频带又称慢波频段	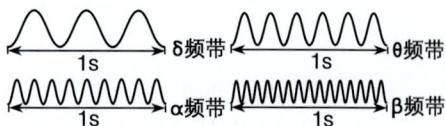 图 2-0-3　频率分类
位相 （phase）	在参考导联时,以基线为标准,波峰向上时为负相波,波峰向下时为正相波(图 2-0-4)	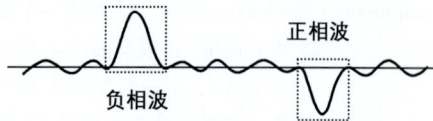 图 2-0-4　位相

二、脑电活动的波形

正弦样波（sinasoid wave）	波峰和波谷都比较圆钝，负相和正相成分大致相当，类似正弦形，如正常的 δ 波、θ 波
双相波（biphasic wave）	脑波沿基线上下各有 1 次明显偏转，形成正-负或负-正双相的波
多相波（polyphasic wave）	脑波在基线两侧交替出现形成两相以上的波，如多棘波、多棘慢复合波
棘波（spike wave）	一种短暂的明显突出于背景活动的波，呈尖峰样，持续时间 20~<100 毫秒（在儿童及成人为 20~70 毫秒）（图 2-0-5）
尖波（sharp wave）	波形与棘波相似，持续时间 100~200 毫秒（在儿童及成人为 70~200 毫秒）（图 2-0-6）
尖形慢波（sharply contoured wave）	波形尖锐，但持续时间太长不能称为尖波的波（图 2-0-7）
复合波（complex wave）	由两个或多个相关波形组成的具有特殊形态的波；当反复出现时，其波形基本一致，突出于背景活动，如棘/尖慢复合波（图 2-0-8）
重叠波（superposed wave）	在较慢的波上复合其他频段的波，又称复形慢波，如 δ 刷（图 2-0-9）
多形性波（polymorphous wave）	形态多样，波形不规则，上升支和下降支常有不规则的切迹，多为 δ 频带的慢波

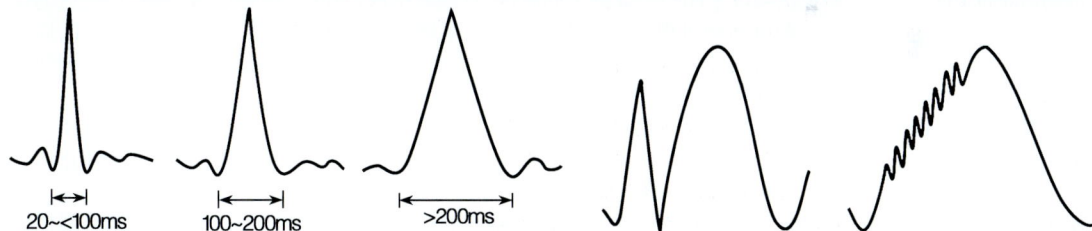

图 2-0-5　棘波　图 2-0-6　尖波　图 2-0-7　尖形慢波　图 2-0-8　复合波（尖慢波）　图 2-0-9　重叠波（δ 刷）

三、脑电活动的分布方式

广泛性（generalized）	双侧半球的脑电活动同步对称出现,可用于描述背景活动及阵发性活动
弥漫性（diffused）	与广泛性相似,但双侧半球的脑电活动不完全同步及对称,通常用于描述背景活动
局灶性（localized or focal）	仅累及一个电极记录的部位
局部性（regional）	同时累及相邻的数个电极记录的部位,局部性累及的范围比局灶性更大
多灶性（multifocal）	① 散发性脑电活动（棘波、尖波、棘慢波、尖慢波等）:不同时间独立出现于非相邻的三个或三个以上电极记录的部位,每侧半球至少一个部位; ② 连续性脑电活动（节律性/周期性放电等）:双侧半球同时（时间上重叠）出现三种或三种以上独立的（不同步）连续性脑电活动,每侧半球至少有一种
一侧性（unilateral）	① 局限于一侧半球内; ② 或者出现于双侧半球,但以一侧半球为主,如一侧半球持续波幅明显更高,或一侧半球持续率先出现
一侧独立性（unilateral independent,UI）	一侧半球内同时出现两种独立的（不同步）连续性脑电活动。这两种独立的连续性脑电活动位于同一半球的不同脑区,且同时出现（时间上重叠）。注:局灶中线区的连续性脑电活动可视为左侧半球或右侧半球的独立模式,例如,左侧半球 1Hz 的周期性放电与局灶中线区独立的 0.5Hz 周期性放电同时出现,仍然可以认为是一侧独立性周期性放电
双侧独立性（bilateral independent, BI）	双侧半球同时出现两种独立的（不同步）连续性脑电活动。这两种独立的连续性脑电活动分别位于一侧半球,且同时出现（时间上重叠）,如果序贯出现（一个停止后另一个开始）,则为一侧性模式
游走性（shift）	连续性脑电活动在一个部位逐渐减弱的同时,在另一个部位逐渐出现,两个部位之间常有一定的衔接过程,呈此消彼长的演变过程

四、脑电活动的出现方式

活动（activity）	泛指任何一种连续出现的占优势或突出于背景活动的脑波，如慢波活动
节律/节律性（rhythm/rhythmic）	形态和持续时间相对一致的波形连续重复出现（至少 6 个周期），在连续波形之间没有时间间隔。在大多数（>50%）周期对中，下一个周期较前一个周期的周期长度变化 <50%（图 2-0-10）
周期性（periodic）	形态和持续时间相对一致的波形以大致规律的时间间隔重复出现（至少 6 个周期），在连续波形之间有清晰可辨的时间间隔。"大致规律的时间间隔"定义为在大多数（>50%）周期中，下一个周期较前一个周期的周期长度变化 <50%（图 2-0-11）
暴发（burst）	至少 4 个位相且持续时间≥0.5 秒的波，突发突止，明显突出于背景活动

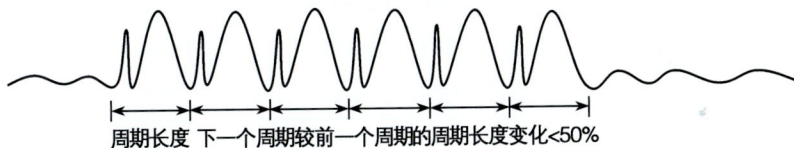

周期长度　下一个周期较前一个周期的周期长度变化<50%

图 2-0-10　节律/节律性

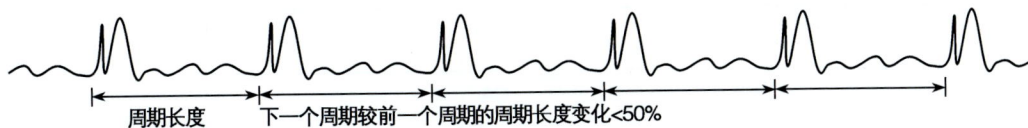

周期长度　　下一个周期较前一个周期的周期长度变化<50%

图 2-0-11　周期性

续表

阵发(paroxysm)	明显突出于背景活动且持续一段时间的波,出现和终止相对和缓
散发(random)	随机出现在相同或不同的部位
偶发(episodic)	在长程脑电监测中出现频率为每小时 1~2 次,甚至更少
一过性(transient)	少量而无规律出现的突出于背景活动的波/复合波,存在时间短暂
孤立性(isolated)	单独出现

五、新生儿年龄的计算方式

胎龄(gestational age,GA)	末次月经第一天至胎儿出生的时间(图 2-0-12)	早产(preterm)	GA<37 周
出生后日龄(day of life,DOL)	出生之日至生后某日的时间(图 2-0-12)	近足月(near term)	GA 34~<37 周
经后龄(postmenstrual age,PMA)	末次月经第一天至生后某日的时间(图 2-0-12)	足月(term)	GA 37~42 周
受孕龄(conceptional age,CA)	受孕之日至生后某日的时间(图 2-0-12)	新生儿期	出生至 PMA44 周

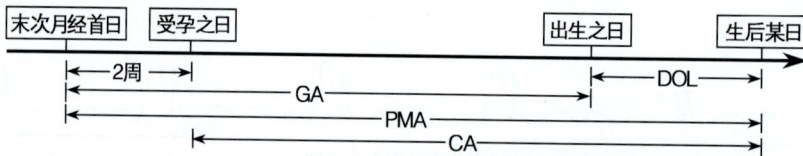

图 2-0-12　胎龄、出生后日龄、经后龄、受孕龄

六、新生儿 EEG 背景活动评价要素(一)

连续性(continuity)	
连续性脑电模式	脑电活动连续不间断,电压衰减(<25μV)<2 秒
连续图形 　(tracé continuity)	以 θ、δ 混合慢波为主(波幅≥25μV),复合 β 活动
不连续性脑电模式	由暴发段和抑制段组成。 暴发段:也称活动期(active period,AP),由相对高波幅的混合频率波构成,波幅>50μV,持续时间≥2 秒,至少存在于 2 个导联; 暴发间隔(interburst interval,IBI):也称静止期(quiescent period,QP),为低波幅的抑制/衰减段,脑电活动电压衰减至 <25~50μV,持续时间≥2 秒
非连续图形 　(tráce discontinuous,TD)	高波幅(50~300μV)的暴发段与低波幅(<25μV)的间隔段交替出现
交替图形 　(tráce alternant,TA)	较高波幅(50~150μV)的暴发段与相对低波幅(25~50μV)的间隔段交替出现
过度不连续 　(excessive background discontinuity)	暴发段包含部分正常的生理波形,持续时间 <3 秒,相对 PMA 来说,IBI 持续时间明显延长,或者电压明显减低。EEG 有一定的变化性和反应性
暴发-抑制 　(burst-suppression,BS)	暴发段由恒定的异常波形构成,无正常生理特征,IBI 持续时间不等,电压 <5μV(允许某一单个导联散在一过性电压 5~15μV 但持续时间 <2 秒的电活动)。 在任何情况下,EEG 均缺乏变化性及反应性。应描述暴发段电压的高低(>100μV 或 <100μV)及 IBI 的持续时间

六、新生儿 EEG 背景活动评价要素(二)

电压(voltage)	
正常电压 (normal voltage)	健康足月儿在所有行为状态下大部分脑电活动的电压≥25μV
界线性低电压 (borderline low voltage)	背景活动包含正常的生理波形,电压持续波动于 10~25μV
抑制性低电压 (low voltage suppressed)	无正常背景特征的持续低电压(<10μV)脑电活动(可散在≥10μV 但持续时间<2 秒的电活动),EEG 无变化性及反应性
无脑电活动 (electrocerebral inactivity)	在灵敏度为 2μV/mm 的条件下,缺乏可识别的电压≥2μV 的脑电活动

六、新生儿EEG背景活动评价要素(三)

同步性(synchrony)	
同步 (synchrony)	在EEG的非连续部分,双侧半球的暴发段基本同时出现,暴发段出现的时间差≤1.5秒
不同步 (asynchrony)	在EEG的非连续部分,双侧半球暴发段出现的时间差>1.5秒
对称性(symmetry)	
对称 (symmetry)	脑电活动的电压、频率、连续性及特异性EEG图形的波形和分布在双侧半球同源区域大致相同
不对称 (asymmetry)	双侧半球同源区域的电压差>50%,或双侧半球的背景特征(频率、连续性及特异性EEG图形的波形、分布等)明确不一致

六、新生儿 EEG 背景活动评价要素(四)

变化性(variability)	
变化性正常	内源性刺激所致的明显的自发性 EEG 反应,可以是任何电活动的变化,包括波形、频率、连续性、电压
变化性异常	内源性刺激所致的自发性脑电活动反应不明显或无改变
反应性(reactivity)	
反应性正常	外源性刺激引起脑电活动出现频率、连续性、电压的明确改变,包括刺激后脑电活动的衰减,这种改变是可重复的
反应性异常	外源性刺激引起脑电活动反应不明显或无改变

六、新生儿 EEG 背景活动评价要素(五)

胎龄特异性生理波及成熟度	
胎龄特异性 EEG 图形 (age-specific EEG features)	某一 PMA 期间的特异性图形,随新生儿的发育出现、达峰,而后消失,是新生儿 EEG 正常的背景图形。包括: 枕区 θ 活动联合慢波(theta occipital activity in coalescence with slow waves,TOA-SW) 额区 θ 活动联合慢波(theta frontal activity in coalescence with slow waves,TFA-SW) 颞区 θ 活动联合慢波(theta temporal activity in coalescence with slow waves,TTA-SW) 额区尖形 δ 活动(sharp frontal delta activity) 慢 δ 波及 δ 刷(slow delta waves or delta brushes) 单一节律性 δ 活动(monorhythmic delta activity) 前头部非节律性慢波(slow anterior dysrhythmia) 额区一过性尖波(transient frontal sharp waves/encoches frontales)
成熟障碍 (dysmaturity)	指 EEG 背景成熟度小于实际 PMA 至少 2 周

七、新生儿期常见异常 EEG 波形

Rolandic 区正相尖波(positive rolandic sharp waves,PRSW)	位于中央区(C3/C4/Cz)的正相尖波,基底较宽,波幅较高
畸形尖波(deformed sharp waves)	尖波波形不规整,常有切迹,或复合较多快波
畸形 δ 波(deformed delta waves)	δ 波形态异常,缺乏平滑性,基底较宽,电压相对增高
畸形 δ 刷(deformed delta brushes)	与正常 δ 刷相比,快波波幅增高,波形尖锐,呈纺锤样
紊乱波(disorganized waves)	波形不规整,缺乏平滑性,可由多个不同形态的波组合在一起
短暂节律性放电(brief rhythmic discharges,BRDs)	指持续时间≥0.5 秒至 <10 秒的局灶性或广泛性(尖形)节律性电活动,伴或不伴演变。在成人,要求放电频率 >4Hz
周期性放电(periodic discharges,PDs)	形态和持续时间相对一致的波形以大致相同的时间间隔重复出现,重复波形之间具有清晰可辨的时间间隔。每段周期性放电持续时间长短不一,放电部位分布可呈广泛性、一侧性、一侧独立性、双侧独立性、多灶性
节律性 δ 活动(rhythmic delta activity,RDA)	形态和持续时间相对一致的 δ 活动连续重复出现,重复波形之间没有时间间隔,波形、波幅可有一定程度的变化,部位固定,无扩散及游走

八、新生儿期发作期 EEG 相关术语

电发作(electrographic seizure,ESz)	EEG 表现为突然出现重复的有演变的刻板波形,有明确的起止点,电压≥2μV,持续时间≥10 秒,但不伴有相关的临床症状或体征
电-临床发作(electroclinical seizure, ECSz)	● 电演变同时伴有明确的相关临床症状或体征 ● 或应用抗发作药物后 EEG 及临床症状均有所改善 ● 电-临床发作无持续时间限制,如果有明确的临床相关性,持续时间可以 <10 秒
发作负荷(seizure burden)	给定时间段内发作的总持续时间(单位为秒)
发作频率(seizure frequency)	给定时间段内发作的次数(不考虑持续时间)
癫痫持续状态(status epilepticus,SE)	在任意 1 小时内发作总持续时间占比 >50%
新生儿发作的分布(seizure spread)方式	
● 弥漫性(diffuse)	广泛分布的局灶性发作,所有电极非同步参与
● 双侧独立性(bilateral independent)	同时发生在双侧半球不同脑区的发作,它们的起始、演变模式彼此独立
● 游走性(migrating)	发作有序地从一个脑区游走至另一个脑区,可以是半球内,也可以是半球间
● 一侧性(lateralized)	所有发作仅在一侧半球内传导(左侧或右侧半球)
● 局灶性/局部性(focal/regional)	发作局限于一个特定的区域(一个脑区或数个相邻的脑区)
● 单一病灶性(unifocal)	多种发作起源于单一脑区
● 多灶性(multifocal)	发作起源于至少二个独立的部位,每侧半球至少一个部位

九、aEEG 常用术语

上边界	代表该段记录数据中最高振幅的电压值(图 2-0-13)
下边界	代表该段记录数据中最低振幅的电压值(图 2-0-13)
带宽的区	上边界、下边界之间的宽度,代表振幅的变化范围(而非振幅的绝对值)。带宽相对较宽的区域为宽带区,带宽相对较窄的区域为窄带区(图 2-0-13)
变化趋势	即 aEEG 参数随时间的变化趋势或特定模式,常代表特定的脑功能状态,具有诊断意义
常用判读导联	C3-C4、P3-P4,或者 C3-O1、C4-O2 导联方式
走纸速度	6cm/h(常规),全量程

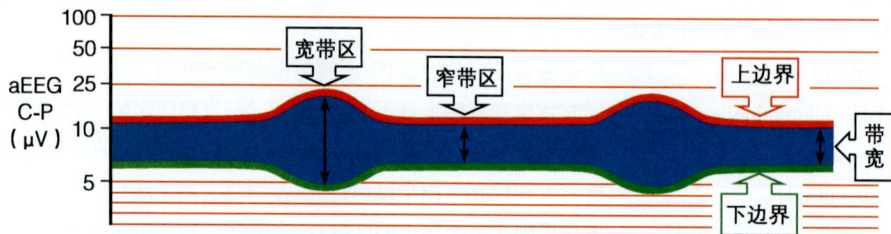

图 2-0-13　aEEG 相关参数

上边界:图中红色曲线所示;下边界:图中绿色曲线所示。

十、新生儿 aEEG 模式分类(一)

背景模式分类		
● 连续 (continuous，C)	aEEG 下边界(5~)7~10μV，上边界 10~25(~50)μV	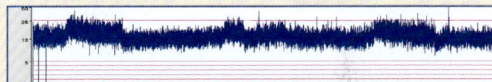
● 不连续 (discontinuous，DC)	aEEG 下边界 <5μV，上边界 >10μV，最低波幅可变	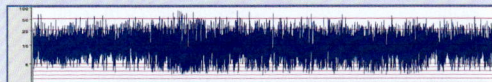
● 暴发-抑制 (burst-suppression，BS)	不连续，aEEG 下边界 0~1(2)μV，上边界 >25μV，下边界恒定不变	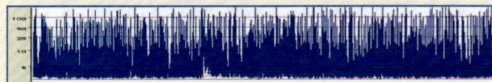
● 低电压 (low voltage，LV)	aEEG 上边界 10μV 以下，下边界在 5μV 左右或 5μV 以下	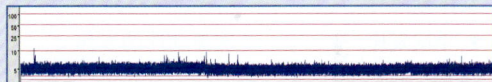
● 无脑电活动、平坦波 (inactive，flat trace，FT)	aEEG 上边界持续 <5μV	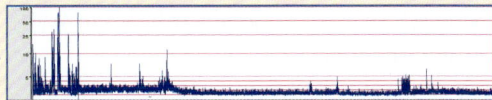

十、新生儿 aEEG 模式分类（二）

睡眠-觉醒周期（SWC）分类		
● 无睡眠-觉醒周期	aEEG 背景活动无周期性变化	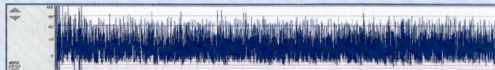
● 不成熟睡眠-觉醒周期	aEEG 下边界有周期性变化，但宽、窄带分界不明显，与患儿 PMA 相比不成熟	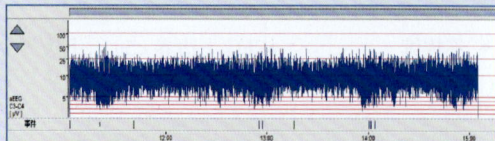
● 成熟睡眠-觉醒周期	aEEG 背景活动呈明确的正弦曲线样变化，每个周期持续时间≥20 分钟	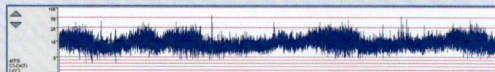
发作分类		
● 单次发作（single seizure）	一次孤立性的发作	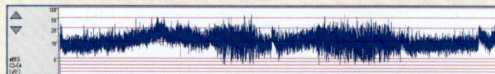
● 反复发作（repetitive seizures）	两次发作间隔 <30 分钟	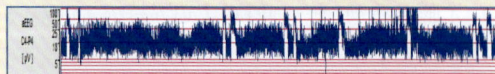
● 惊厥持续状态（status epilepticus）	发作累计持续时间 >30 分钟	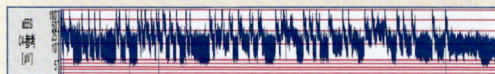

十一、qEEG 常用术语（一）

量化脑电图（quantitative electroencephalogram，qEEG）	是通过数学和统计方法对传统脑电信号进行分析的脑电图技术，以提供更详细的脑功能信息
振幅（amplitude）	是指脑电波的高度，是一个衡量神经元活动强度的指标
总功率（total power）	指脑电图信号在所有频率范围内的功率总和，反映了大脑整体的电活动水平
绝对功率（absolute power）	指在特定频率带内信号功率的总量，通常以微伏平方（μV^2）为单位，可以反映特定频率带的电活动水平，如δ波、θ波、α波、β波和γ波的绝对功率，不同频率带的功率变化可以反映大脑的不同功能状态（图 2-0-14）
相对功率（relative power）	指特定频率带的功率与总功率的比例，通常以百分比（%）表示；提供了脑电信号在该频率带内电活动相对于整体脑电活动的比例。相对功率也可以比较不同频率带之间的电活动强度，以及评估特定频率带在整体脑电活动中的相对重要性（图 2-0-14）
功率比（power ratio）	用来比较不同频率带之间的功率水平，例如 θ/β 或 α/δ（图 2-0-15）
光谱边缘频率（spectral edge frequency，SEF）	代表了一个特定的频率值，在这个频率以下包含了脑电信号总功率的一定百分比，例如 95%
95% 光谱边缘频率（SEF95）	指在脑电图中，95% 的总功率位于这个频率值以下，而剩余 5% 的功率位于这个频率以上（图 2-0-16）
功率谱密度（power spectral density，PSD）	描述脑电信号在不同频率上的功率分布，反映大脑在不同频率下的电活动强度（图 2-0-17）

十一、qEEG 常用术语(二)

连接度(connectivity)	连接度分析可以揭示大脑不同区域之间的相互作用和信息传递方式
相干性(coherence)	用于衡量两个不同脑区信号在频率上的同步性的指标,反映了不同脑区之间的功能连接强度
相位锁定值(phase locking value,PLV)	用于衡量两个信号在特定频率上相位的一致性的指标,用于分析脑区之间的同步化程度
频谱熵(spectral entropy)	描述信号频率分布的复杂性和不确定性,可以用来评估大脑活动的多样性
密度谱阵列(spectral density array,SDA)	是一种将脑电图信号的频率成分以三维图形展示的方法,通常 X 轴表示时间,Y 轴表示频率,Z 轴(或颜色编码)表示功率;是一种脑电图分析技术,通过量化的方式展示脑电活动在不同频率和时间上的分布
相位同步性(phase synchronization)	是指不同脑区或电极记录到的脑电信号在特定频率上的相位关系,衡量的是不同脑区或电极之间信号相位的一致性,反映了不同脑区之间功能连接的强度
脑对称指数(brain symmetry index,BSI)	用来衡量大脑两半球之间电活动的对称性,是评估大脑左右半球在特定频率带或整个频谱上功率分布差异的量化指标,通常通过比较左右半球在特定频率带的功率,并计算它们之间的差异来获得。BSI 的范围是 0~1,正常的 BSI 值通常接近于 0,表示左右脑半球的功率分布相对平衡,当所有导联完全对称时,BSI 为 0,对称性最好,当 BSI 为 1 时代表最大的不对称性
包络趋势(envelope trend)分析	是量化脑电图中的一种分析技术,关注脑电信号的包络(即信号的局部最大值或最小值形成的曲线)随时间的变化趋势,反映了信号强度的变化(图 2-0-18)

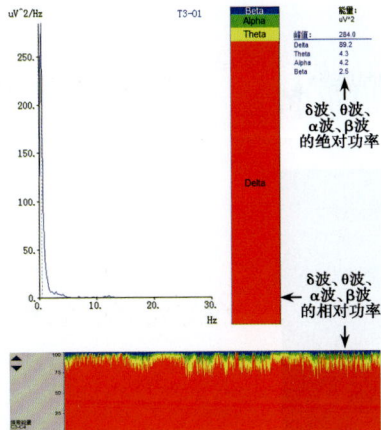

图 2-0-14　绝对功率和相对功率

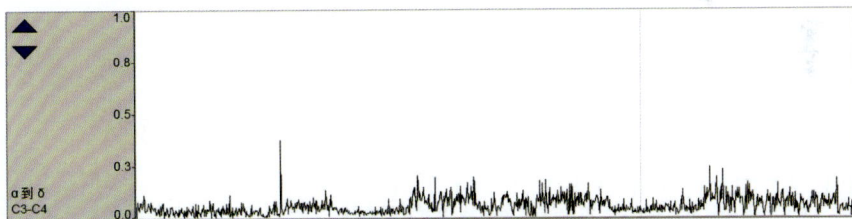

图 2-0-15　α/δ 功率比趋势图

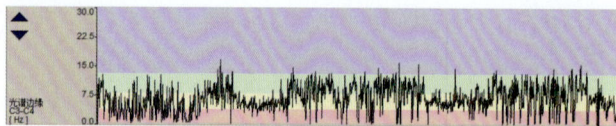

图 2-0-16　95% 光谱边缘频率趋势图

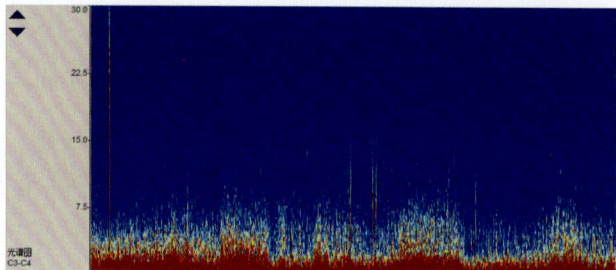

图 2-0-17　功率谱密度阵列图

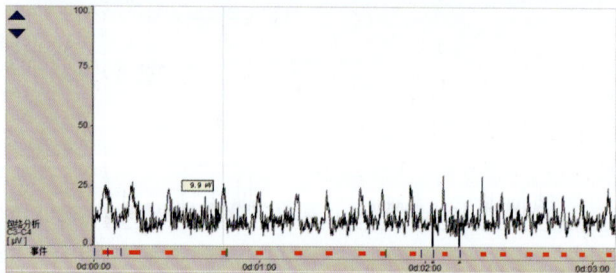

图 2-0-18　包络分析

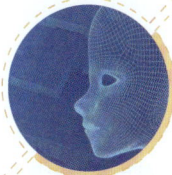

第三章

新生儿脑电监测技术和常见伪差

脑电图仪器可记录到大脑皮层神经元的同步电活动,这些电活动来源于足够数量的皮层锥体细胞所产生的突触后电位。神经元电活动在时间和空间上的整合,经脑电图仪器放大数百万倍后,最终呈现出头皮脑电图模式。

脑电监测的流程(图 3-0-1)及注意事项如下:

1. 脑电监测前的准备工作 了解患儿的生后日龄(DOL)、经后龄(PMA)、简要病史及查体、特殊事件(可疑惊厥发作)及特殊治疗或用药(镇静剂、抗惊厥药物、亚低温等)情况。为患儿洗头、剃头,完成喂奶、换尿布及其他护理操作,减少监测过程中对患儿的反复打扰。

2. 脑电监测的电极安放 要遵循"对称"原则并兼顾各解剖分区,成人常规头皮脑电图记录位置参照国际 10-20 系统,而新生儿头围较小,可适当减少电极数量,最少 9 导联,必须包含中线部位(图 3-0-2)。建议同时安装心电、肌电电极,如有条件可安装其他多导生理参数监测(图 3-0-3,图 3-0-4,表 3-0-1)。脑电监测仪上各种参数调整工具可根据实际需求进行调整,以便分析数据(表 3-0-2,图 3-0-5~图 3-0-11)。

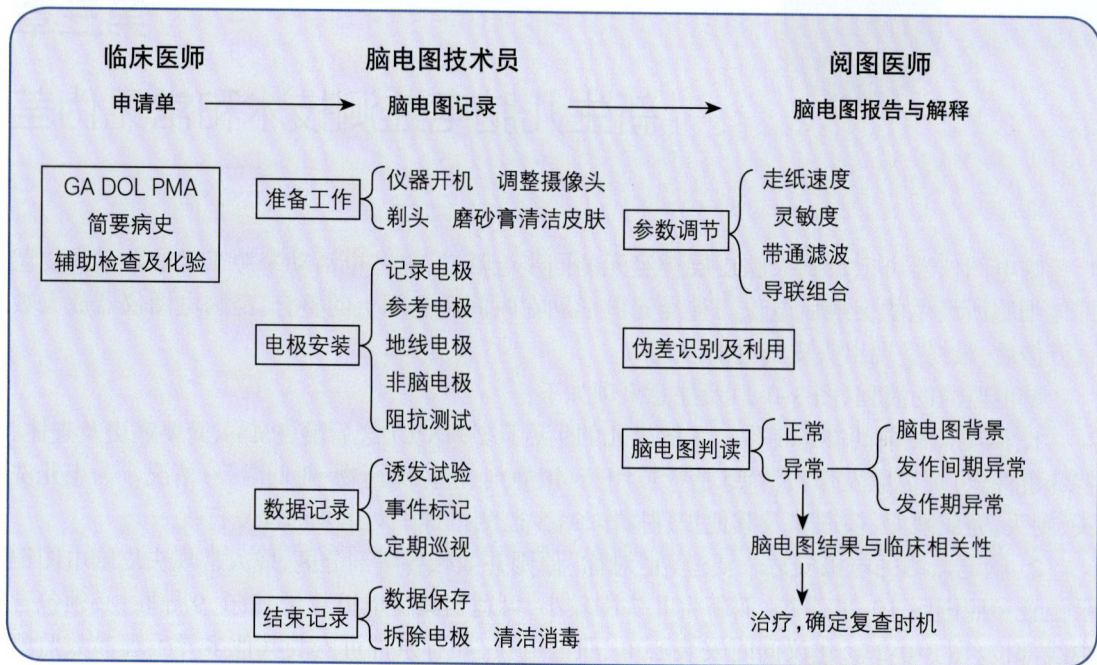

临床医师　　　　　　脑电图技术员　　　　　　阅图医师

申请单　　━━━━━▶　脑电图记录　　━━━━━▶　脑电图报告与解释

```
┌─────────────┐
│ GA DOL PMA  │      ┌────────┐   仪器开机   调整摄像头
│ 简要病史    │      │ 准备工作 │                        ┌────────┐   走纸速度
│ 辅助检查及化验 │     └────────┘   剃头   磨砂膏清洁皮肤    │ 参数调节 │   灵敏度
└─────────────┘                                      └────────┘   带通滤波
                                                              导联组合
```

```
                    ┌────────┐   记录电极
                    │ 电极安装 │   参考电极
                    └────────┘   地线电极          ┌────────────┐
                                  非脑电极          │ 伪差识别及利用 │
                                  阻抗测试          └────────────┘
```

```
                    ┌────────┐   诱发试验
                    │ 数据记录 │   事件标记        ┌────────┐   正常   ┌ 脑电图背景
                    └────────┘   定期巡视         │ 脑电图判读 │         │ 发作间期异常
                                                  └────────┘   异常  ┤ 发作期异常
                                                                      └
```

```
                    ┌────────┐   数据保存                脑电图结果与临床相关性
                    │ 结束记录 │   拆除电极   清洁消毒
                    └────────┘                          治疗,确定复查时机
```

图 3-0-1　视频脑电监测的流程

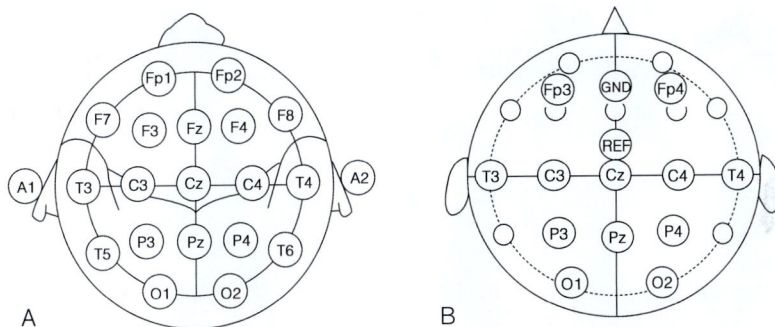

图 3-0-2　新生儿脑电图电极安放位置

A. 国际 10-20 系统；B. 新生儿电极安放参考位置。GND：地线电极；REF：系统
参考电极；A1、A2：耳电极参考电极；电极阻抗：100Ω 至 10kΩ。

　　新生儿脑电电极安放方法：前后连线和左右连线在头顶的交叉点放置 Cz 电极，从鼻根向后 10% 为 Fpz，从 Fpz 向后各间隔 20% 分别为 Fz、Cz、Pz 和 Oz，Oz 距离枕骨隆凸为 10%。C3 和 C4 放置在 Cz 的两侧 20%，T3 和 T4 分别放置在 C3 及 C4 两侧 20%，T3、T4 分别距离左右侧耳前凹 10%。

　　从 Fpz 向左或右 10% 为 Fp1 或 Fp2，从 Oz 向左或右 10% 为 O1 或 O2。

　　新生儿脑电电极安放至少包括 9 个记录电极（Fp1、Fp2、C3、C4、T3、T4、O1、O2、Cz）。安装过程中将原 Fp1、Fp2 位置后移 10%（也可称之为 Fp3、Fp4），并增加双顶（P3、P4）及顶中线（P2）电极。

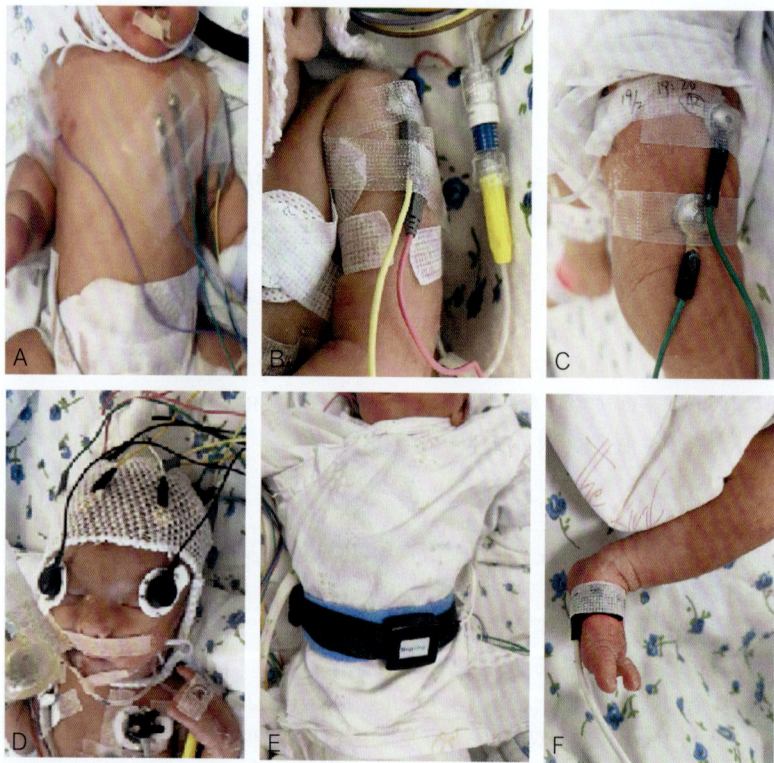

图 3-0-3　多导生理监测的电极或传感器安装部位
A. 心电；B. 三角肌肌电；C. 股四头肌肌电；D. 眼动电极 E. 监测呼吸运动的腹带；F. 血氧饱和度监测。

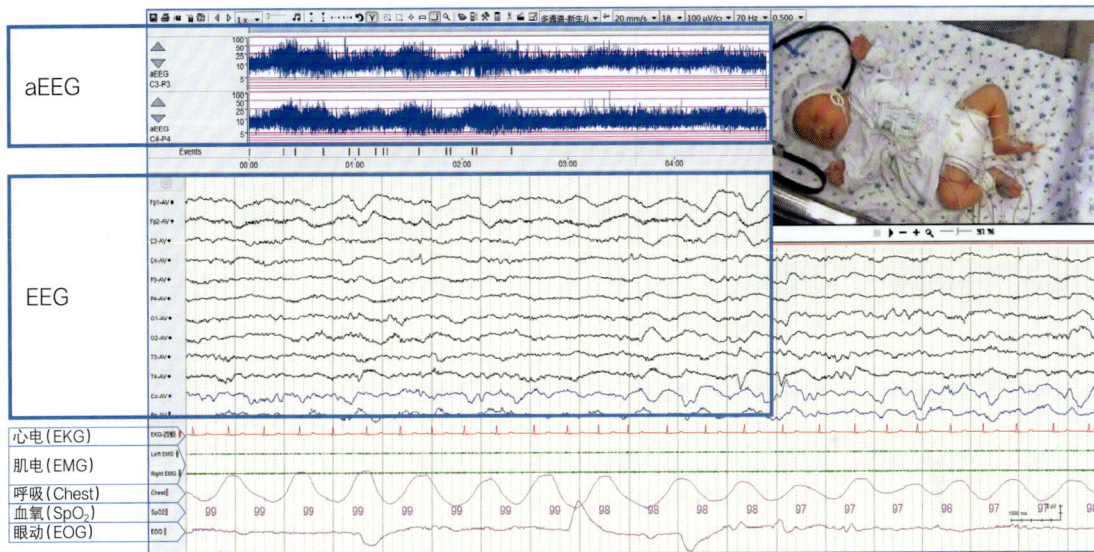

aEEG	
EEG	
心电（EKG）	
肌电（EMG）	
呼吸（Chest）	
血氧（SpO₂）	
眼动（EOG）	

图 3-0-4　标准视频脑电监测界面

表 3-0-1　多导生理监测电极安放及参数要求

监测信号	电极/传感器	安放位置	低频滤波（Hz）	高频滤波（Hz）	灵敏度（μV/mm）
脑电	盘状电极	参照国际 10-20 系统，至少 9 个记录电极（图 3-0-2）	0.5	70	7
肌电	盘状电极	四肢肌肉上（图 3-0-3A、B）	15	120	可调
眼动	盘状电极	左眼外眦上 0.5cm 及右眼外眦下 0.5cm（图 3-0-3D）	0.5	35	可调
心电	盘状电极	左胸前（图 3-0-3A）	0.5	70	可调
呼吸	呼吸传感器	胸部下方 2cm、肚脐上方，稍偏离中线（图 3-0-3E）	0.1	15	可调
血氧	血氧传感器	固定于足底部（图 3-0-3F）			

表 3-0-2　脑电监测参数调整工具

高频滤波 (high-frequency flters, HF)	对高频率波的过滤衰减相对明显,一般设定在 70Hz(图 3-0-6)
低频滤波 (low-frequency flters, LF)	对低频率波的过滤衰减相对明显,一般设定为 0.5Hz(图 3-0-7)
50Hz 陷波滤波	过滤衰减 50Hz 交流电干扰(图 3-0-8)
灵敏度	波幅高低的调节参数,相当于在纵轴上将脑电波放大或缩小(图 3-0-9) 新生儿脑电监测一般推荐 7μV/mm 灵敏度,可根据需要调整
走纸速度	波形宽窄的调节参数,相当于在横轴上将脑电波放大或缩小(图 3-0-10) 新生儿脑电监测一般推荐 30mm/s 走纸速度,可根据需要调整

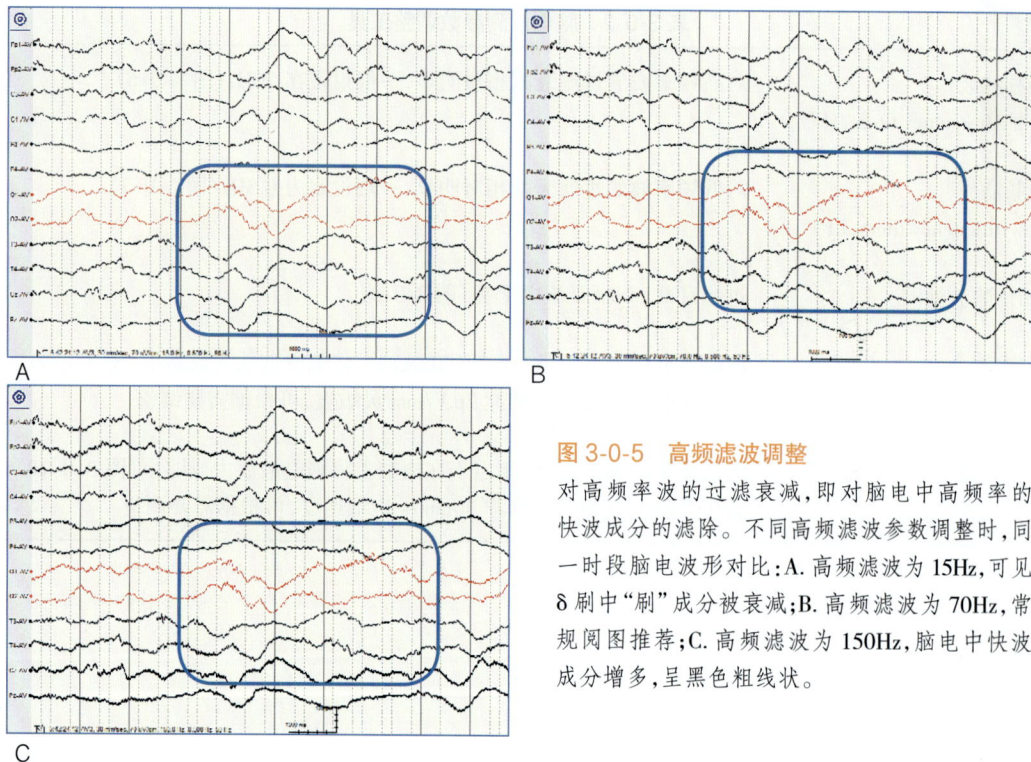

图 3-0-5 高频滤波调整

对高频率波的过滤衰减,即对脑电中高频率的快波成分的滤除。不同高频滤波参数调整时,同一时段脑电波形对比:A. 高频滤波为 15Hz,可见 δ 刷中"刷"成分被衰减;B. 高频滤波为 70Hz,常规阅图推荐;C. 高频滤波为 150Hz,脑电中快波成分增多,呈黑色粗线状。

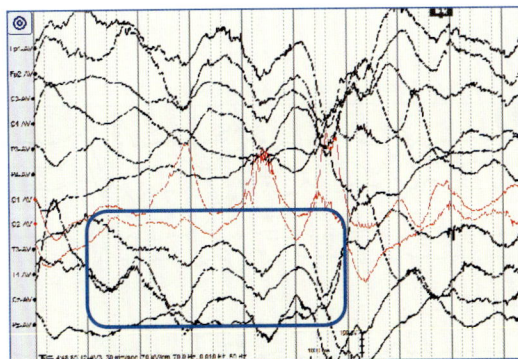

A

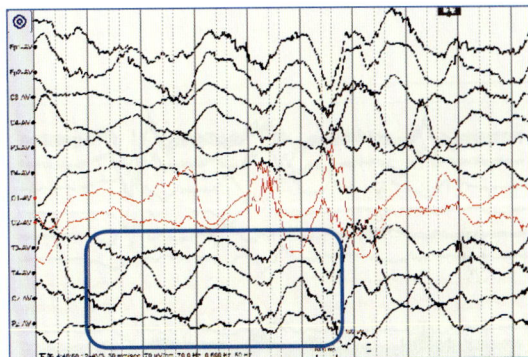

B

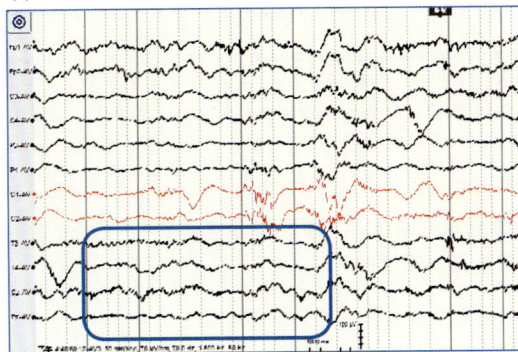

C

图 3-0-6 低频滤波调整

对低频率波的过滤衰减,即对脑电中低频率的慢波成分的滤除。不同低频滤波参数调整时,同一时段脑电波形对比:A. 低频滤波为 0.01Hz,慢波成分较多,基线大幅度偏转;B. 低频滤波为 0.5Hz,常规阅图推荐 0.3 或 0.5Hz;C. 低频滤波为 1.6Hz,慢波大部分被衰减,基线较平。

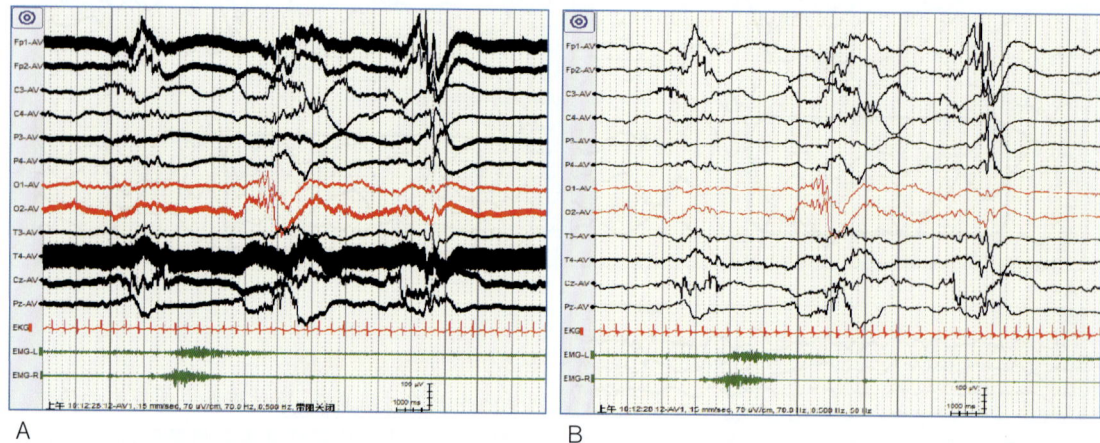

图 3-0-7　陷波滤波调整

A. 未开启陷波滤波,50Hz 交流电干扰致所有导联呈黑色粗毛刺状,干扰对脑电波形的分析判断;

B. 开启陷波滤波后,50Hz 交流电干扰被明显消除,脑电图波形清晰展现。

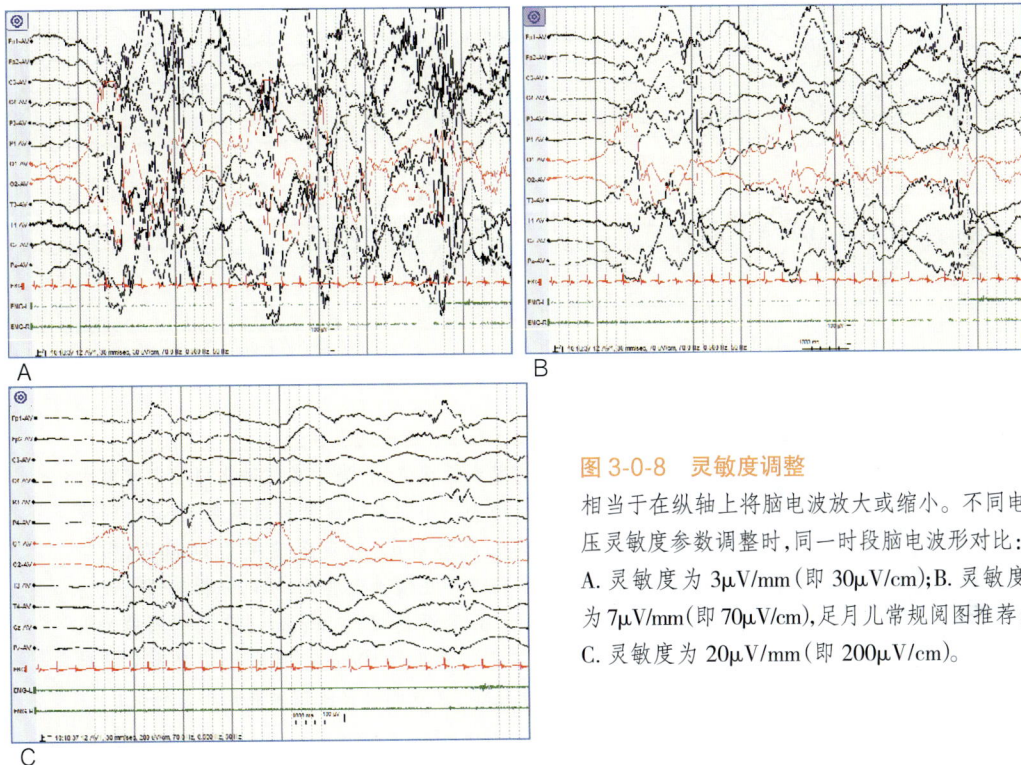

A

B

C

图 3-0-8　灵敏度调整

相当于在纵轴上将脑电波放大或缩小。不同电压灵敏度参数调整时,同一时段脑电波形对比:A. 灵敏度为 3μV/mm(即 30μV/cm);B. 灵敏度为 7μV/mm(即 70μV/cm),足月儿常规阅图推荐;C. 灵敏度为 20μV/mm(即 200μV/cm)。

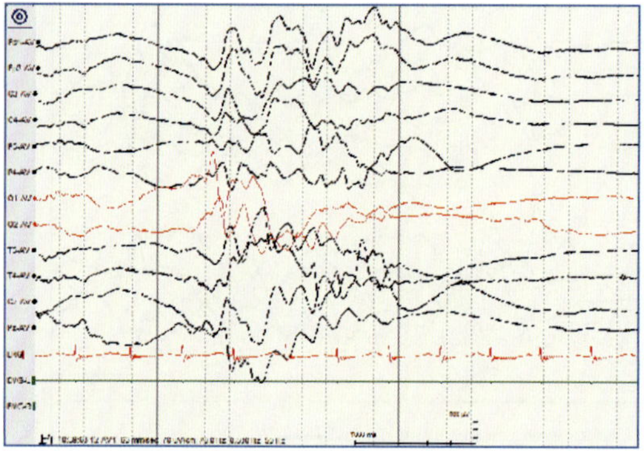

A

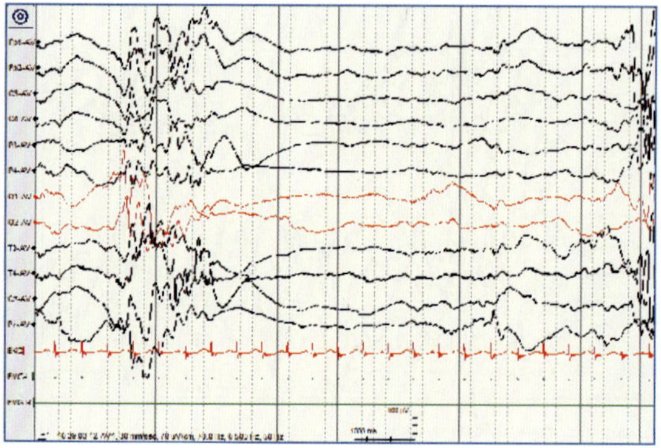

B

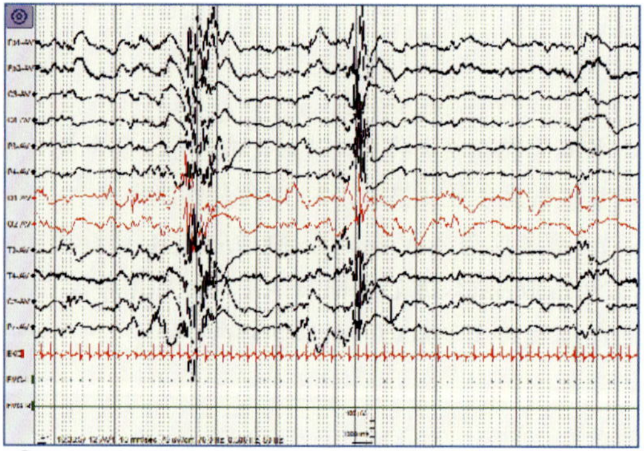

C

图 3-0-9 走纸速度调整

调整走纸速度,相当于在横轴上将脑电波放大或缩小。不同走纸速度参数调整时,同一时段脑电波形对比:A. 走纸速度为 60mm/s(相当于将波形在横轴上展开,可以分析局部快波情况);B. 走纸速度为 30mm/s(常规阅图推荐);C. 走纸速度为 10mm/s(相当于将波形在横轴上压缩,注意此时被压缩的波形形态变尖)。

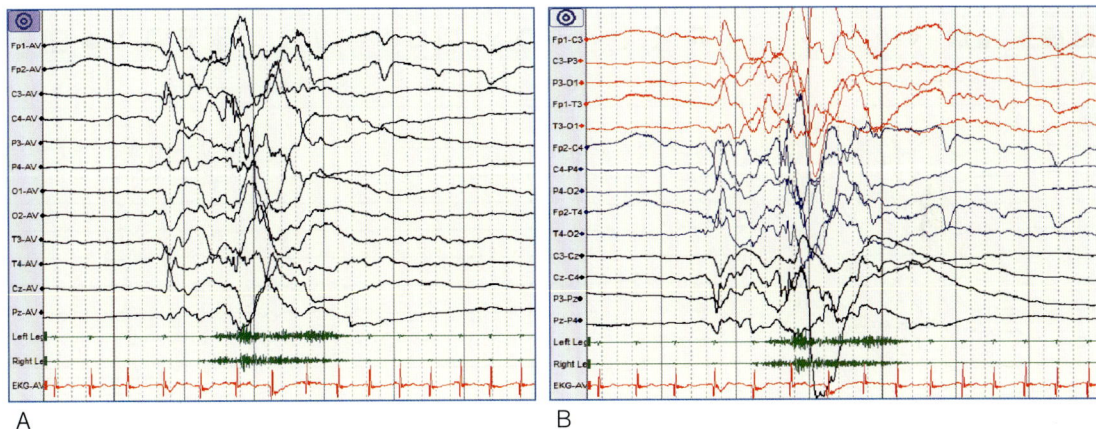

图 3-0-10　常用 EEG 导联组合方式示例

A. 平均参考：将每个头皮记录电极分别串联一个 1~2MΩ 的电阻，再并联在一起处理后得出一个电位值。对初学者来讲，导联组合可以简单理解为"差值计算"，不同的导联组合方式由不同的"减数"及"被减数"组成。平均参考呈现的脑电波幅略低，对于波幅高低和极性的判断简明了了。B. 双极纵联：为两个电极之间直接电位差，呈现的脑电波幅较高，但也容易出现盐桥现象，对于单个导联的相对波幅高低和极性的判断需要综合分析，相对复杂。

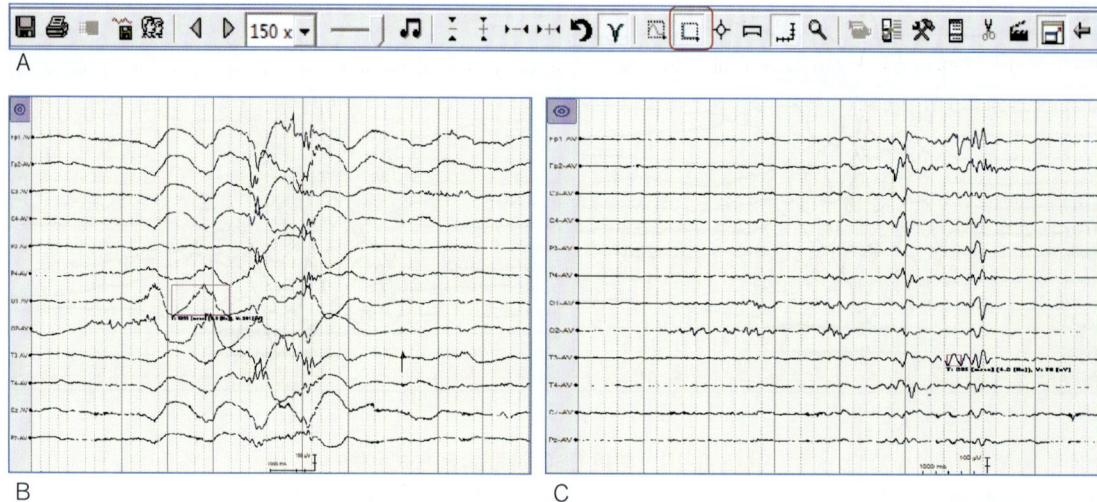

图 3-0-11 波幅及频率测量

A. 脑电监测工具栏,红框处为波幅及频率测量工具;B. 对 δ 波的波幅和频率测量;C. θ 波或快波成分的测量。
提示:当快波叠加在 δ 波之上时,可适当提高低频滤波将 δ 波衰减,并调慢走纸速度后,再测量叠加在其上的
快波的频率和波幅。

3. 脑电监测过程中的要求　每次记录时长至少 60 分钟,推荐单次记录 3~4 小时,也可根据临床实际需求延长监测时长。监测过程中需标记声音及触觉等刺激的方式和时间,以观察脑电图反应性。另外,还需注意调整摄像头,时刻保持患儿面部及四肢清晰可见,便于观察发作期临床表现及排查伪差/伪迹的来源(图 3-0-12)。

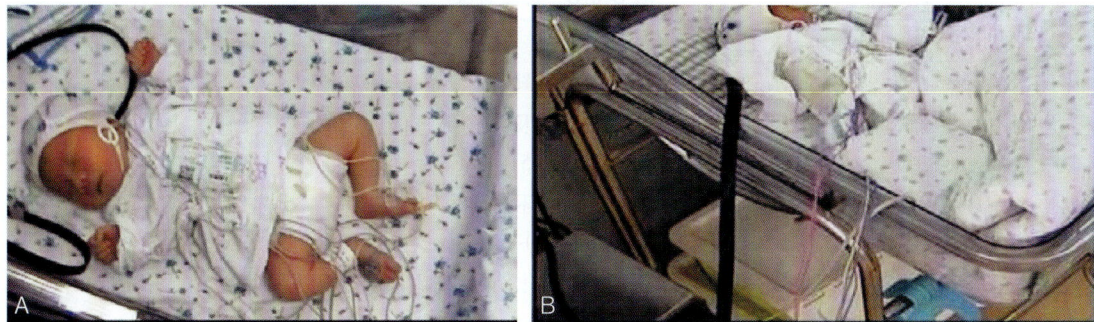

图 3-0-12　录像镜头调整

A. 视频显示清晰,头面部及四肢充分显露无遮盖;B. 摄像头没有对准患儿且肢体遮挡,视频录像监测效果不佳,影响对发作性事件的分析和判断。

4. 脑电监测过程中的伪差 脑电监测过程中容易掺杂外源信号,这些混杂进来的非脑电信号干扰脑电的波形表现,呈现为各种形态的波形,即伪差/伪迹,在判读过程需将这些伪差正确识别及利用,才能更准确地评估脑功能状态。常见的伪差类型包括生理性伪迹和非生理性伪差(表 3-0-3,图 3-0-13~ 图 3-0-27)。

表 3-0-3 伪差种类

生理性伪差	非生理性伪差
眼部运动伪差(眨眼、眼震等)(图 3-0-13)	脑电图描记设备(50Hz 交流电、静电、放大器)(图 3-0-24)
心电伪迹(心电、脉搏、心冲击伪迹)(图 3-0-14)	电极及导线伪差(电线断裂、电极和头皮接触不良)(图 3-0-25)
肌电伪差(额肌、吮吸、吞咽、哭闹)(图 3-0-15~ 图 3-0-17)	周围环境及设备伪差(静脉泵、监护仪、呼吸机)(图 3-0-26,图 3-0-27)
皮肤电反应(出汗、盐桥)(图 3-0-18~图 3-0-20)	数字化伪差(直流补偿混叠)
生理性运动(抖动、呃逆、呼吸)(图 3-0-21~图 3-0-23)	其他原因造成的运动等 (节律性轻拍等)(图 3-0-28)

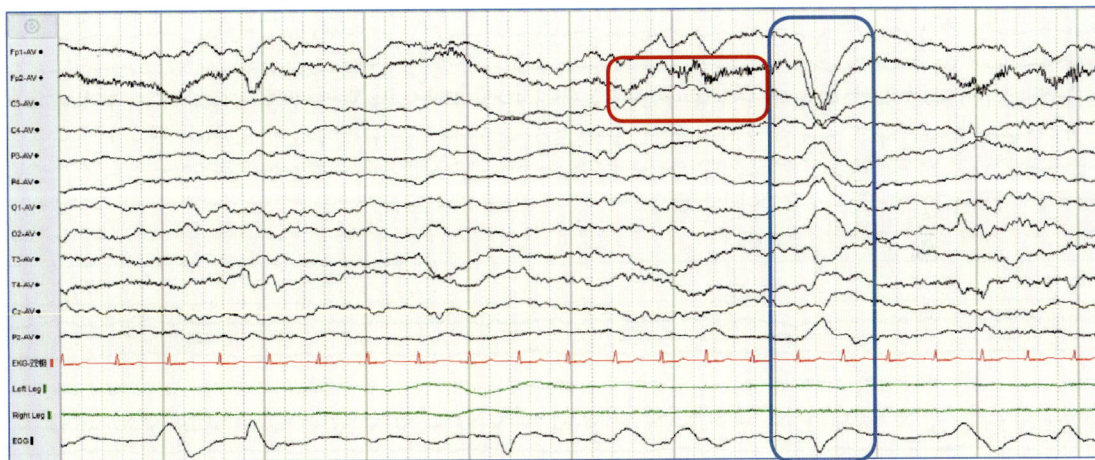

图 3-0-13　瞬目伪差

Fp1、Fp2 向下深偏转,随后较低的向上偏转电位,这种瞬目伪差与眼动导联部分对应(蓝色框),同时存在低波幅毛刺样肌电伪迹(红色框),患儿当时处于清醒状态。瞬目伪差对于辅助判断患儿醒觉状态有一定价值。

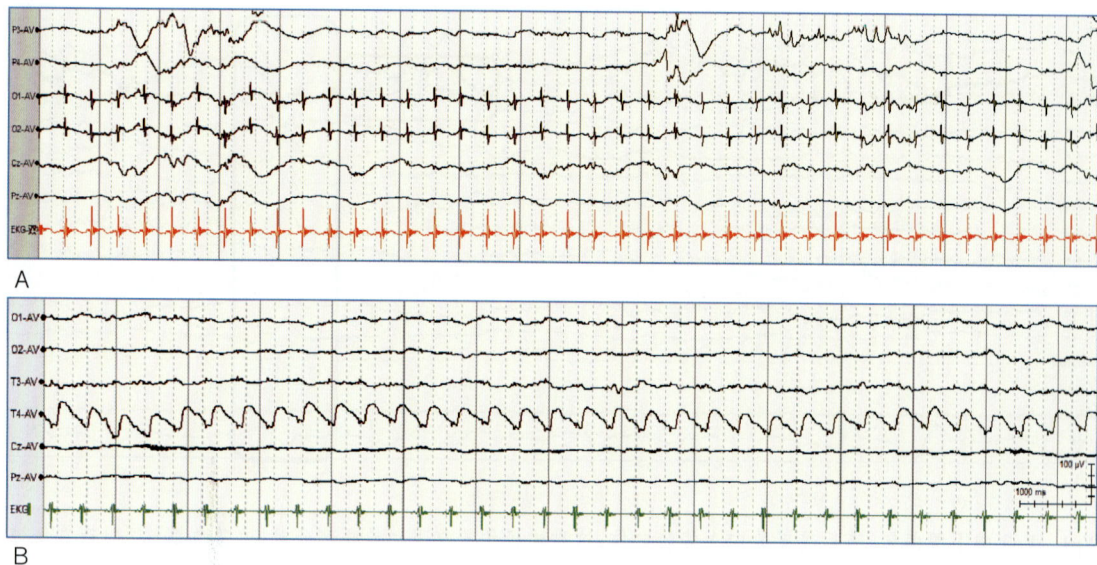

A

B

图 3-0-14　心电伪迹和脉搏伪迹

A. O1、O2 导联大小一致的棘波周期性发放,间隔周期及频率与心电 R 波出现规律一致,判断为心电伪迹;B. T4 导联 δ 波节律性发放,δ 波波谷与心电周期及频率一致,因此判断 T4 导联节律性 δ 波为脉搏伪迹。

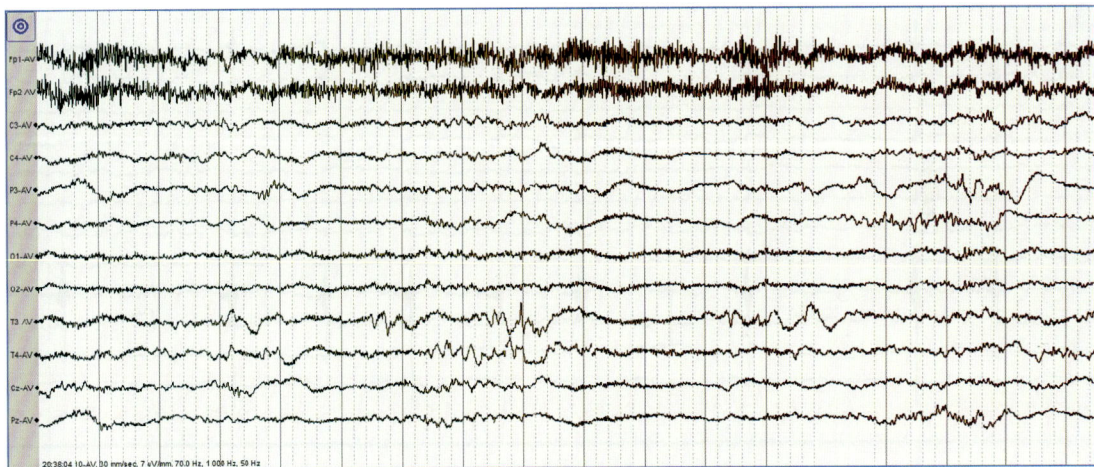

图 3-0-15　额肌肌电

双额极黑色毛刺状改变为额肌肌电伪差,视频中患儿处于清醒睁眼状态。

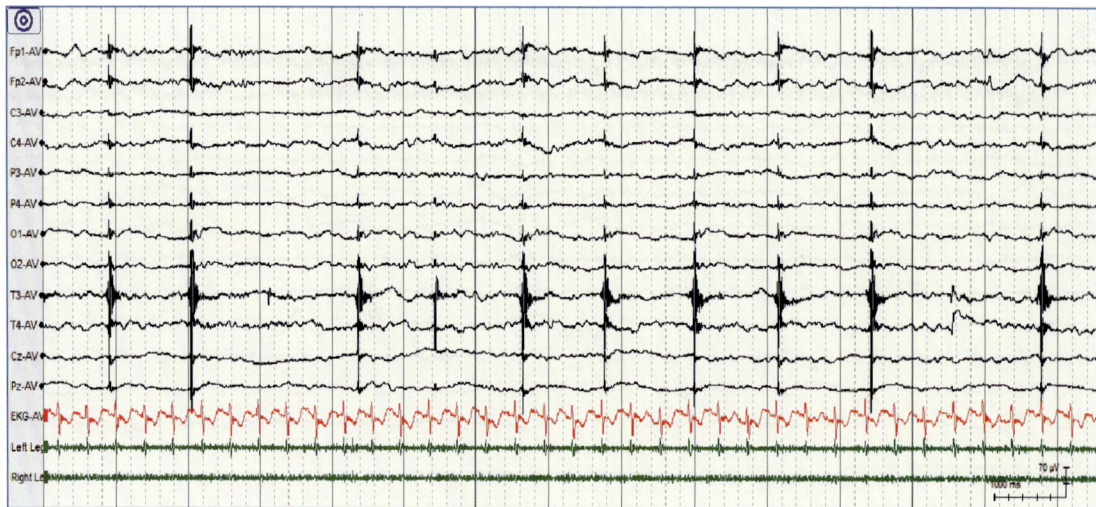

图 3-0-16 吸吮伪差

T3 导联为主针尖样波形,类周期性发放,同期视频中患儿正在喝奶,此处针尖样波形为吸吮造成的伪迹,动作幅度较大时可波及更广泛的导联。

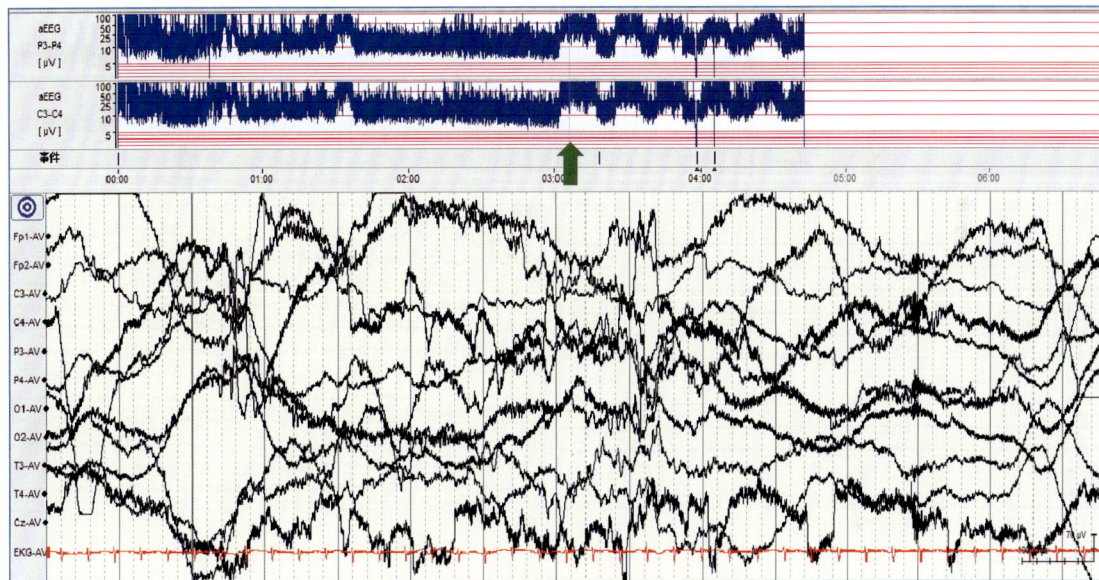

图 3-0-17　动作伪迹造成 aEEG 改变

aEEG 显示"缺口现象"(绿箭头),视频中患儿正在哭闹,对应 EEG 为哭闹所致肌电及动作伪迹,注意此处 aEEG 缺口应结合原始脑电及视频综合判断,避免误判断为惊厥发作。

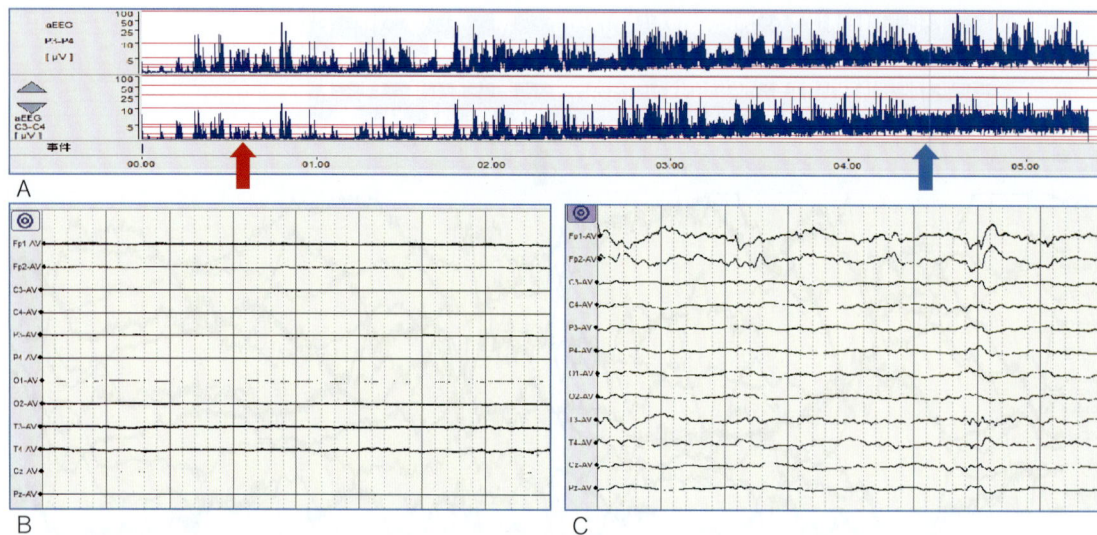

图 3-0-18　头皮过湿引起全导联的盐桥效应

A. 记录起始,洗头后头皮未干,盐桥效应造成 aEEG "严重低电压"的假象。约 4 小时,头皮逐渐干燥,aEEG 电压逐渐升高平稳。B. aEEG 红色箭头处原始 EEG,双半球抑制性低电压,无明确脑电活动。C. aEEG 蓝色箭头处原始 EEG,双半球电压较之前提高,脑电活动出现。

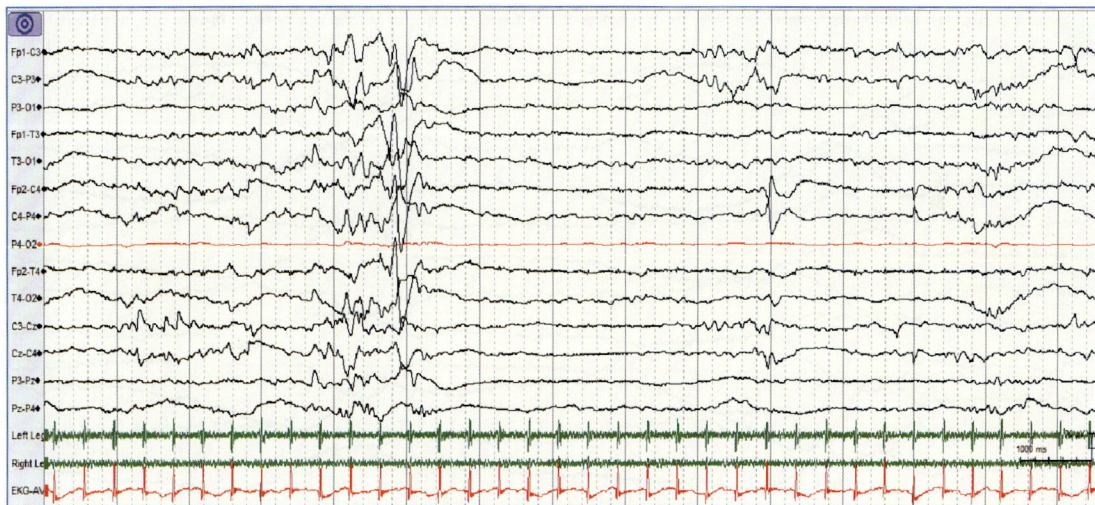

图 3-0-19　局部盐桥效应

P4 与 O2 电极位置距离过近或由盐水、汗液等连接形成短路,导致两者间电压差过低,双极导联阅图时 P4-O2 导联出现"直线样"图形。

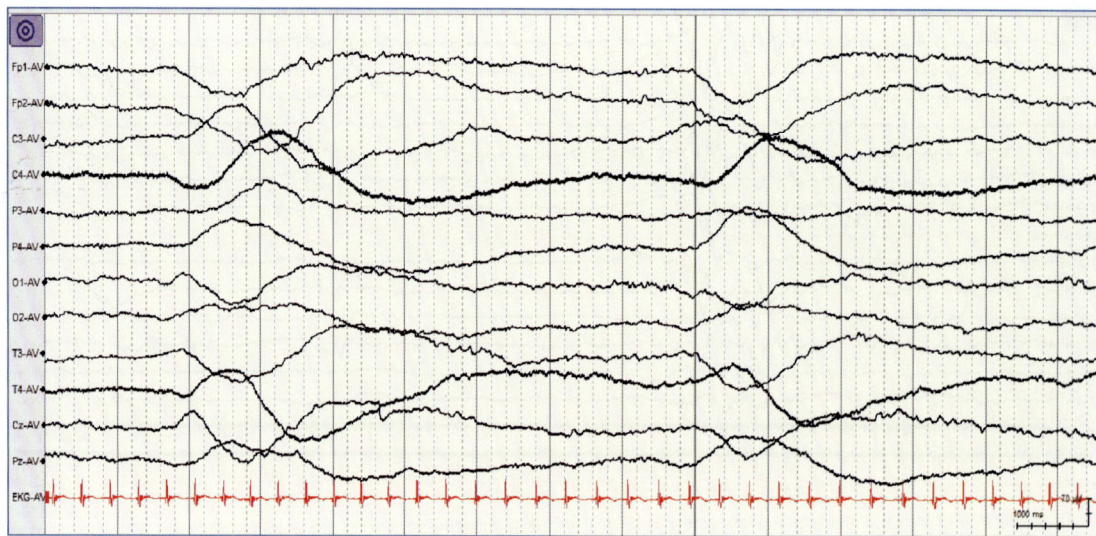

图 3-0-20 出汗

出汗引起皮肤电阻变化,造成基线缓慢偏转。其中 C4 导联略粗黑线样改变,为记录电极与头皮接触不良所致。

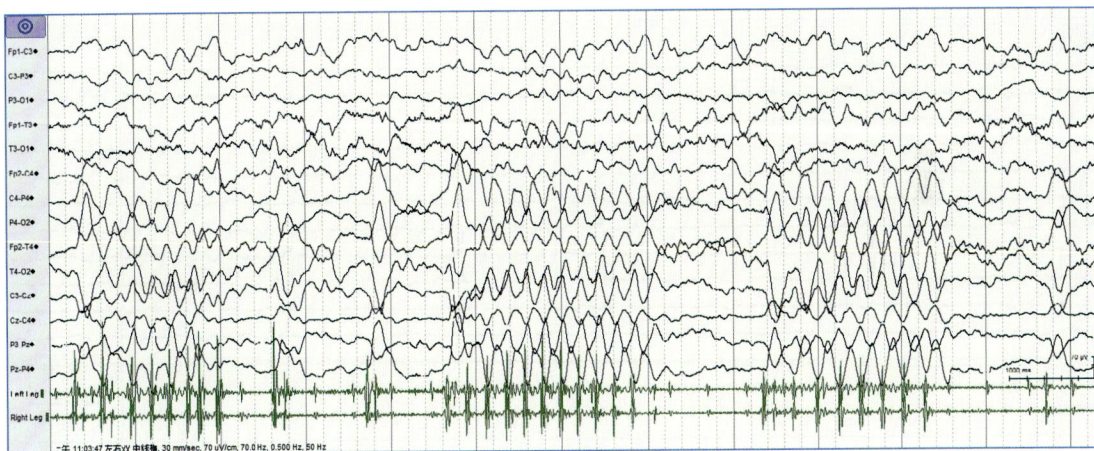

图 3-0-21　动作所致伪差-主动动作

双侧顶、颞、中线区 4~5Hz 的 θ 节律,患儿同时出现节律性抖腿,肌电导联出现肌电暴发与 θ 波同步。这种波形与抖腿动作同时终止。此类伪差是由于身体运动带动部分电极或导线振动造成的,而非惊厥发作期脑电图改变。

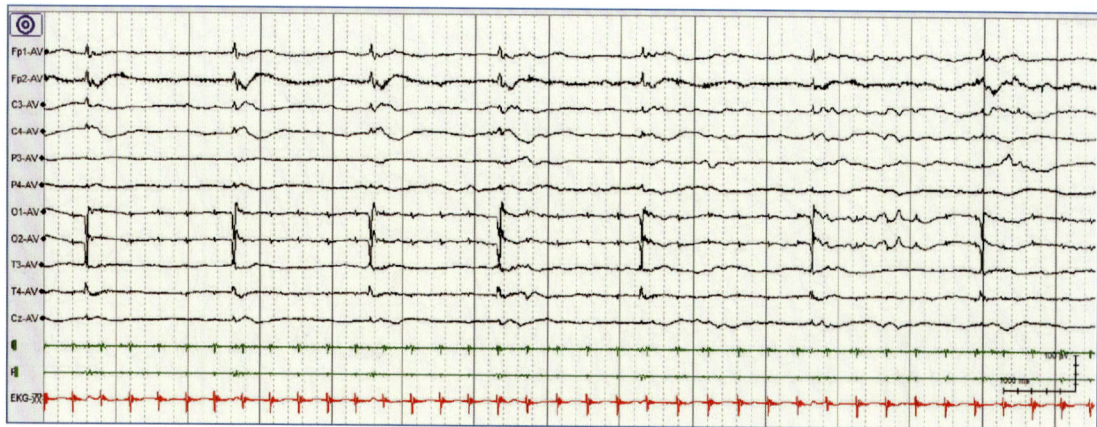

图 3-0-22　呃逆样动作造成伪迹

Fp1、Fp2、O1、O2 导联正相尖波间隔 1.5 秒左右规律周期性发放，视频中患儿同时表现为呃逆样动作，这种波形与呃逆动作同时终止。此类伪差是由于身体运动带动部分电极或导线振动造成的。

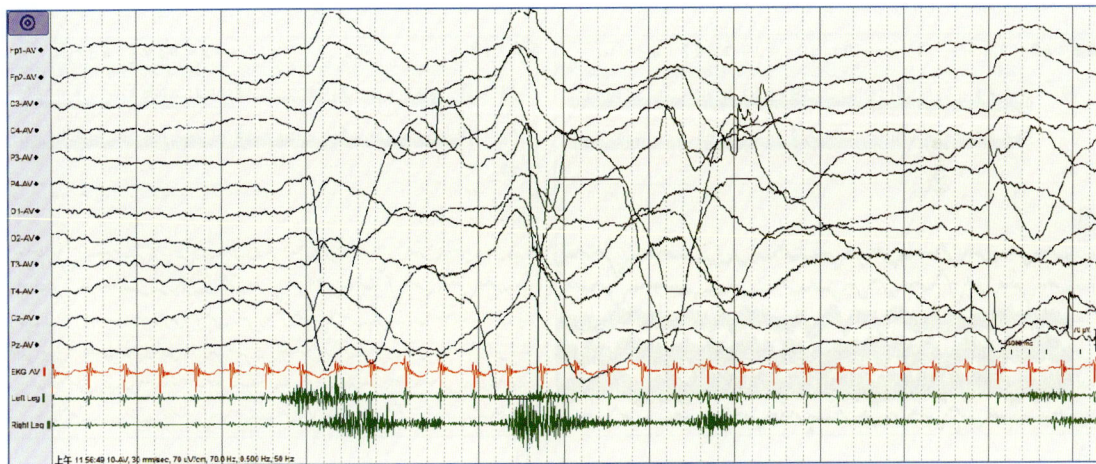

图 3-0-23　动作及肌电伪迹

各导联呈杂乱不规则图形,肌电导联可见动作肌电暴发,患儿哭闹。

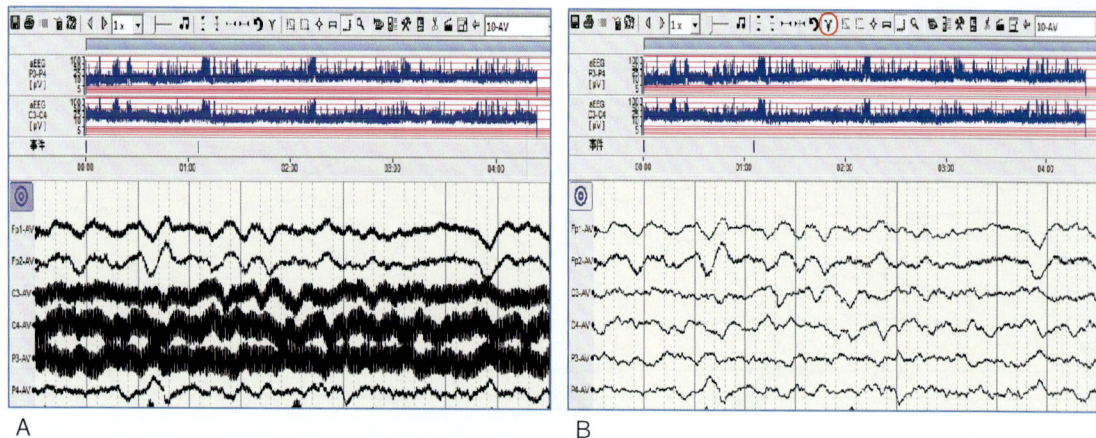

图 3-0-24　50Hz 交流电干扰

A. 全导联黑色毛刺状图形；B. 开启陷波滤波后(红圈)，消除 50Hz 交流电干扰，黑色毛刺状干扰消失。

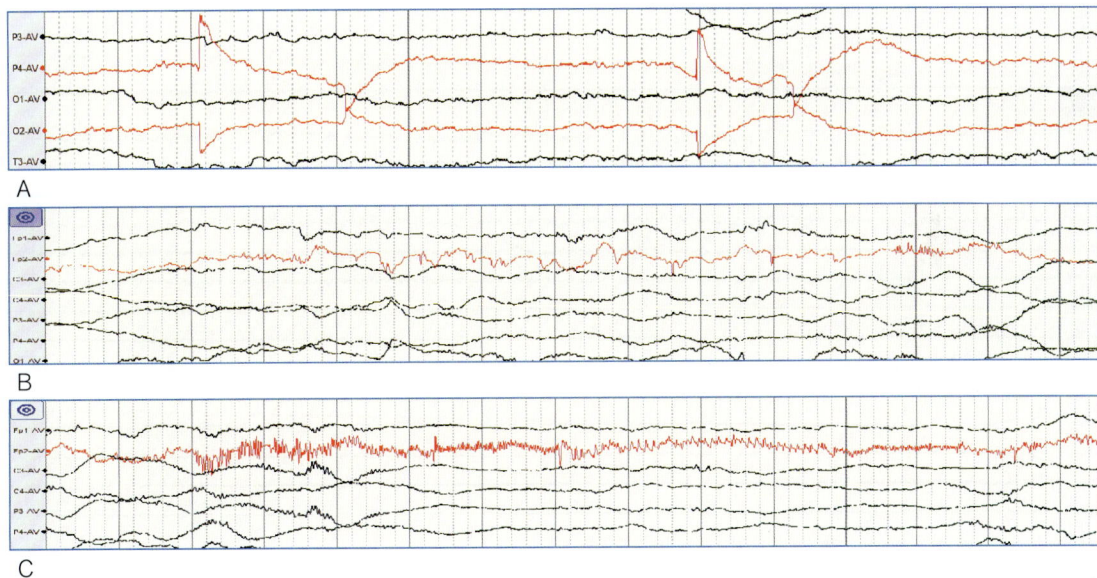

图 3-0-25　电极接触不良或导线故障所致伪迹

A. P4、O2 导联不规则波形:盘状电极与头皮表面位移摩擦产生的伪迹(也称爆破、pop);B、C. 两图为患儿同一次记录中,Fp2 导联(红色)电极导线折断造成不同形状的伪迹图形。

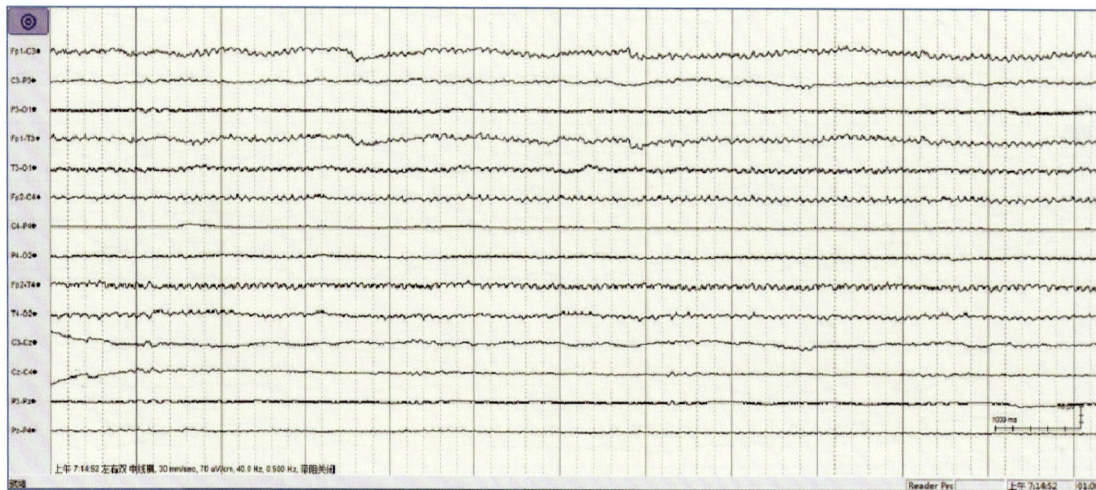

图 3-0-26 高频通气伪差

图中可见约 13Hz 低波幅节律性波,系高频通气产生的伪差,伪差频率与呼吸机频率相同。

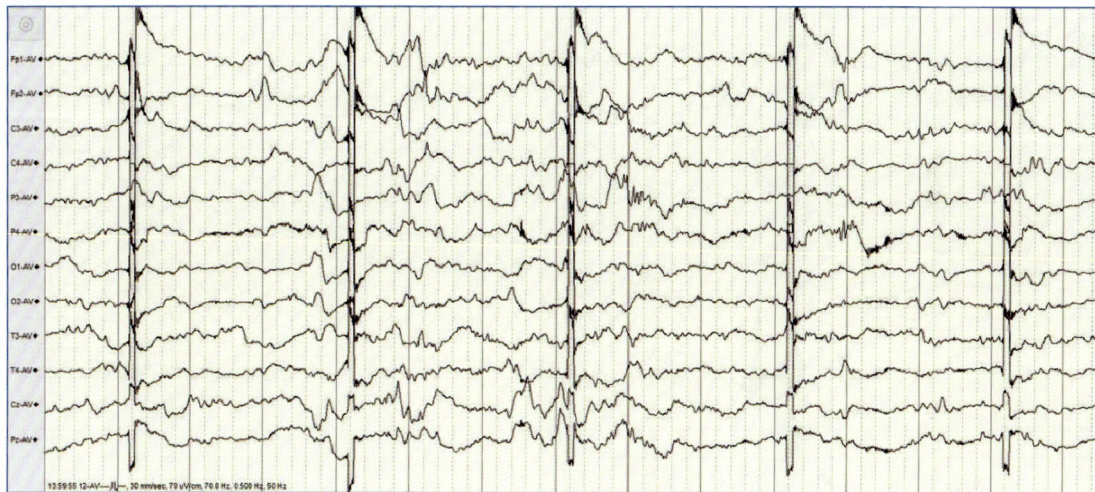

图 3-0-27　呼吸机设备干扰

呼吸机靠近放大器产生的周期性伪差,将放大器远离呼吸机后,伪差消失。需注意,脑电图仪器要使用独立的电源,尽量不要与其他仪器使用同一个电源插座。

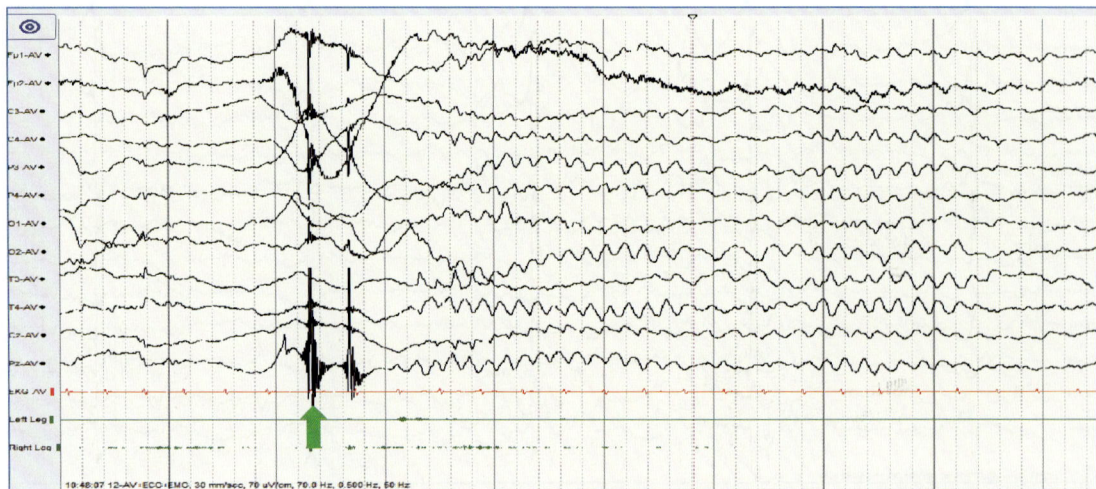

图 3-0-28　动作所致伪差-被动动作

图中节律性波形,视频中见家长节律性拍打,注意波形的节律和波幅可随着拍打频率及幅度变化。最初可见家长手部接触患儿所致的静电伪差(绿箭头)。

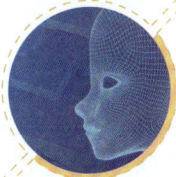

第四章
新生儿不同发育阶段正常脑电图特点

　　因新生儿脑发育尚未成熟且此期间脑发育速度极快的特性,新生儿期 EEG 呈现出独特的表现和独立的评价标准。

　　首先,特异的胎龄相关的标志性生理波形出现和/或消失是早产-足月儿脑电发育成熟的基本规律,是判断脑电活动成熟度的重要特征之一。

　　其次,在新生儿特别是早产儿中,脑电活动的连续性也是评估其脑电发育成熟的重要标准之一。连续性的评价需综合考量暴发活动的最长持续时间、连续图形所占比例,以及最长 IBI 这三个方面。一旦其中任一指标出现异常,即可判断为连续性下降。连续图形占比的评价可基于振幅整合脑电图(aEEG)中相对窄带期所占的比例进行粗略估计,文中提供的数值仅为参考,可能存在一定的浮动范围。此外,最长 IBI 的计算方法可以通过多个相对最长 IBI 的平均值来得出,或者采用大多数 IBI 的平均值来评价。30 周及以下的早产儿,其脑电活动主要呈现为非连续图形,暴发活动的最长持续时间的界定,对超早早产儿连续性的评价至关重要。对于这些≤30 周的早产儿,当脑电活动的衰减或抑制≤4~5 秒时,仍应视为暴发活动持续存在,这种短暂的电活动中断不应被视作暴发活动的结束。

另一个重要的脑电活动发育特征是随着胎龄的增长,脑电活动波幅会逐渐降低。需要强调的是,对于波幅的评价,主要是基于原始脑电图中非连续图形或 QS 期暴发段多数生理性 δ 波的波幅。

为帮助读者更深入地理解上述发育特征,本章以图表形式总结了新生儿期 EEG 的发育特征,包括新生儿睡眠-觉醒周期特征(图 4-0-1)、新生儿-婴儿期睡眠结构表(表 4-0-1)、睡眠-觉醒周期识别的发育特征(图 4-0-2)、不同胎龄连续性及波幅的范围(表 4-0-2)、不同 PMA 发育成熟度的标志性波(表 4-0-3),以及新生儿期不同发育时期的脑电发育成熟度特征(图 4-0-3)。同时,还列举了正常新生儿脑电图的基本特征(图 4-0-4~图 4-0-8)、与发育成熟度相关的标志性生理波形(图 4-0-9~图 4-0-15),以及不同时期脑电发育成熟度正常的图形(图 4-0-16~图 4-0-26)。

表 4-0-1　新生儿-婴儿睡眠结构表

年龄	AS 期(%)	QS 期(%)	IS 期(%)
PMA 34 周	63	21	16
PMA 36 周	59	13	28
PMA 40 周	52	38	10
足月生后 3 个月	42	52	6

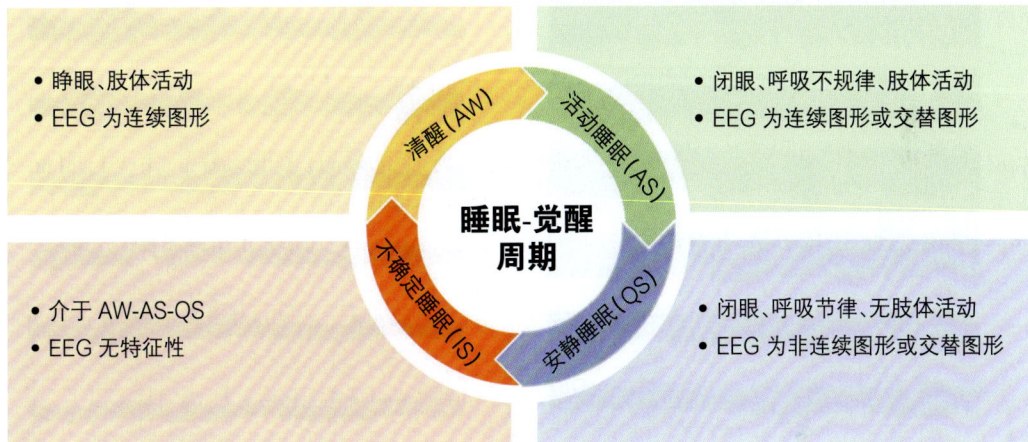

图 4-0-1　新生儿睡眠-觉醒周期特征图

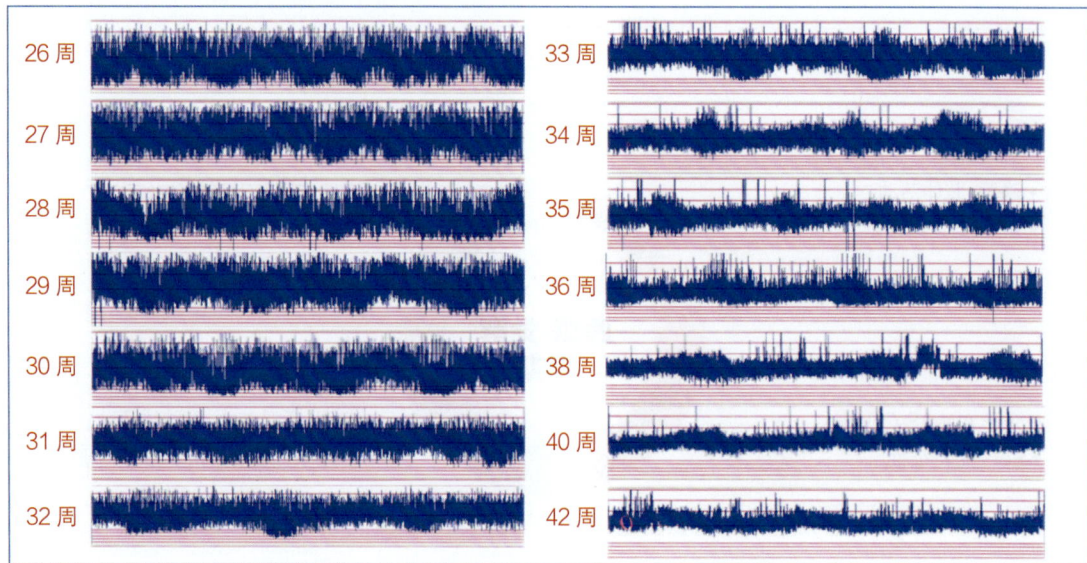

图 4-0-2 不同发育时期正常 aEEG 趋势图汇总（参考导联方式 中央-枕区）

aEEG 趋势图清晰地显示了 PMA 28 周以前，宽窄带的区分尚不明确，睡眠-觉醒周期无法区分；PMA 30~32 周宽窄带区分逐渐清晰，睡眠-觉醒周期初步建立；PMA 36 周以后，宽带带宽变窄且逐渐"上拱"，最终形成"拱桥征"，睡眠-觉醒周期发育成熟。

表 4-0-2　不同胎龄脑电背景活动的特征——连续性及波幅

PMA（周）	暴发活动或连续图形的最长持续时间	相对连续图形所占比例（%）	最长 IBI（秒）	波幅（μV）
24~26	多 <60 秒	10	<60	>400
27~28	可达 80 秒	20	<30~40	> 300
29~30	可达 160 秒	40~50	20~30	200~300
31-32	最长达 5~10 分钟	40~50	≤20	100~200（偶尔达 300）
33~34	>10 分钟	60~70	≤10~15	100~200
35~36	>10 分钟	60~70	<10	100~200
37~40	>10 分钟	90	<6	50~100

表 4-0-3　不同 PMA 发育成熟度相关的标志性波汇总表

PMA	成熟度相关的标志性波的出现与消失
24~26 周	1. δ 刷(中央、颞区)开始形成;2. 额、枕、颞区 θ 暴发或弥漫性 θ 暴发
27~28 周	1. δ 刷(中央、颞区);2. 额、枕、颞区 θ 暴发或弥漫性 θ 暴发
29~30 周	1. 枕颞区 θ 暴发(4~6Hz);2. δ 刷(弥漫或多灶分布);3. 单一节律性枕区 δ 活动
31~33 周	1. δ 刷(枕颞区);2. 过渡睡眠期额区 1.5Hz 节律性 δ 活动; 3. 颞区 θ 暴发持续到 32 周(AS 期消失),颞区 α 暴发取代 θ 暴发(33 周)
34~35 周	1. δ 刷(枕颞区);2. 额区一过性尖波;3. 颞区 α 暴发消失
36~37 周	1. 清醒期 δ 刷消失,AS 期 δ 刷活动存于双枕区;2. δ 刷(中央区)消失; 3. 额区一过性尖波;4. 额区非节律性慢波
38~40 周	1. 枕区 δ 刷减少,到 39 周消失;2. QS 期为 TA 图形;3. 额区一过性尖波; 4. 额区非节律性慢波

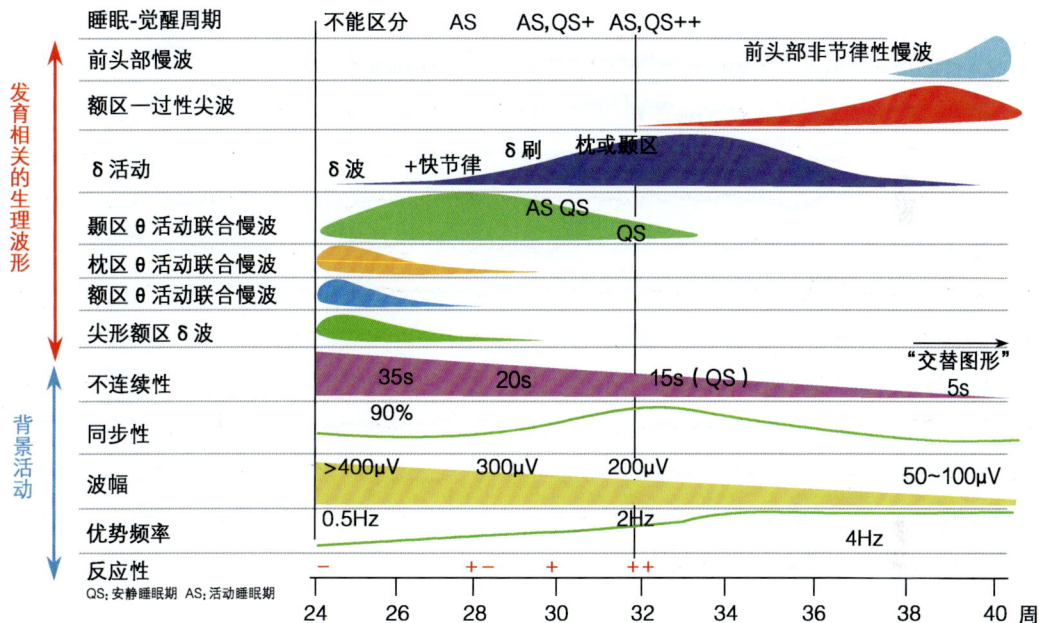

图 4-0-3　新生儿期不同发育时期脑电发育成熟特征汇总图

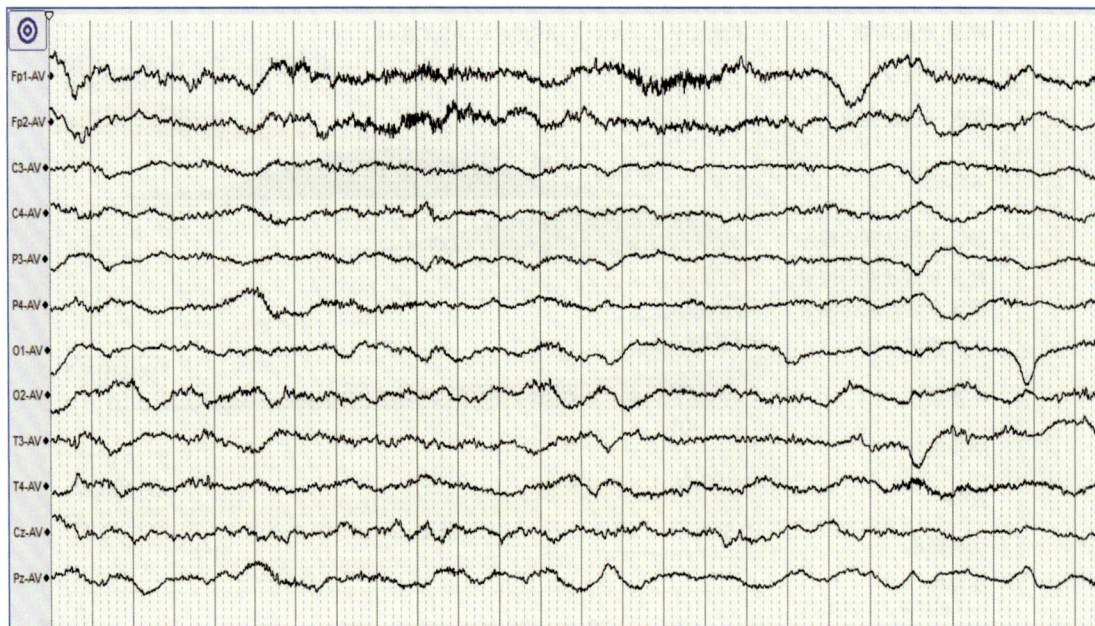

图 4-0-4   连续图形

GA36 周⁺¹,DOL6 天,PMA37 周,AS 期,走纸速度 15mm/s。

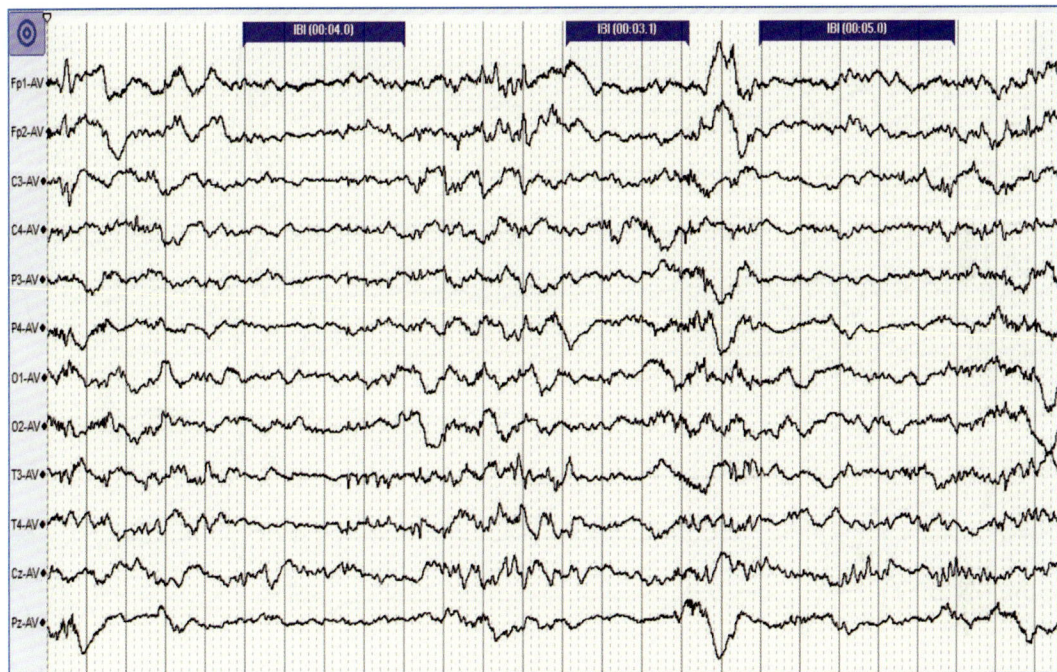

图 4-0-5 交替图形(TA 图形)

GA38 周$^{+4}$,DOL3 天,PMA39 周,QS 期,走纸速度 15mm/s。

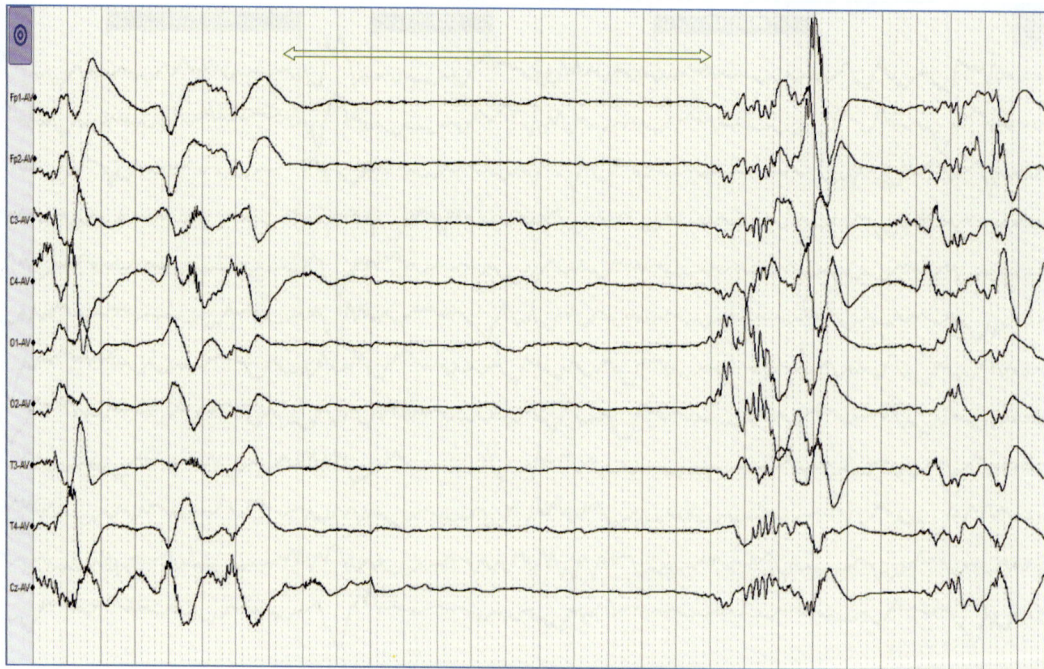

图 4-0-6 非连续图形（TD 图形）

GA25 周$^{+5}$，DOL4 天，PMA26 周$^{+2}$，IBI 13 秒（绿色箭头所示），走纸速度 20mm/s。

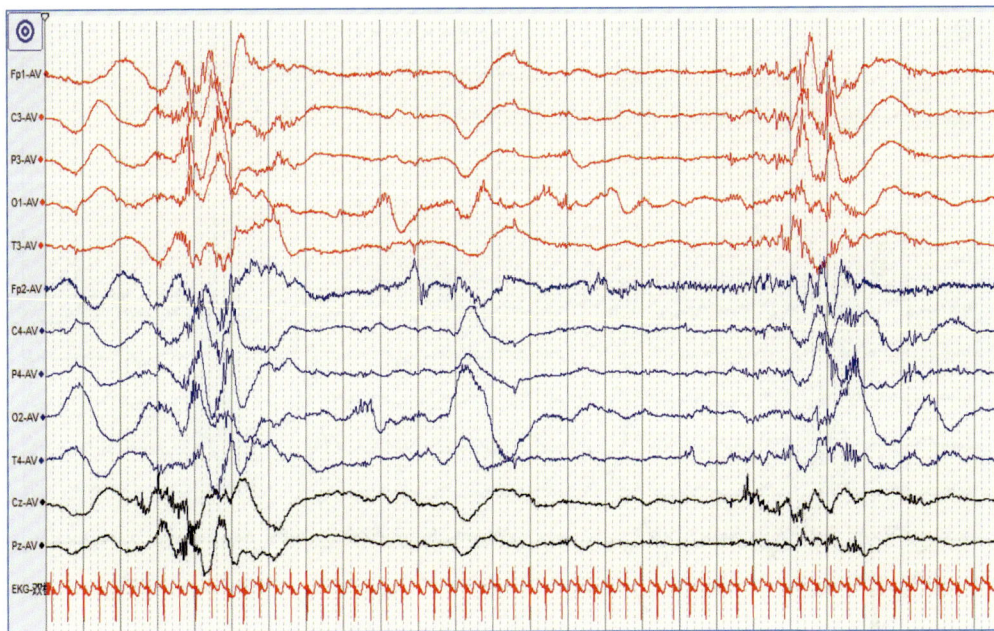

图 4-0-7　同步性及对称性

GA33 周[+5],DOL4 天,PMA34 周[+2],双侧半球间暴发段大致同步出现,双侧波形特征及波幅大致对称。走纸速度 15mm/s,左右平均导联显示。

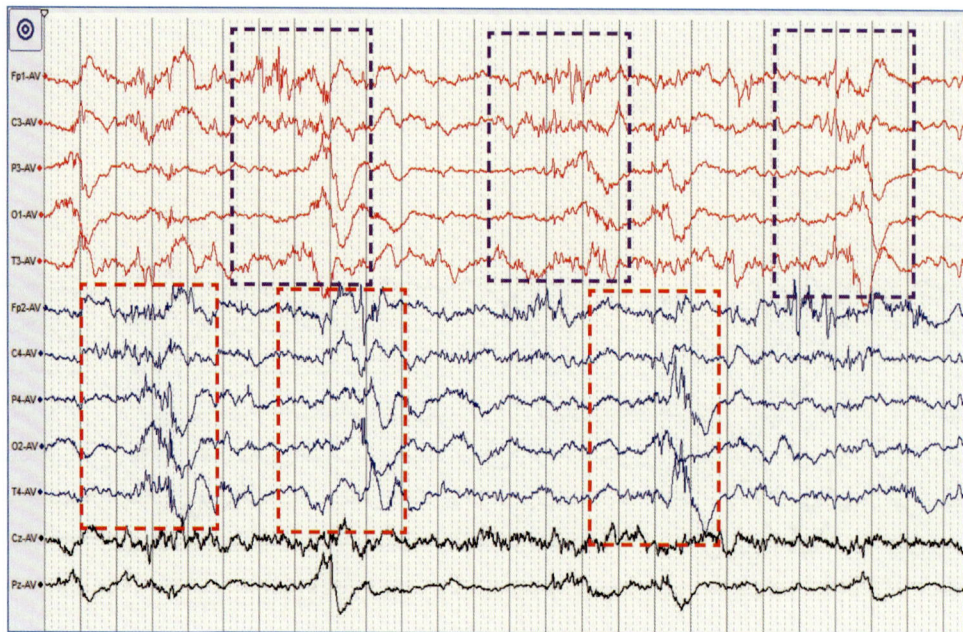

图 4-0-8 双侧半球非同步

GA37 周, DOL9 天, PMA38 周[+2], 紫色虚框与红色虚框示双侧半球暴发段活动非同步出现。走纸速度 15mm/s, 左右平均导联显示。

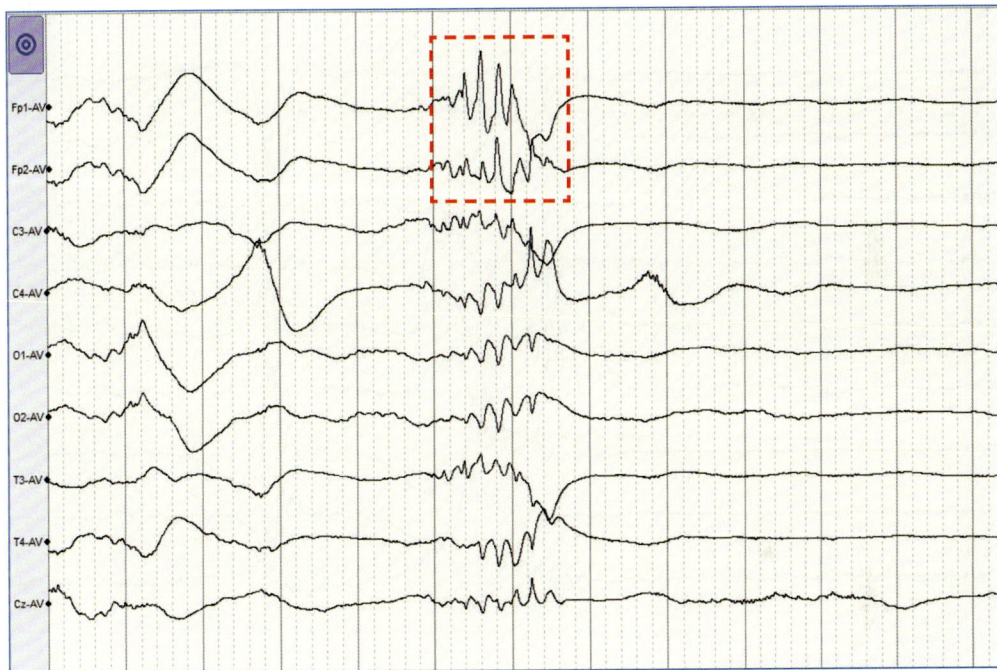

图 4-0-9　额区 θ 暴发

GA25 周[+5]，DOL4 天，PMA26 周[+2]，额区 θ 暴发（红色虚框所示）。

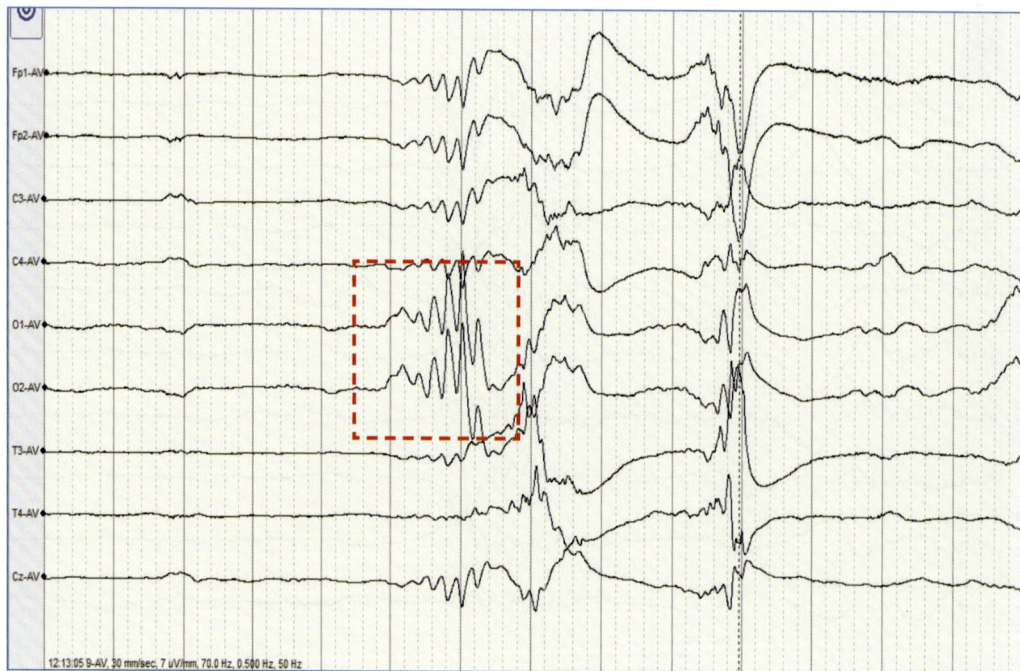

图 4-0-10　枕区 θ 暴发

GA26 周$^{+5}$,DOL2 天,PMA27 周,枕区 θ 暴发(红色虚框所示)。

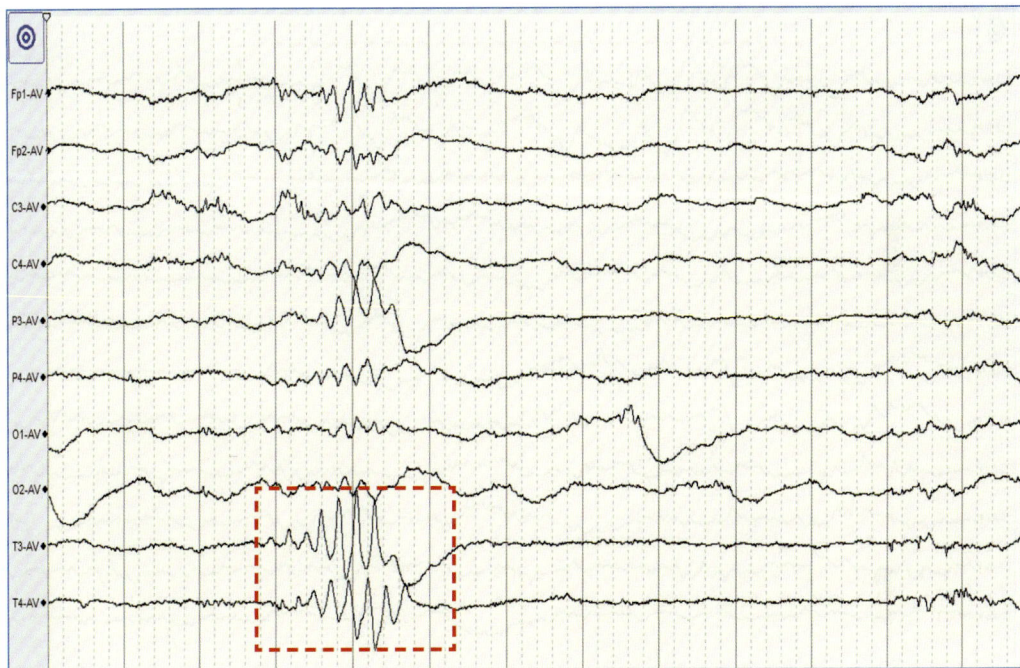

图 4-0-11 颞区 θ 暴发

GA29 周, DOL7 天, PMA30 周, 颞区 θ 暴发(红色虚框所示)。

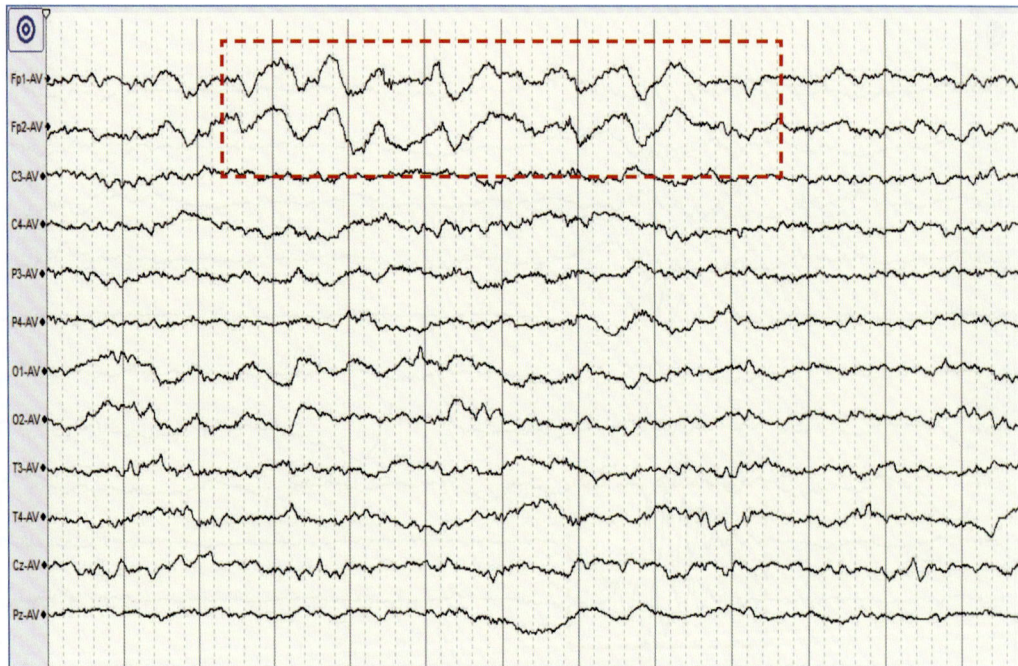

图 4-0-12　前头部非节律性慢波

GA38 周$^{+2}$,DOL6 天,PMA39 周$^{+1}$,前头部非节律性慢波(红色虚框所示)。

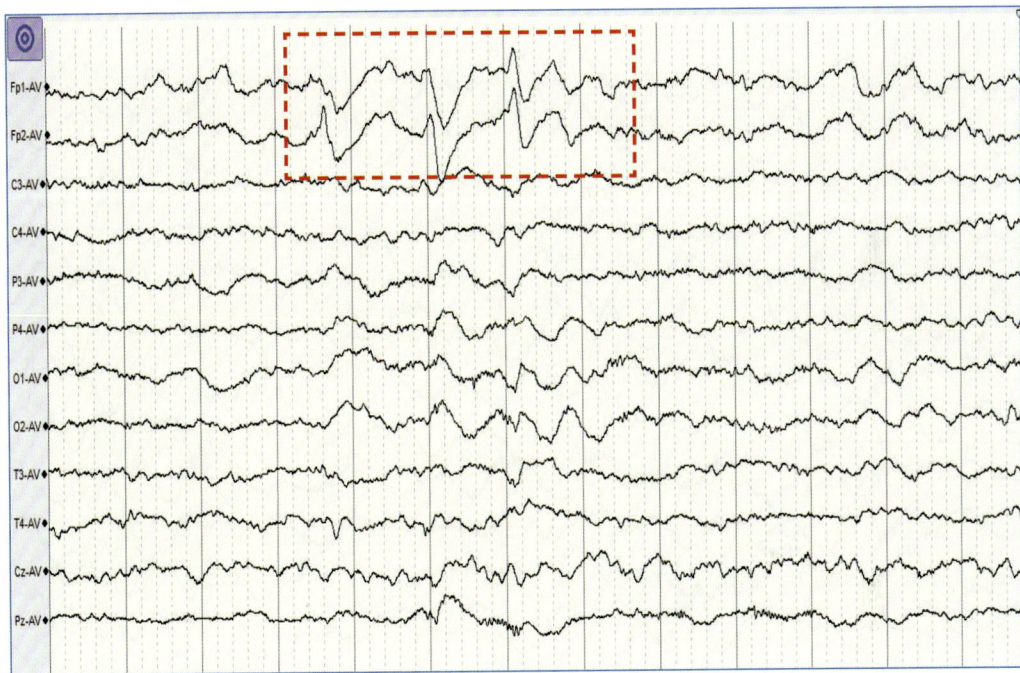

图 4-0-13　额区一过性尖波

GA38 周$^{+2}$,DOL6 天,PMA39 周$^{+1}$,额区一过性尖波(红色虚框所示)。

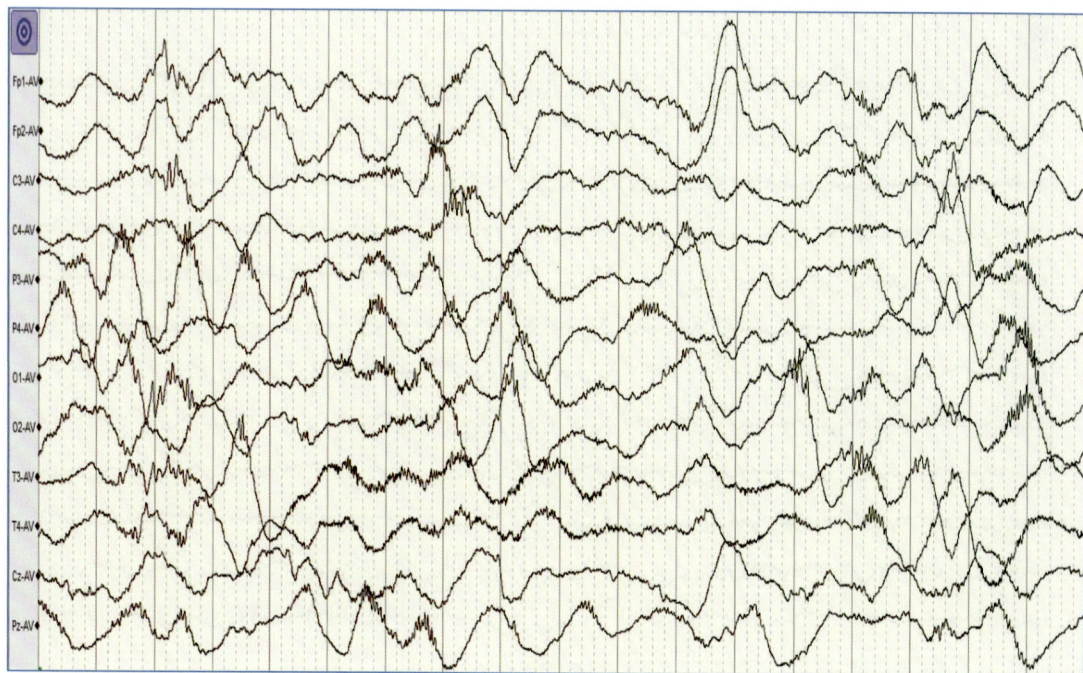

图 4-0-14 弥漫性 δ 活动、δ 刷

GA32 周，DOL5 天，PMA32 周$^{+5}$，弥漫性 δ 活动、δ 刷。

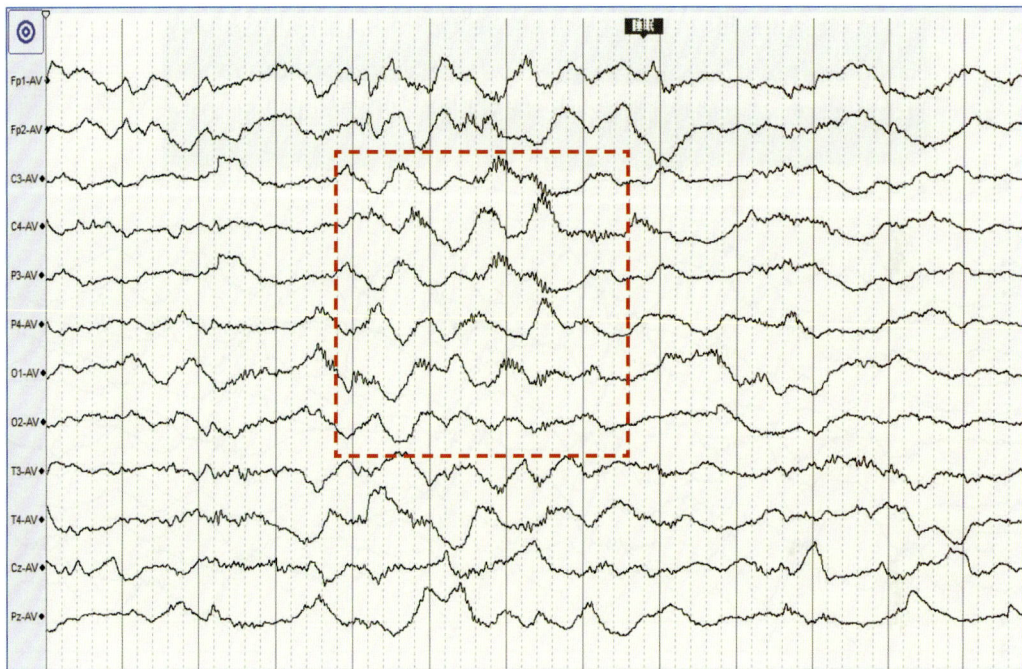

图 4-0-15　中央、顶、枕区 δ 刷

GA33 周⁺⁵,DOL8 天,PMA34 周⁺⁶,中央、顶、枕区 δ 刷(红色虚框所示)。

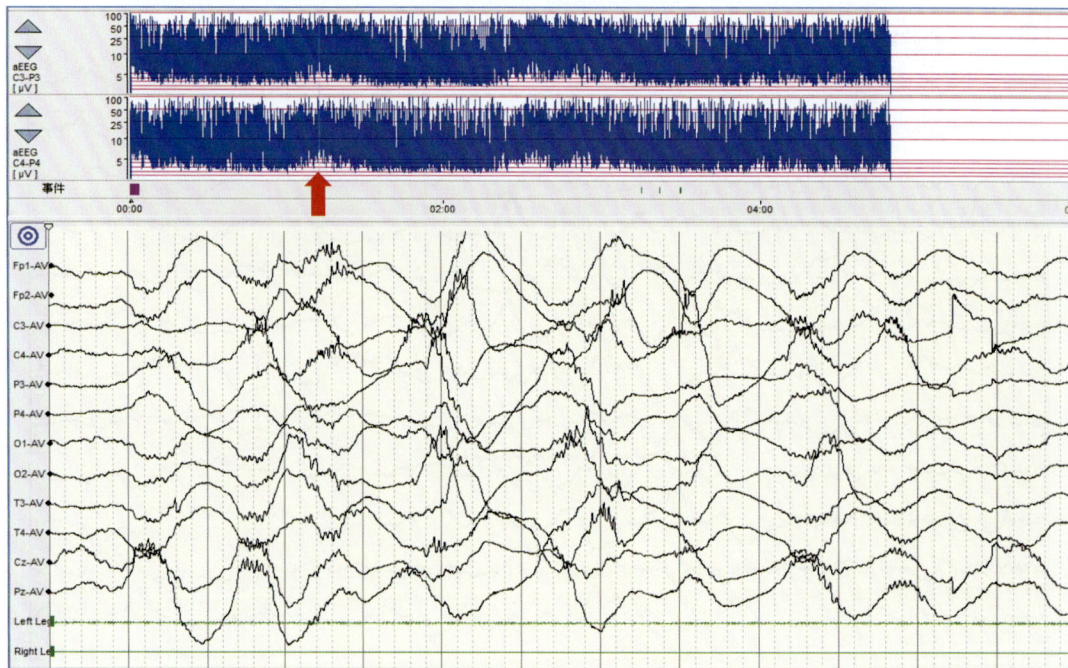

图 4-0-16　28 周, AS 期背景活动

GA 28 周, DOL5 天, PMA28 周$^{+5}$, AS 期连续图形及 TA 图形为主(aEEG 红色箭头处原始 EEG), 灵敏度 10μV/mm。

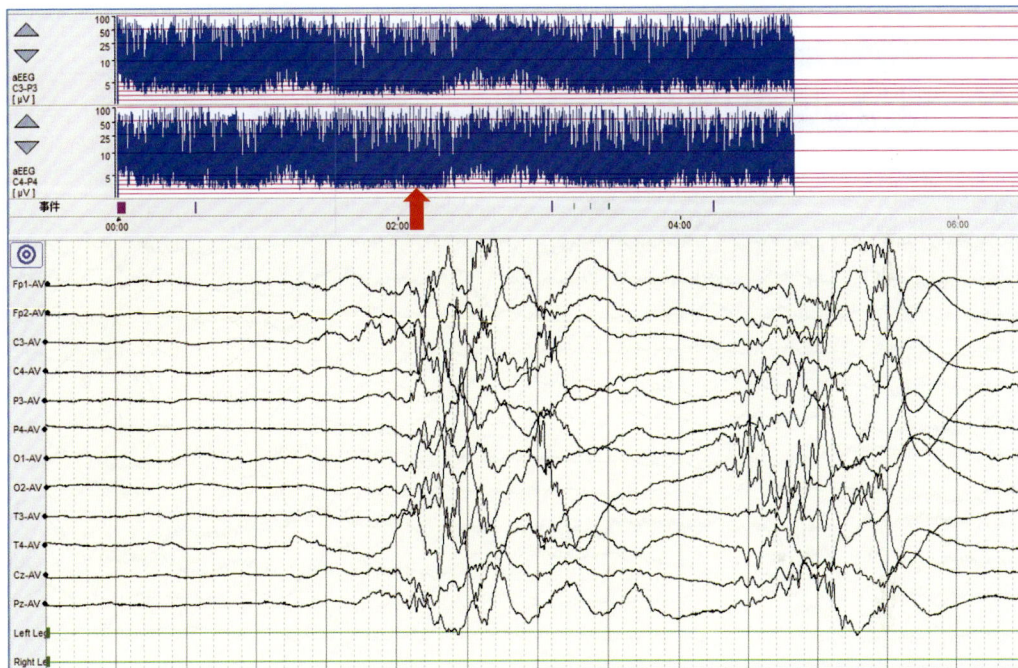

图 4-0-17　28 周,QS 期背景活动

GA28 周,DOL5 天,PMA28 周$^{+5}$,QS 期 TD 图形为主(aEEG 红色箭头处原始 EEG)。

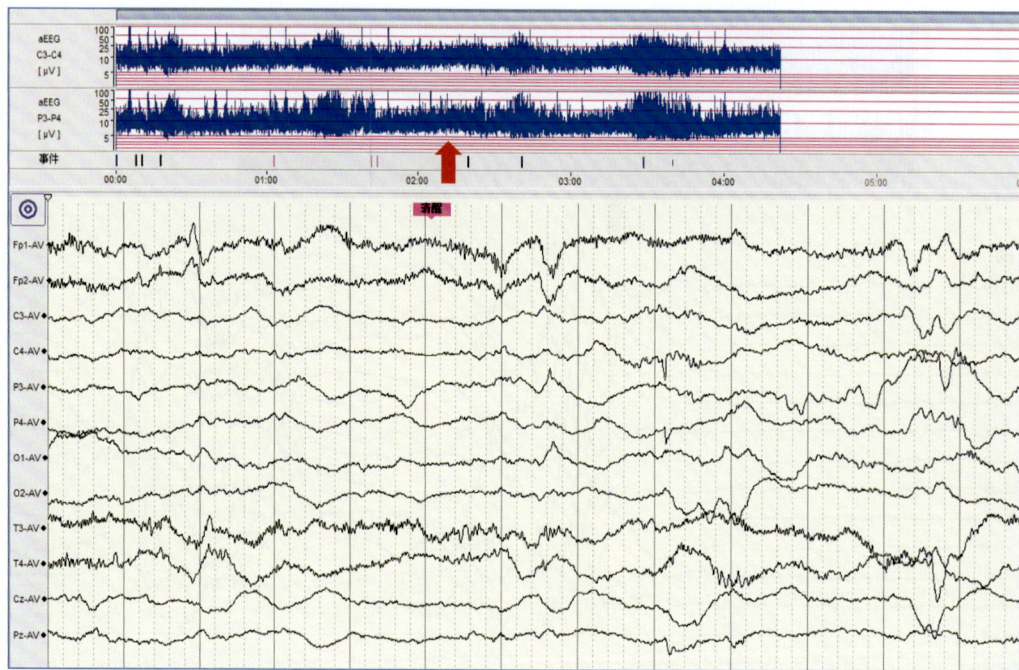

图 4-0-18 34周,清醒期背景活动

GA33 周[+5],DOL4 天,PMA34 周[+2],清醒期连续图形(aEEG 红色箭头处原始 EEG)。

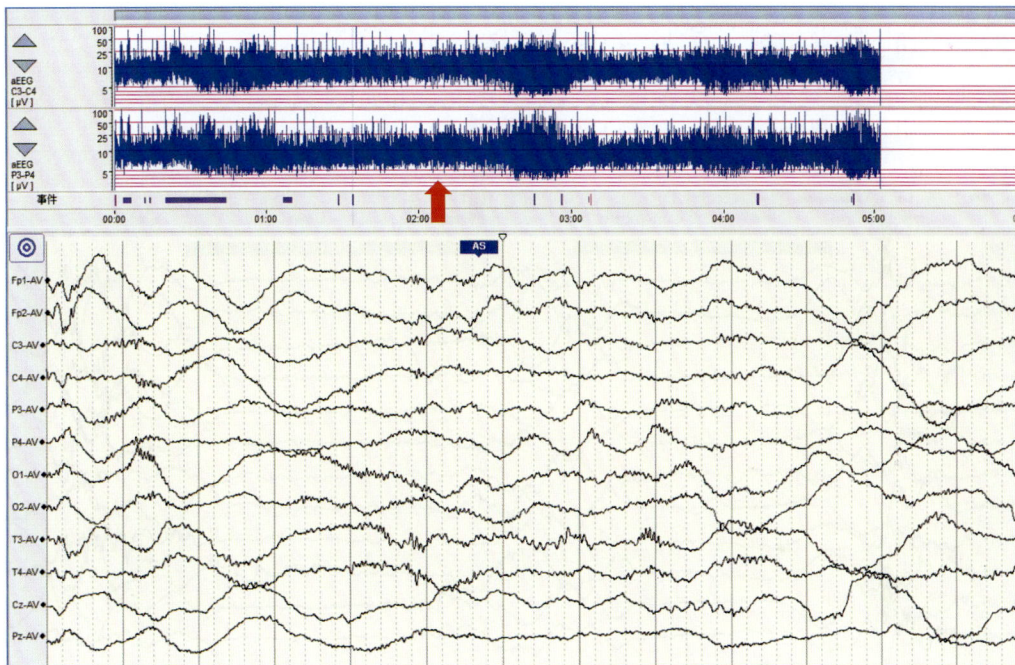

图 4-0-19 34 周,AS 期背景活动

GA33 周$^{+5}$,DOL4 天,PMA34 周$^{+2}$,AS 期连续图形(aEEG 红色箭头处原始 EEG)。

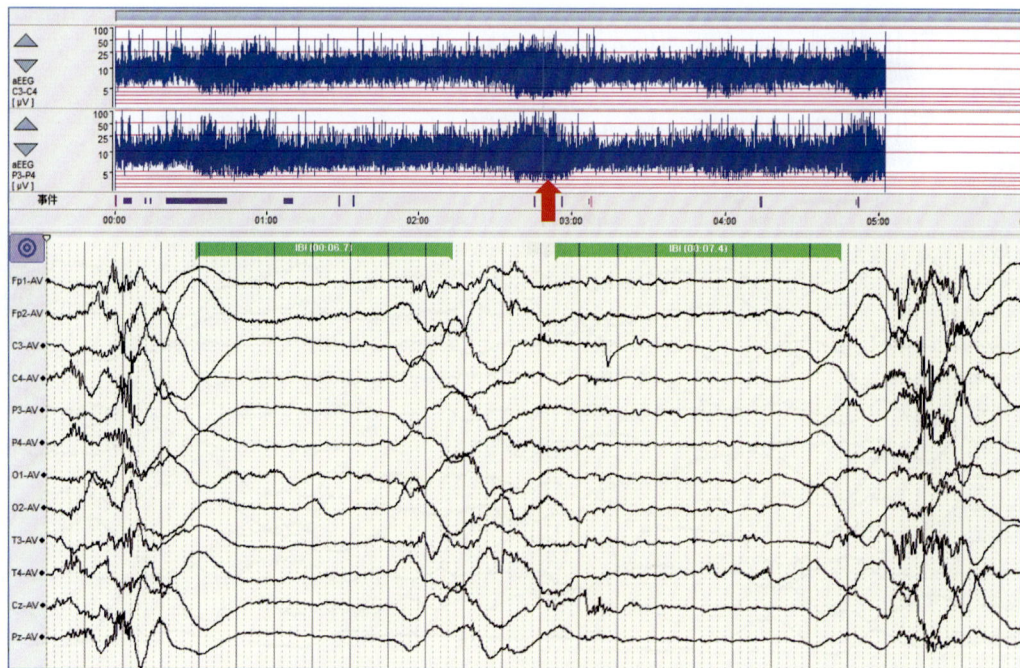

图 4-0-20 34 周, QS 期背景活动

GA33 周$^{+5}$, DOL4 天, PMA34 周$^{+2}$, QS 期 TD 图形及 TA 图形(aEEG 红色箭头处原始 EEG)。

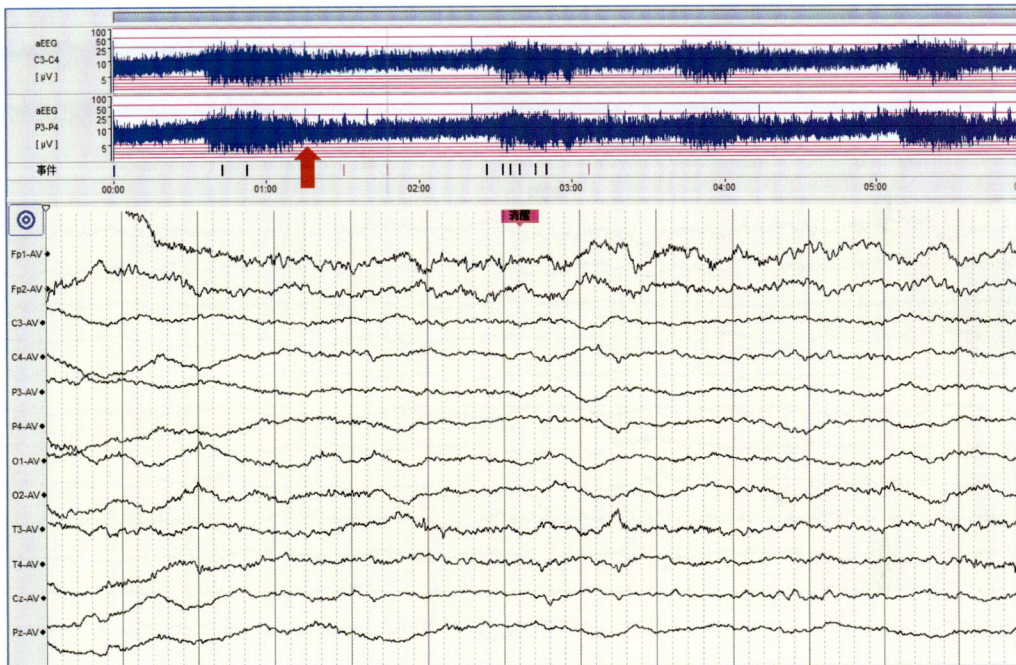

图 4-0-21　37 周,清醒期背景活动

GA36 周[+1],DOL6 天,PMA37 周,清醒期以连续图形为主(aEEG 红色箭头处原始 EEG)。

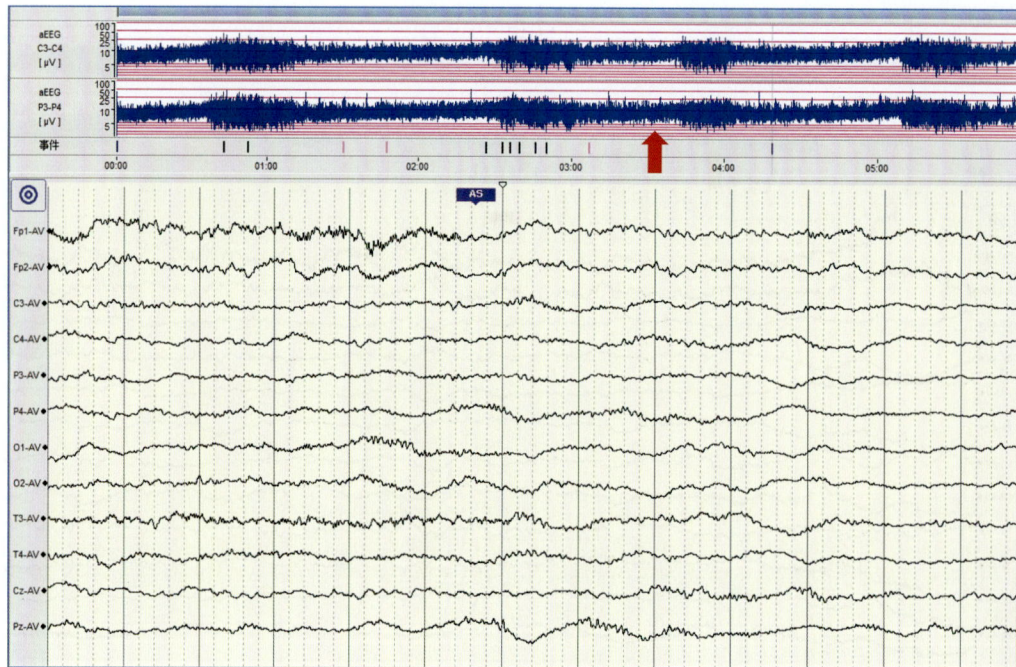

图 4-0-22　37 周,AS 期背景活动

GA 36 周$^{+1}$,DOL6 天,PMA37 周,AS 期连续图形为主(aEEG 红色箭头处原始 EEG)。

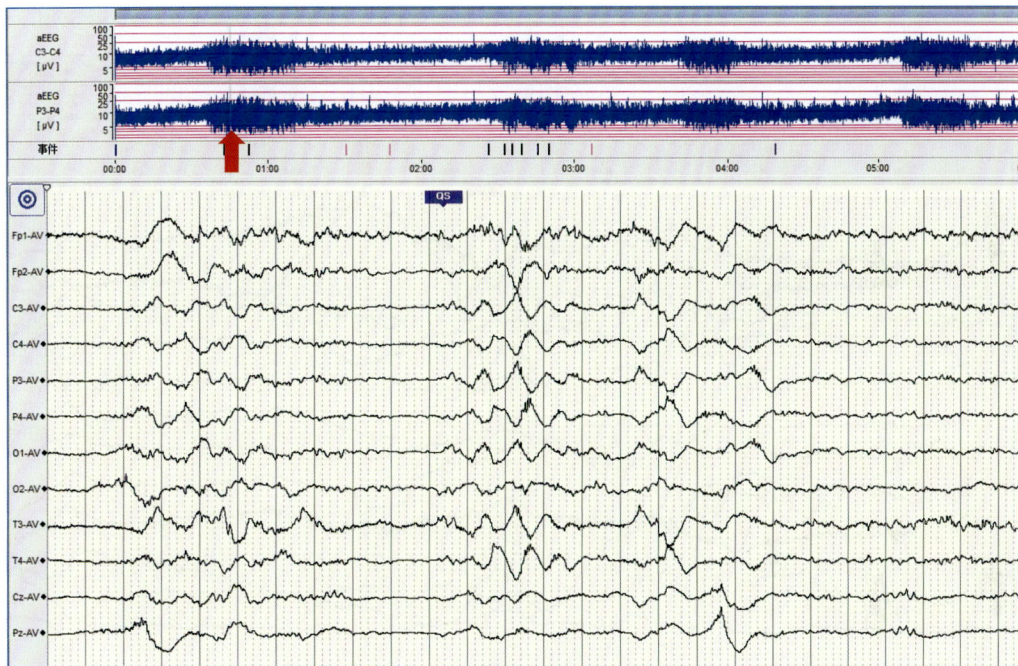

图 4-0-23　37 周,QS 期背景活动

GA36 周$^{+1}$,DOL6 天,PMA37 周,QS 期以 TA 图形为主(aEEG 红色箭头处原始 EEG),走纸速度 15mm/s。

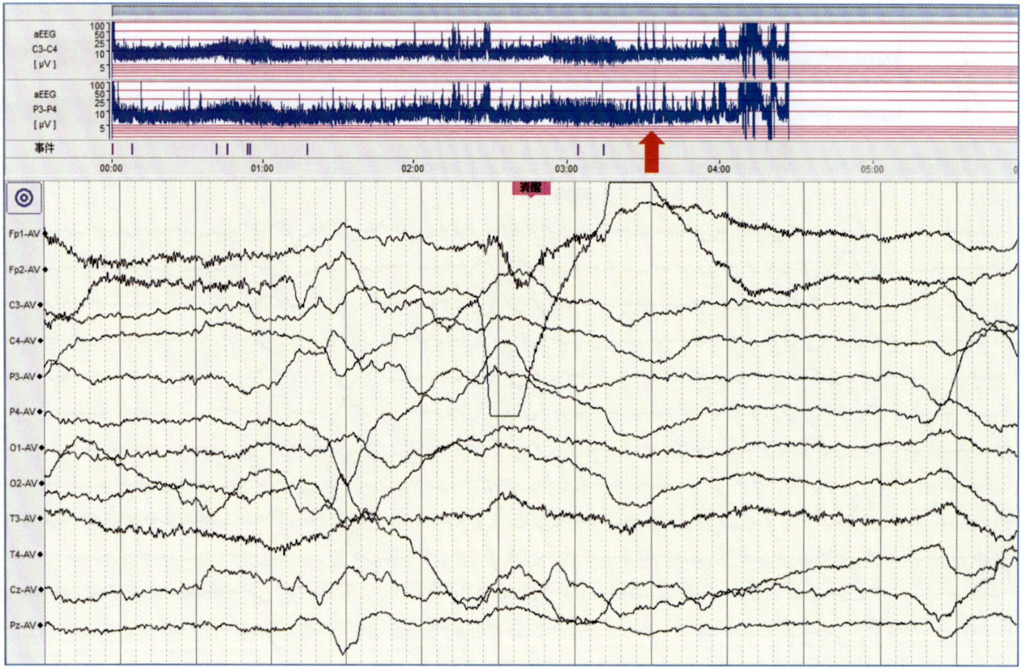

图 4-0-24　40 周, 觉醒期背景活动

GA39 周[+2], DOL5 天, PMA40 周, 觉醒期连续图形, 有动作干扰(aEEG 红色箭头处原始 EEG)。

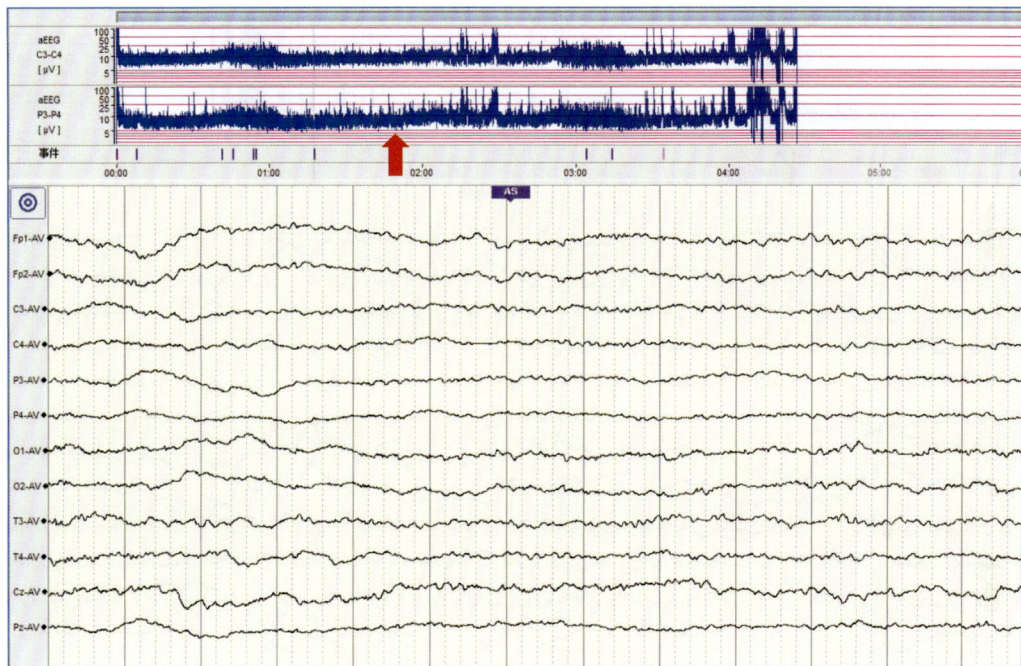

图 4-0-25　40 周, AS 期背景活动

GA39 周$^{+2}$, DOL5 天, PMA40 周, AS 期连续图形(aEEG 红色箭头处原始 EEG)。

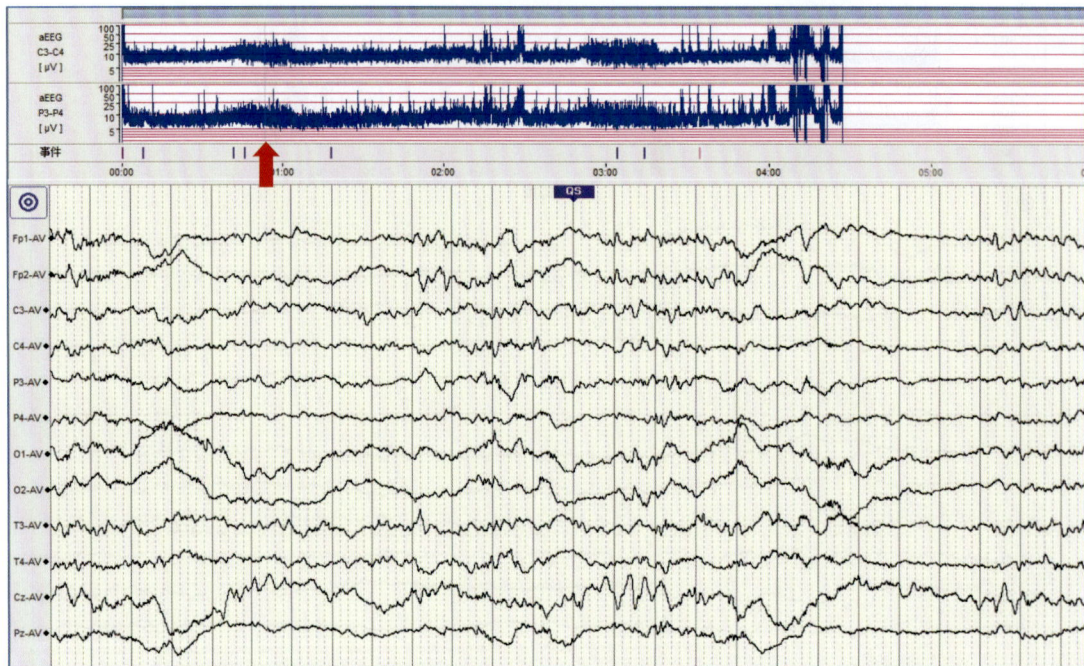

图 4-0-26　40 周, QS 期背景活动

GA39 周^{+2}, DOL5 天, PMA40 周, QS 期连续图形及 TA 图形(aEEG 红色箭头处原始 EEG),走纸速度 15mm/s。

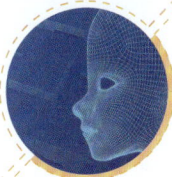

第五章

新生儿异常脑电图

新生儿脑电监测可以反映脑功能变化及脑电活动是否符合相应胎龄。因此,当不同病因导致脑功能变化或脑结构异常时,神经元及神经网络将受到破坏,脑电活动也会发生变化。损伤后的脑电活动也不是一成不变的,会随着病程的进展,在损伤、修复和神经系统发育等共同的作用下,脑电活动也会发生动态的变化。动态脑电图监测是了解病情变化、观察治疗效果及判断预后的重要手段。

异常脑电活动除了整体背景活动的改变外,还有局部脑电波形异常的改变,如正相尖波、负相尖波、畸形 δ 波等,都提示相应脑区的脑功能发生了改变,甚至是结构的严重损伤(图 5-0-1)。

新生儿脑电活动异常可以从多个角度体现,且轻重不同,甚至通过脑电活动特点可区分损伤的急性期和慢性期。

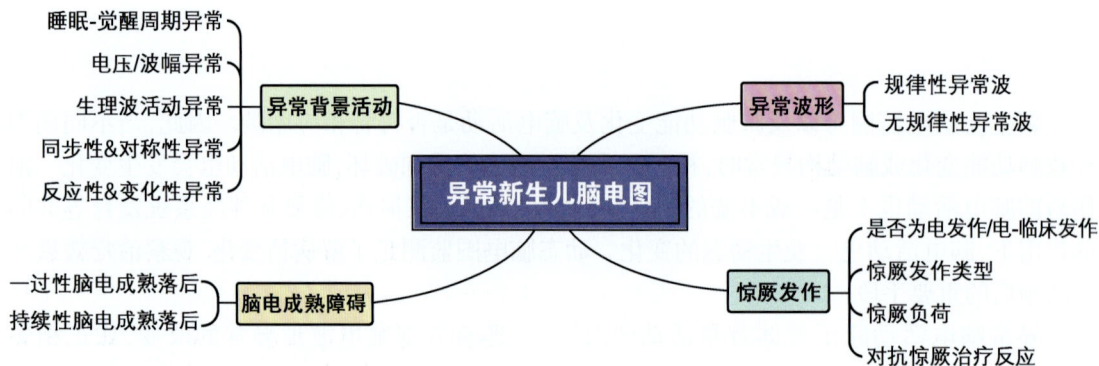

图 5-0-1　新生儿异常脑电分析要素

第一节　新生儿异常背景活动

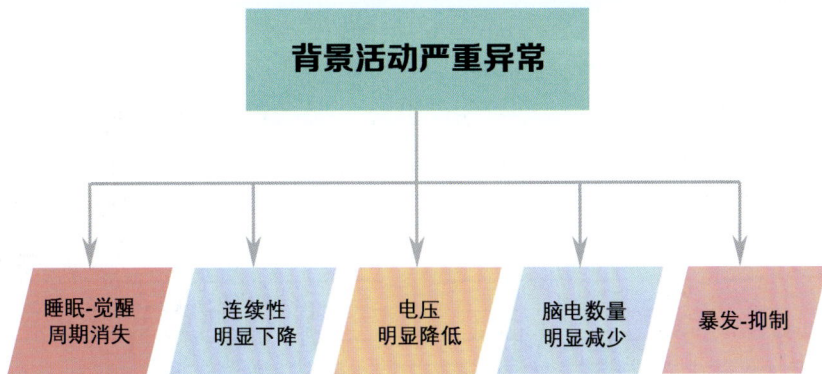

图 5-1-1　新生儿背景活动严重异常

　　有些严重背景活动异常应引起临床医生的高度重视。早期发现这些严重异常背景活动并及时处理,如对 HIE 的患儿进行亚低温治疗等,可能会很大程度改善患儿的预后(图 5-1-1)。而有些特殊的背景活动也可以为某些发育性癫痫性脑病的诊断提供线索或依据(图 5-1-2~图 5-1-9)。

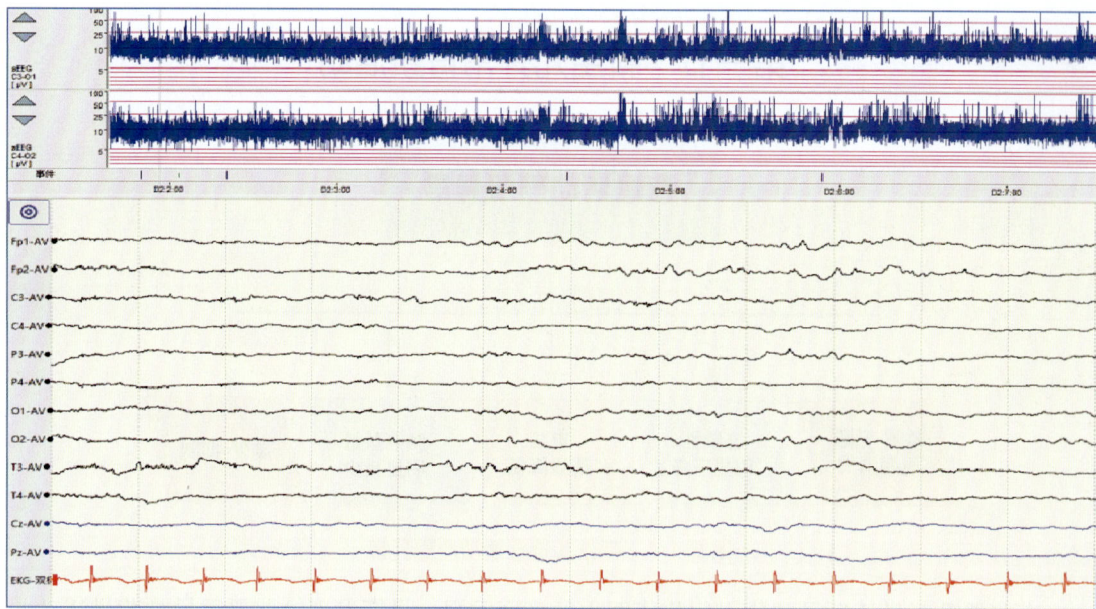

图 5-1-2 睡眠-觉醒周期消失

GA 37 周[+4],DOL 6~12 小时,PMA 37 周[+4],HIE,亚低温治疗中。aEEG 未见明确上下边界的变化,无宽带和窄带的区分。EEG 为双半球持续 <10μV 低波幅脑电活动,变化性及反应性差。

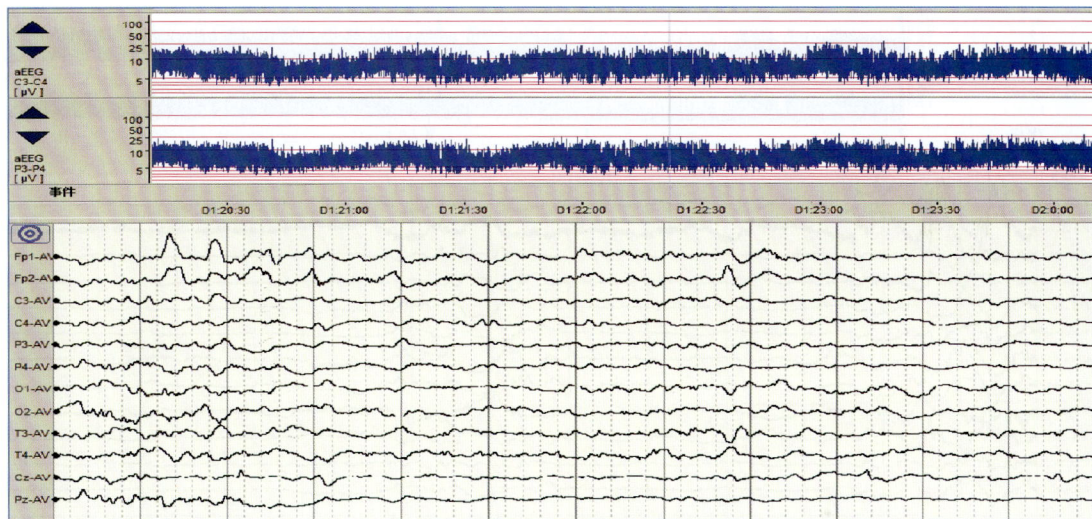

图 5-1-3　双半球弥漫性电压降低

GA 39 周[+6]，DOL 17 天，PMA 42 周[+2]，HIE。aEEG 振幅上边界在 10μV 左右，下边界 <5μV。EEG 双半球弥漫性低波幅 θ、δ 波活动，大多数波幅 10~30μV。aEEG 显示 QS 期比例增多，觉醒及 AS 期比例相对减少，睡眠-觉醒周期紊乱。

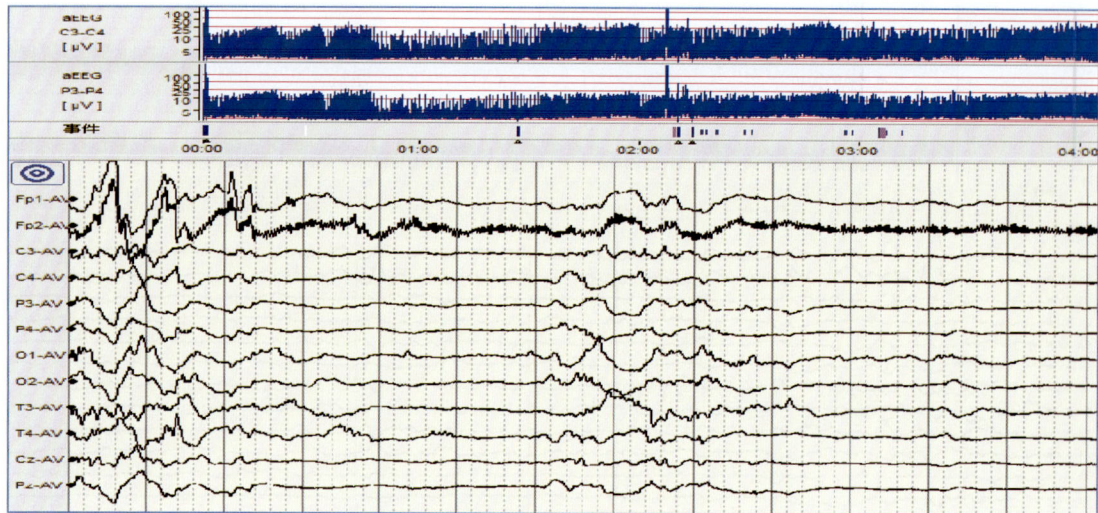

图 5-1-4 连续性明显下降

GA 38 周$^{+3}$,DOL 12 小时,PMA 38 周$^{+3}$,HIE。EEG 持续 TA 图形或 TD 图形,连续图形极少。暴发段波幅降低,由多频段多形态波构成,少量 δ 刷等生理波形,IBI 持续 3~8 秒左右。aEEG 睡眠-觉醒周期消失,下边界持续 <5μV。

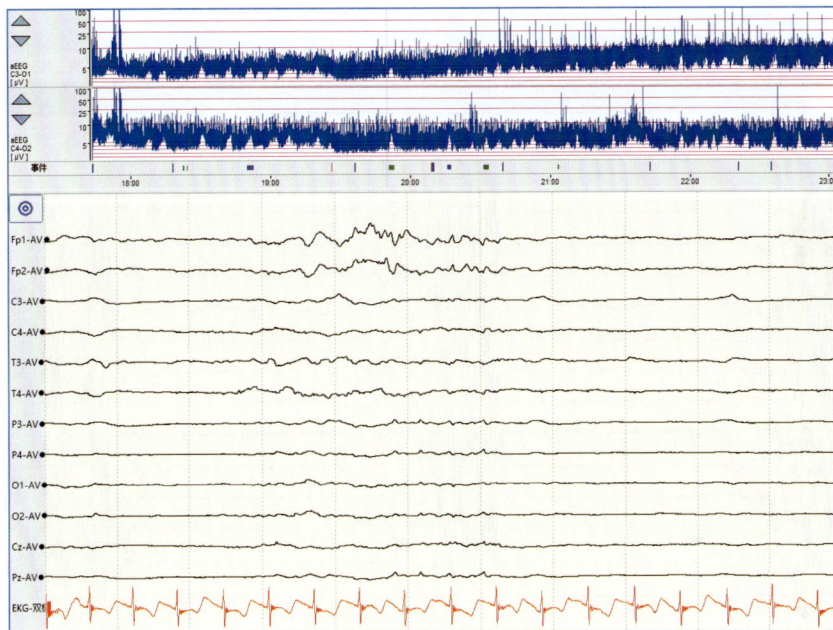

图 5-1-5　生理波明显减少

GA38 周$^{+5}$,DOL 2 天,PMA39 周,HIE。EEG 持续 TD 图形,相对暴发段为 10~30μV 低波幅 θ、δ 波发放 1~4 秒左右,生理波活动明显减少,IBI 4~10 秒。aEEG 睡眠-觉醒周期消失,上边界在 10μV 左右,下边界 <5μV。

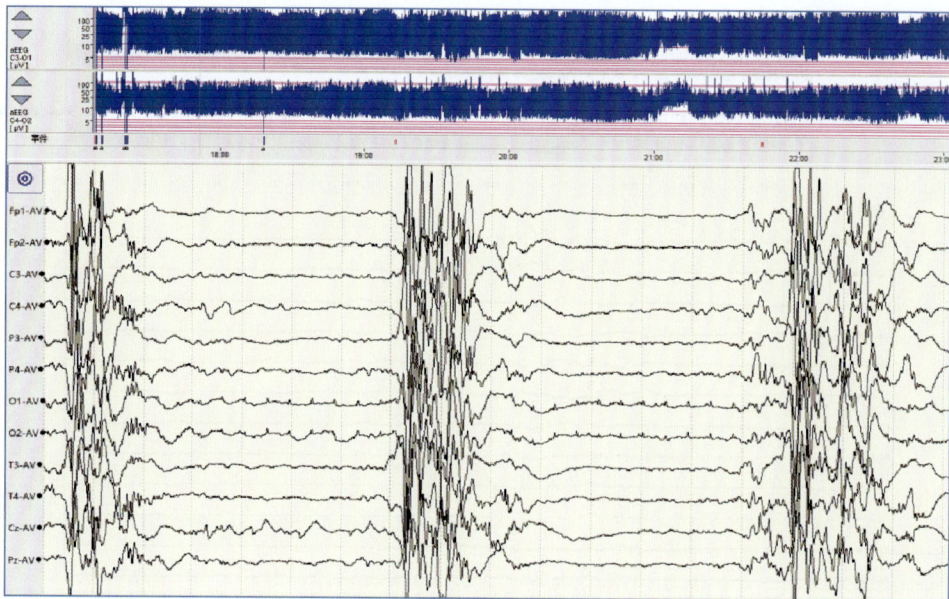

图 5-1-6　暴发-抑制(1)

GA38 周$^{+2}$，DOL 1 天，PMA38 周$^{+3}$，多小脑回畸形。aEEG 醒睡周期消失，上边界 >100μV 左右，下边界 >5μV。EEG 持续暴发-抑制图形，相对暴发段为 100~300μV 极高波幅尖波及 δ 波构成，持续 1~4 秒左右，IBI 电压 0~5μV，持续 2~10 秒。

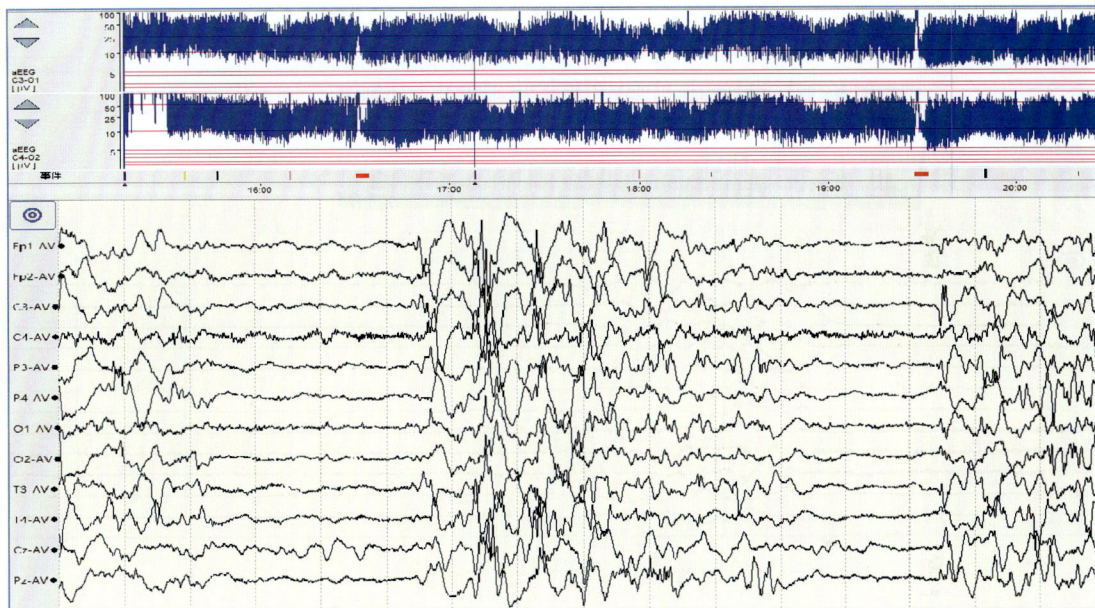

图 5-1-7　暴发-抑制(2)

GA 34 周$^{+4}$,DOL 12 天,PMA 36 周$^{+2}$,*KCNQ2* 基因突变,发育性癫痫性脑病。双半球杂乱棘波、尖波及慢波暴发 1~10 秒,IBI<10μV,持续 1~8 秒,无变化性及反应性。

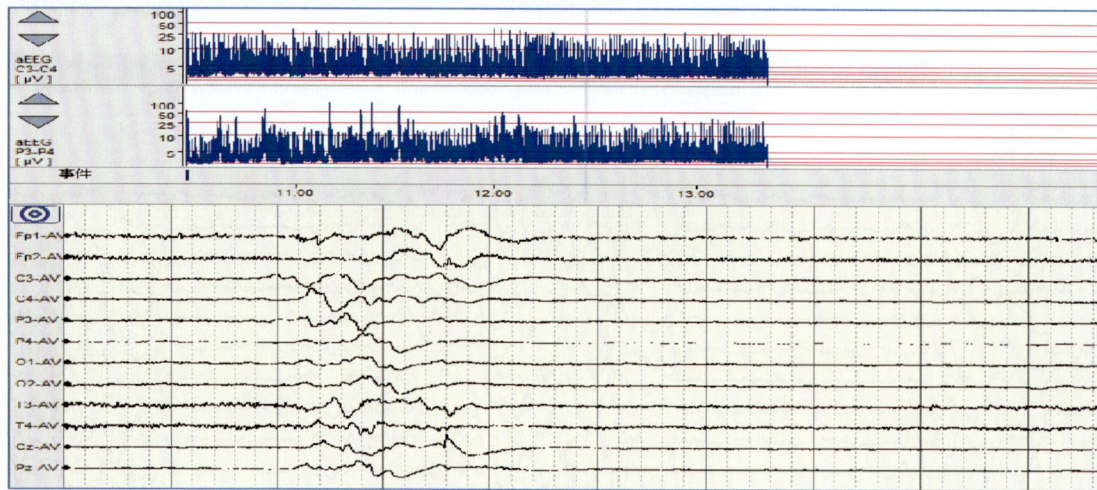

图 5-1-8　aEEG 暴发-抑制图形

GA 34 周$^{+6}$,DOL 12 天,PMA 36 周$^{+4}$,呼吸衰竭。aEEG 呈暴发-抑制图形,但原始 EEG 呈过度不连续图形,EEG 相对暴发段为 10~25μV 低波幅不规则波阵发性发放,持续 1~4 秒,IBI 持续 10~68 秒左右。aEEG 的暴发-抑制图形与原始 EEG 的暴发-抑制背景是有明显差异的,应注意区分,以原始 EEG 判断为准。

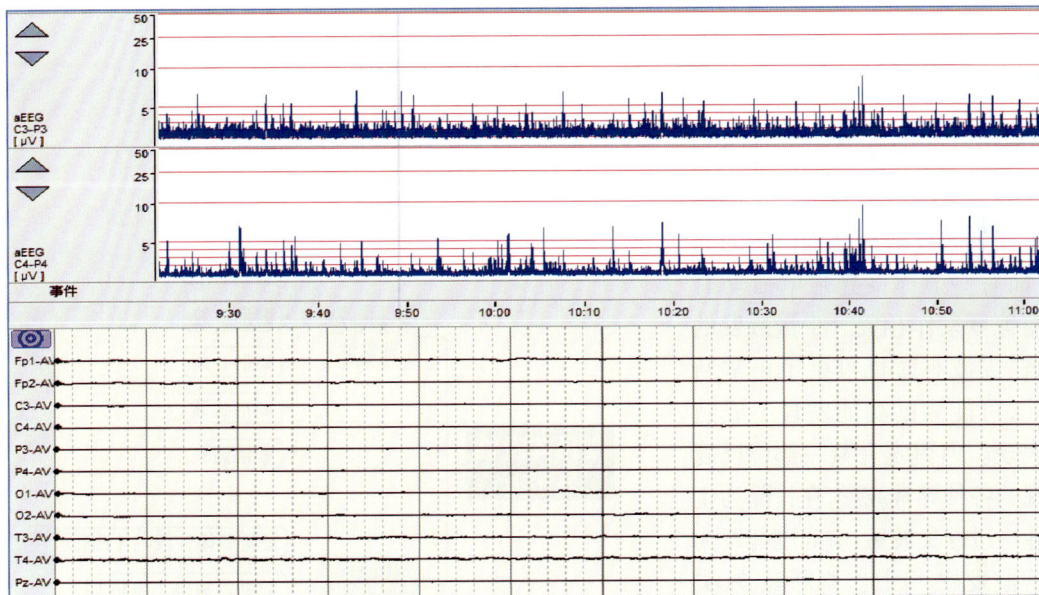

图 5-1-9 电抑制,无脑电活动

GA 39 周,DOL 4 天,PMA39 周$^{+4}$,重度 HIE,昏迷,无自主呼吸,亚低温治疗结束。aEEG 呈平坦波,EEG 为双半球电压持续 <2μV,无反应性及变化性,持续 60 分钟以上(aEEG 中相对高电压的暴发多由外界仪器干扰或护理操作引起)。

第二节　阵发性异常波

新生儿的阵发性异常波多与局灶的脑损伤相关,例如 Rolandic 区正相尖波反映深部脑白质的病变,而有些节律性异常电活动有时与惊厥发作相关。少量散发的棘波、尖波有时也可见于正常新生儿,可能为脑功能发育不成熟的表现。但恒定在某一部位反复出现的各种异常波形,在排除为生理性一过性尖波后,应高度怀疑为异常波发放。因此,判断棘波、尖波或一些特殊波形是否为异常,必须结合患儿的 PMA、病因、病变部位、病程,以及整体状态综合分析(图 5-2-1~图 5-2-7)。

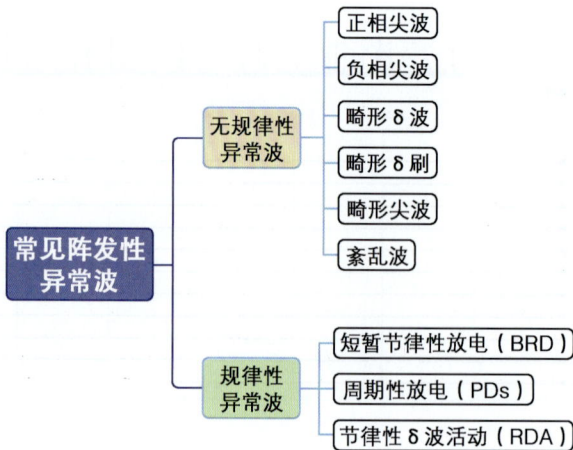

图 5-2-1　新生儿期常见阵发性异常波

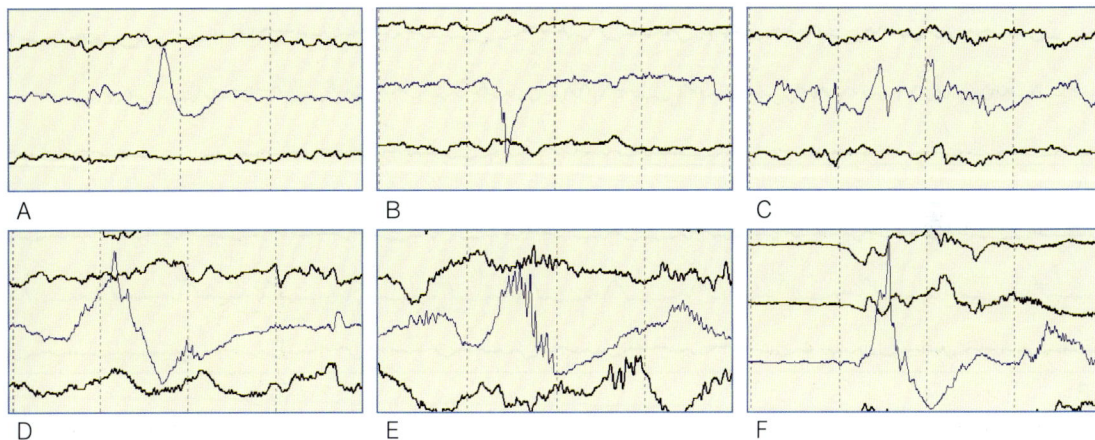

图 5-2-2　无规律性异常波

A. 负相尖波；B. 正相尖波；C. 紊乱波；D. 畸形 δ 波；E. 畸形 δ 刷；F. 畸形尖波。

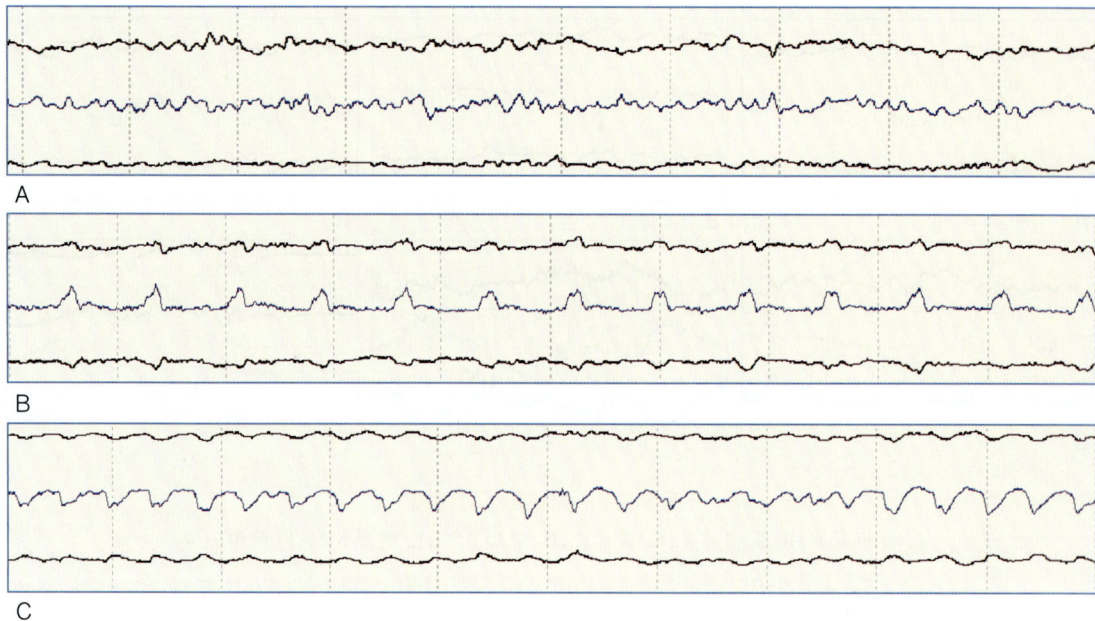

图 5-2-3　规律性异常波

A. 短暂节律性放电（BRD）；B. 周期性放电（PDs）；C. 节律性 δ 波活动（RDA）。

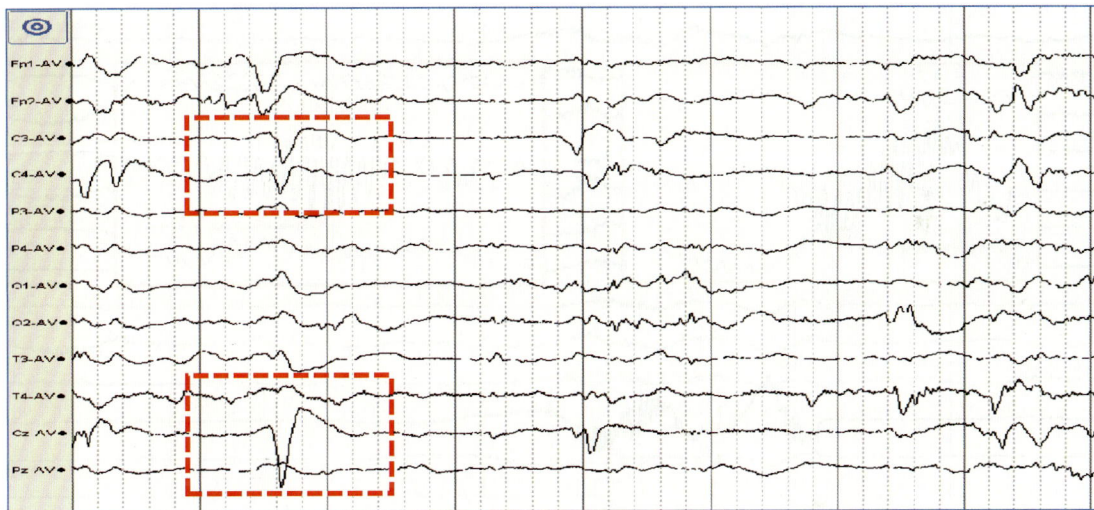

图 5-2-4　Rolandic 区正相尖波

◆ 波形特征:波宽 100~250 毫秒,波幅 50~150μV 正相为主、负-正双相尖波;

◆ 位置:C3、C4、Cz;

◆ 临床意义:深部脑白质损伤标志,>1~2 次/min。

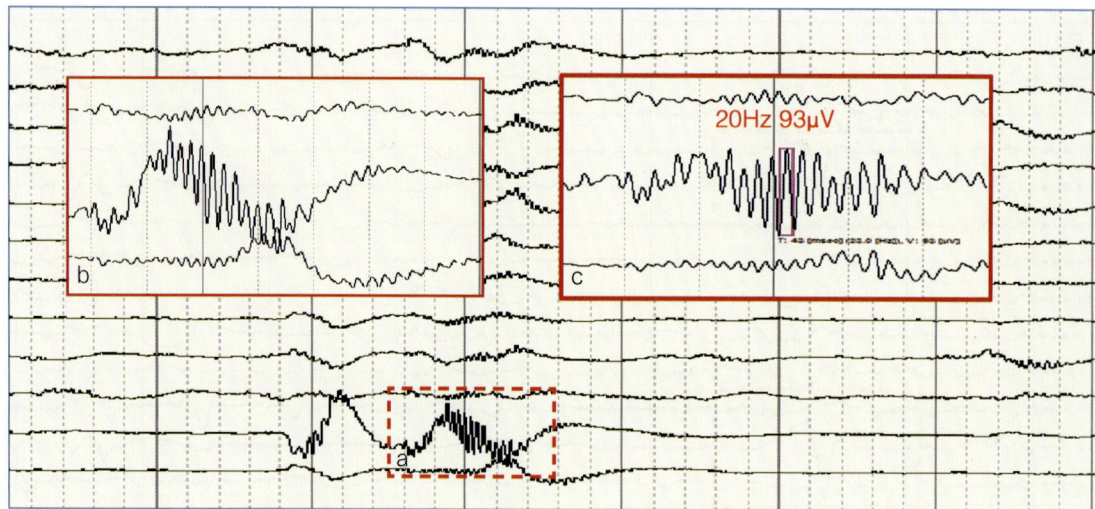

图 5-2-5 畸形 δ 刷/齿轮状刷/机械样刷

◆ 波形特征:快波节律性发放呈纺锤样,波幅 >40μV,快波频率为 13~20Hz;

◆ 出现部位:可出现于任何脑区;

◆ a 图:原始 EEG;b 图:a 图局部放大后;c 图:将 b 图于 5Hz 低频滤波后显示波形特征,呈纺锤样,频率为 20Hz,波幅为 93μV。

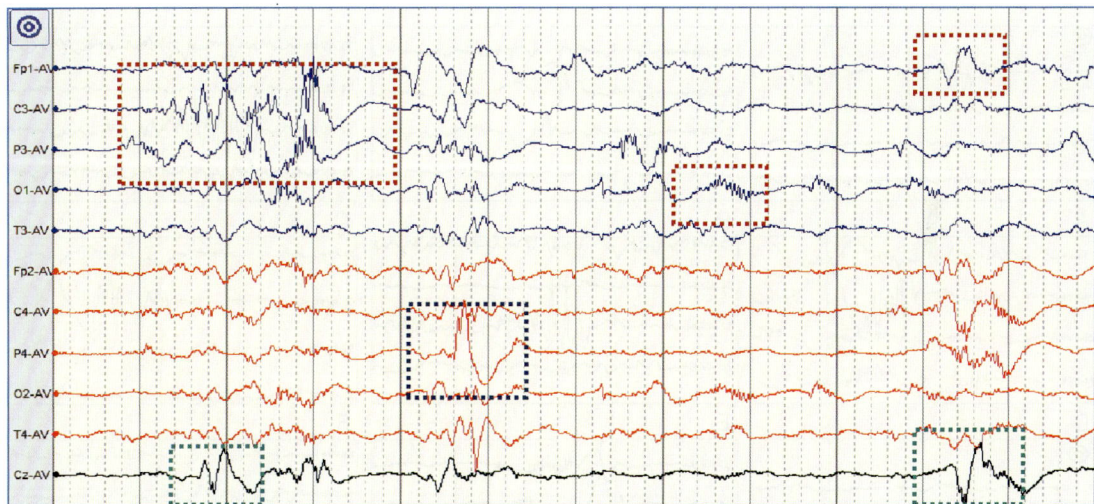

图 5-2-6　多部位各种形态异常波非同步活动

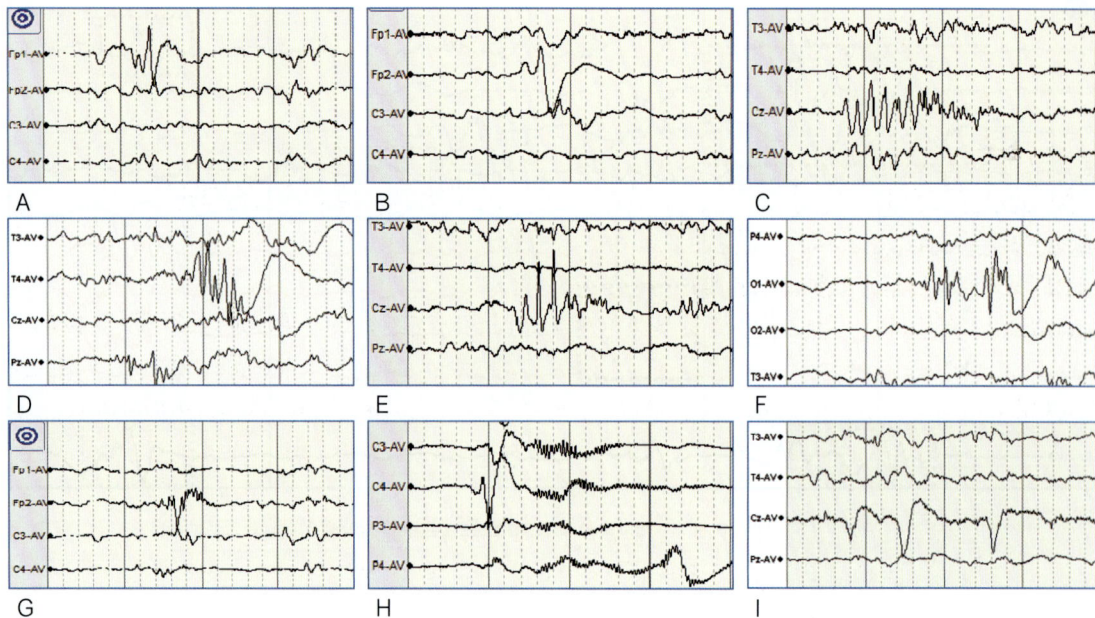

图 5-2-7 多样正相尖波、负相尖波、棘波、多棘波

第三节　新生儿脑损伤后脑电活动特征

　　新生儿是脑损伤发生的高危人群,特别是早产儿脑损伤与多种因素(如产前、产时及产后因素)密切相关,且损伤类型表现出明显的成熟依赖性特征,如超早早产儿易罹患生发基质-脑室内出血、重度脑室内出血与脑室周围出血性梗死;晚期早产儿易罹患脑白质损伤,也是急性缺氧缺血的高危人群。不同类型、不同程度的脑损伤在病程的不同阶段呈现出不同的脑电活动特征,包括急性期和慢性期异常改变(图5-3-1)。

　　新生儿脑损伤急性期脑电活动异常包括:背景活动连续性的下降,如连续图形比例的下降,非连续图形中暴发间隔的延长等(表5-3-1),以及频率的变化(如快波频带的衰减)、电压/波幅的降低(表5-3-2)、睡眠-觉醒周期的消失、惊厥发作等;慢性期脑电活动异常主要表现为:异常紊乱波形(包括畸形δ波、畸形δ刷、Rolandic区正相尖波、额区正相尖波、枕区负相尖波等),也包括脑电活动的不对称、不同步。相对于足月儿,早产儿脑损伤除了对脑功能的影响和对脑结构的破坏以外,还容易导致脑发育成熟的障碍。因此,有些早产儿脑损伤恢复期除上述各种异常脑电特点外,还可出现脑电活动发育成熟度延迟。根据损伤程度及损伤范围不同,有时为一过性脑电发育成熟落后,经多次复查,脑电成熟仍持续落后于相应胎龄时,则为持续性脑电发育成熟落后。脑电发育成熟度的判断是多个维度的综合评价,切勿以偏概全(图5-3-2~图5-3-13)。

图 5-3-1 中心内容：脑损伤后脑电活动特征

- 急性期异常
  - 连续性下降
    - 连续性图形占比下降
    - IBI延长
  - 电压降低
  - 脑电生理波形的减少或缺乏（包括各频段脑电活动的衰减或消失）
  - 睡眠-觉醒周期的紊乱或消失
  - 电-临床发作
  - 单一或多样的节律性异常放电
    - 周期性放电（PDs）
    - 短暂节律性放电（BRD）
    - 节律性δ波活动（RDA）
    - 除上述外其他类型的节律性电活动

- 慢性期异常
  - 发育成熟度延迟
    - 一过性延迟
    - 持续性延迟
  - 紊乱波形
    - 异常或畸形δ波
    - 畸形δ刷
    - 正相或负相尖波
      - Rolandic区正相尖波最常见
      - 颞区正相或负相尖波
      - 额区正相或负相尖波
      - 枕区正相或负相尖波
  - 睡眠-觉醒周期的紊乱或消失
  - 不对称
  - 不同步
  - 单一或多样的节律性异常放电
    - 周期性放电（PDs）
    - 短暂节律性放电（BRD）
    - 节律性δ波活动（RDA）
    - 除上述外其他类型的节律性电活动

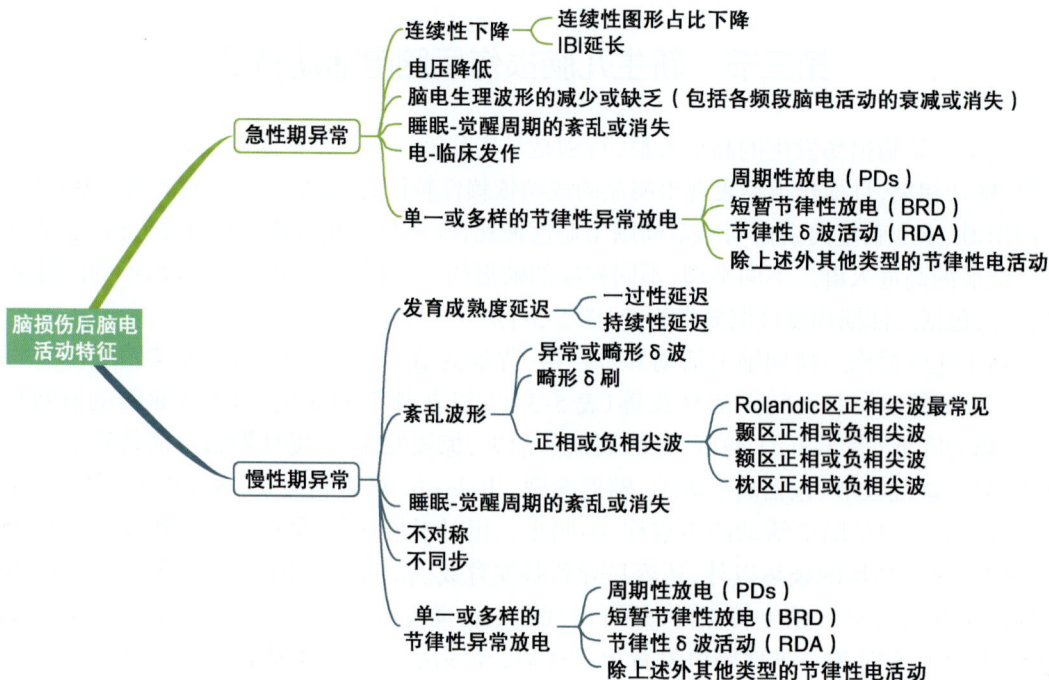

图 5-3-1 新生儿脑损伤后脑电活动特征的思维导图

表 5-3-1   早产儿脑电活动连续性下降的诊断标准

PMA(周)	暴发间隔(秒)	连续图形所占的比例(%)
<30	最长 IBI>90;平均 IBI>60	<10
30~33	最长 IBI>60;平均 IBI>40	<30

表 5-3-2   早产儿脑电活动电压降低的诊断标准

PMA(周)	轻度降低(μV)	中度降低(μV)	重度降低(μV)
<30	<200	20~50,部分 50~100	<20
30~33	<150	20~50,部分 50~100	<20
34~36	<100	20~50,部分 50~100	<20

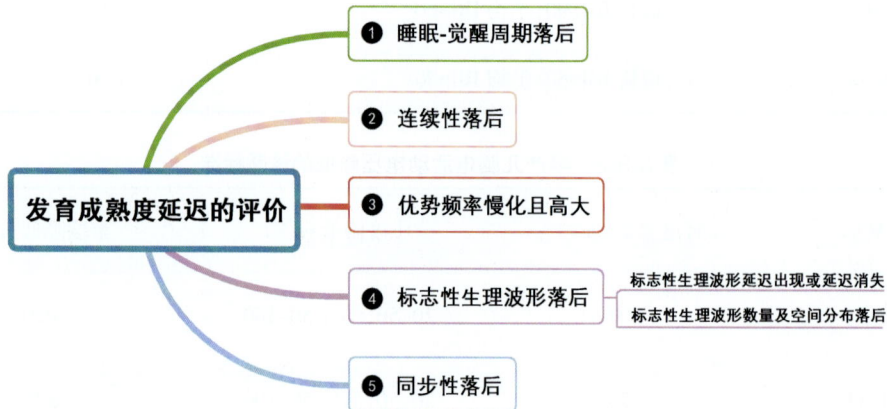

图 5-3-2　新生儿脑损伤后脑电发育成熟度延迟评价方法的思维导图

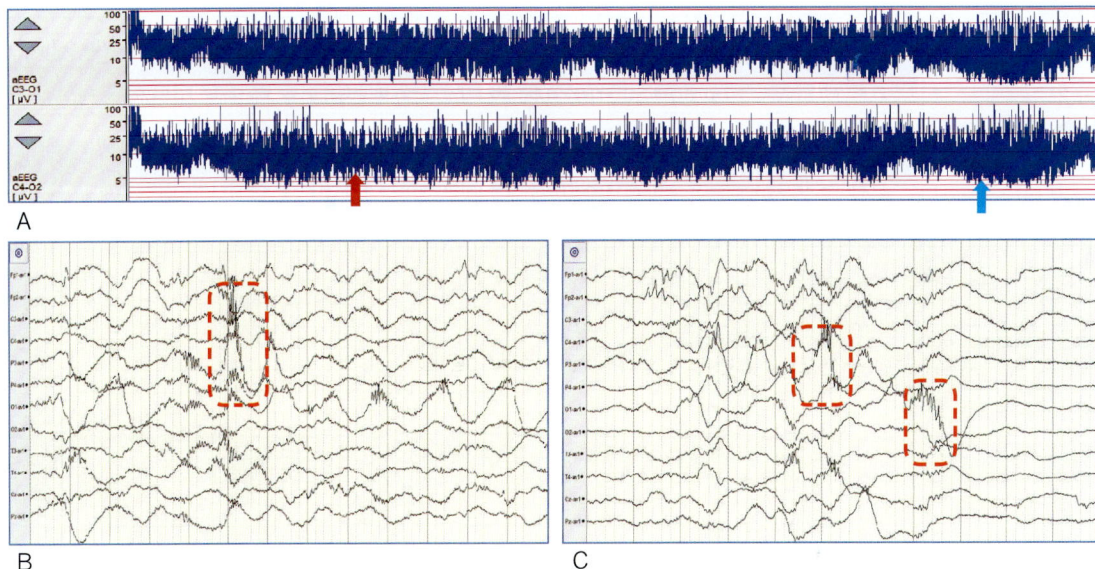

图 5-3-3　轻度脑白质损伤,急性期

DOL 4 天,PMA 33 周[+1],头 MRI 提示轻度脑白质损伤。A. aEEG 睡眠-觉醒周期初步建立,大致符合 PMA; B、C. 分别为 AS 和 QS 期(aEEG 上红色箭头和蓝色箭头所对应的原始脑电图),原始脑电活动的连续性、电压和睡眠-觉醒周期大致符合相应 PMA,AS 期胎龄相适的生理波形大致正常,QS 期暴发段胎龄相适的生理波活动轻度减少,暴发段持续时间相对短,波幅轻度降低;左顶、枕区可见少量高尖 δ 刷活动(如图红色虚线框所示)。

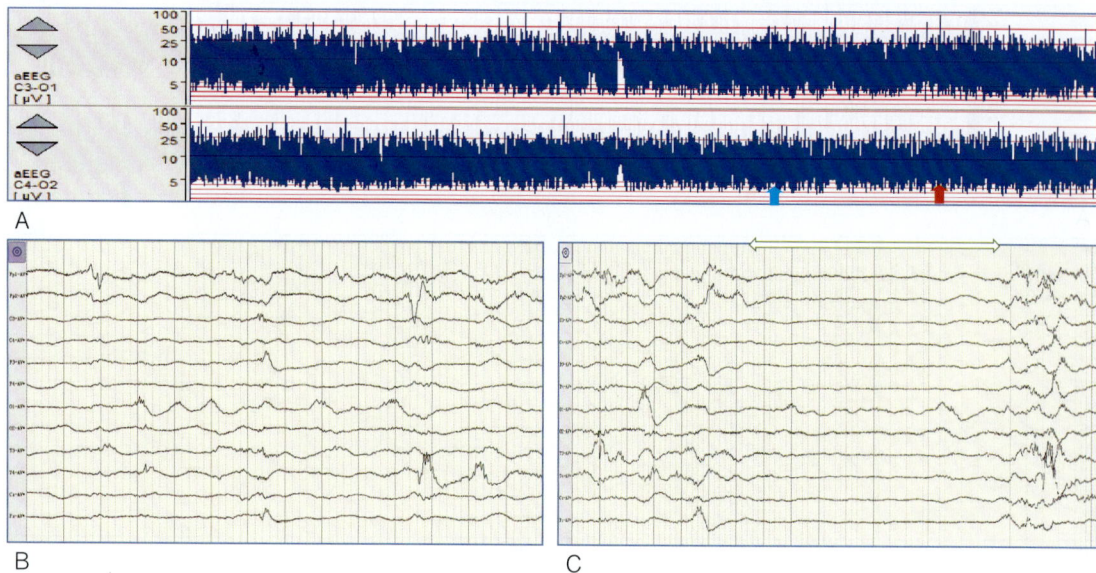

图 5-3-4　中度脑白质损伤,急性期

DOL 2 天,PMA 33 周[+3],头 MRI 提示中度脑白质损伤。A.aEEG 睡眠-觉醒周期未明确建立,脑电活动变化性差；B、C. 分别为相对连续图形和非连续图形(aEEG 上红色和蓝色箭头所对应的原始脑电图),原始脑电图示整体脑电活动电压降低,多数生理性 δ 波波幅小于 100μV,连续性图形占比降低(<30%),多数 IBI 在 10 秒内(如图绿色空心箭头所示),胎龄相适的标志性生理波活动减少(如 δ 刷),以 Rolandic 区为著。

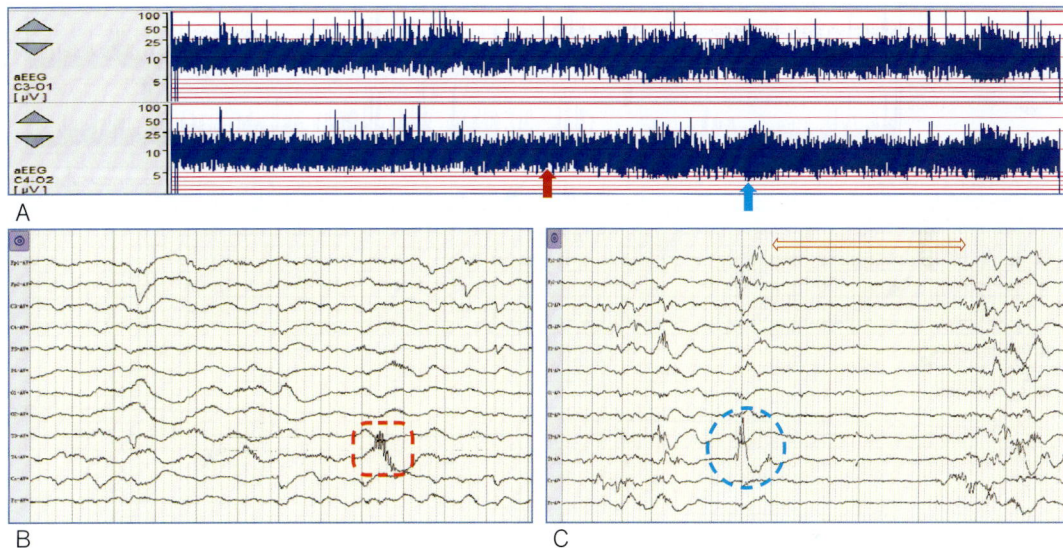

图 5-3-5　中度脑白质损伤,慢性期

(与图 5-3-4 同一患儿) DOL 10 天,PMA 34 周$^{+4}$。A. aEEG 示睡眠-觉醒周期建立,宽窄带比例失调,周期紊乱;B、C. 分别为 AS 期和 QS 期(aEEG 上红色箭头和蓝色箭头所对应的原始脑电图),原始脑电图示整体脑电活动较前恢复,但电压仍降低,以 Rolandic 区为著,连续性图形比例较前增多,AS 期仍存在稍多量 TA 图形,连续性轻度下降,多数 IBI 在 10 秒内(如图红色空心箭头所示),胎龄相适的标志性生理波活动仍偏少,少量多灶性正相/负相尖波、尖慢波、畸形 δ 波(蓝色虚线圆圈所示)、畸形 δ 刷(红色虚线框所示)等紊乱波形非同步发放。

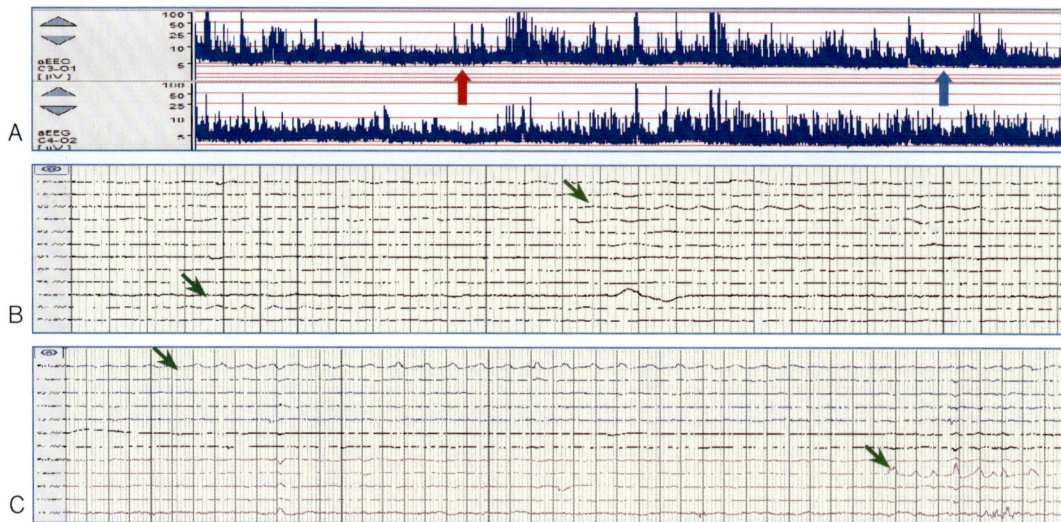

图 5-3-6　重度脑白质损伤,急性期

DOL 2 天,PMA 29 周$^{+2}$,重度脑白质损伤,脑室周围白质软化。原始脑电图背景活动为抑制性低电压(重度低电压),个别导联可见极少量极低-低波幅脑电活动,睡眠-觉醒周期不存在,缺乏反应性及变化性。左额、双中央区、中央中线区尖形 δ 波节律阵发或周期性发放,各脑区非同步,以右中央区多见(绿色箭头所示)。A. aEEG;B. aEEG 上红色箭头所对应的原始脑电图,平均导联,灵敏度为 5μV/mm,走纸速度 15mm/s;C. aEEG 上蓝色箭头所对应的原始脑电图,左右平均导联,灵敏度为 5μV/mm,走纸速度 10mm/s。

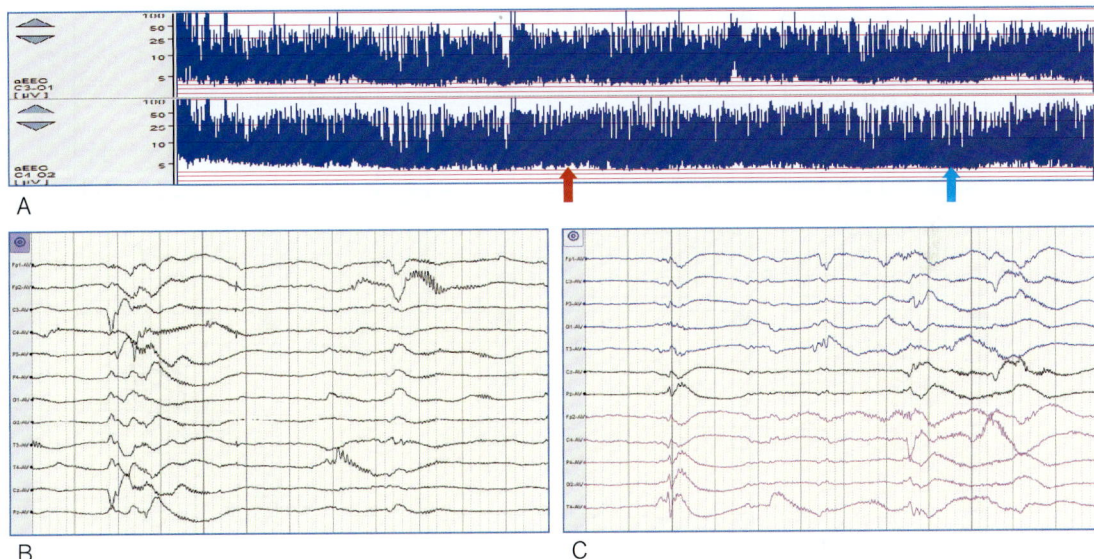

图 5-3-7　重度脑白质损伤-脑室周围白质软化,慢性期

(与图 5-3-6 同一患儿)DOL 7 天,PMA 30 周,重度不连续(相对连续图形最长持续 33 秒,最长 IBI 68 秒,此图未显示),中度低电压(多数生理性 δ 波波幅 <50μV),胎龄相适的生理波活动虽然仍缺乏,但较 5 天前有明显增多,但却以多种形态紊乱波活动为主。睡眠-觉醒周期未明确建立,反应性及变化性差。A. aEEG;B. aEEG 上红色箭头所对应的原始脑电图,平均导联;C. aEEG 上蓝色箭头所对应的原始脑电图,左右平均导联。

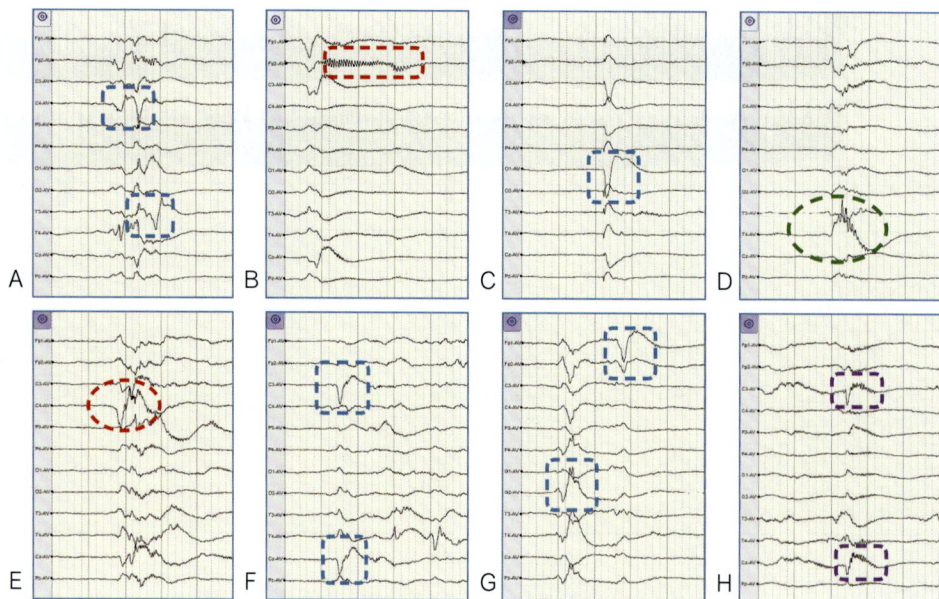

图 5-3-8　重度脑白质损伤,慢性期各种异常波活动

(与图 5-3-6 同一患儿)多灶正相/负相尖波有单纯性(蓝色虚线框),伴切迹(红色虚线圆圈),复合快节律(紫色虚线框)、尖慢波、快波节律(红色虚线框)、畸形 δ 刷(绿色虚线圆圈)等紊乱波形发放,以右侧 Rolandic 区正相尖波(PRSW)多见。

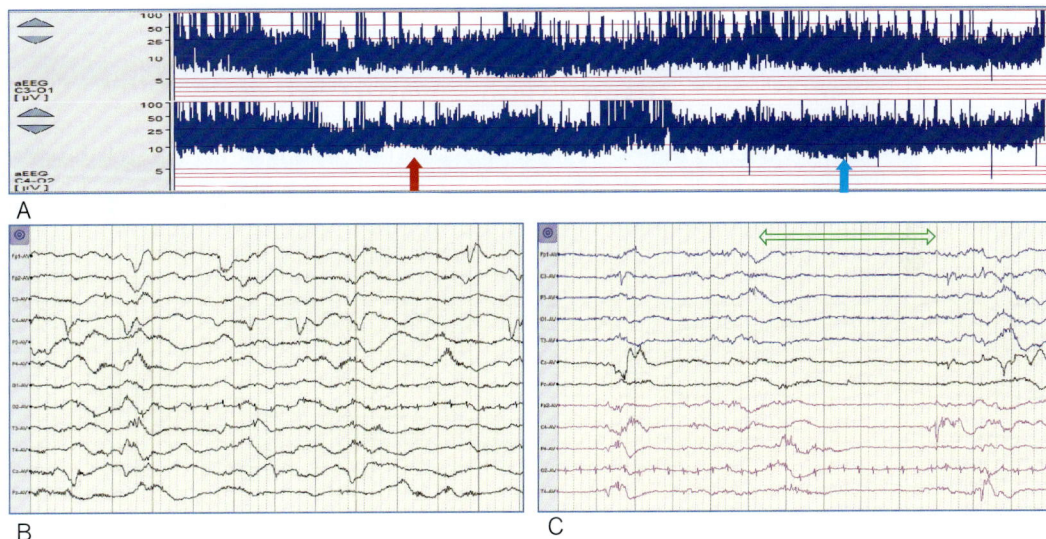

图 5-3-9　重度脑白质损伤,慢性恢复期

(与图 5-3-6 同一患儿)DOL 42 天,PMA 35 周,脑电活动的连续性及电压均恢复正常,睡眠-觉醒周期明确建立且大致符合 PMA。生理波活动较前增多,AS 期明显,QS 期暴发段生理波减少,代之以异常紊乱波形。多量多灶性正相/负相尖波、尖慢波、畸形 δ 刷等紊乱波形,以右侧 PRSW 多见,正相尖波数量较前减少。A. aEEG;B. aEEG 上红色箭头所对应的原始脑电图,AS 期;C. aEEG 上蓝色箭头所对应的原始脑电图,QS 期,IBI 4 秒(空心箭头所示)(O2 导联存在心电伪迹)。

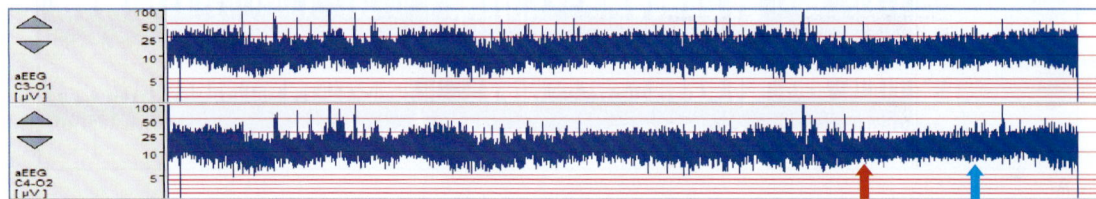

A

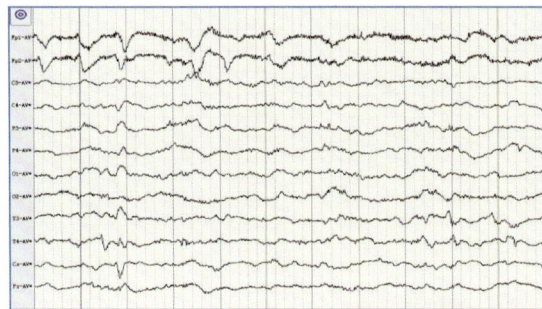

B

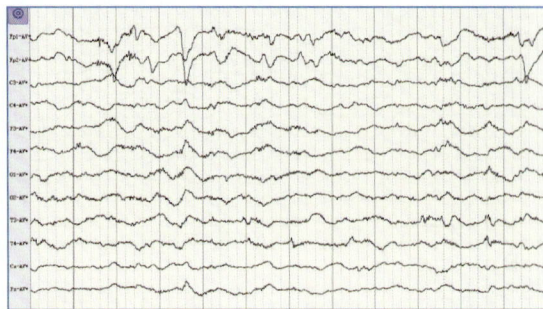

C

图 5-3-10　化脓性脑膜脑炎,慢性恢复期

DOL 30 天(病程第 15 天),PMA 41 周,觉醒期及 AS 期,脑电发育成熟度落后,aEEG 示睡眠-觉醒周期落后于相应
PMA,觉醒期和 AS 期后头部仍可见节律性 δ 刷活动。双额区、Rolandic 区和颞区少量负相/正相/双相尖波非同步发
放。A. aEEG;B. aEEG 上红色箭头所对应的原始脑电图,觉醒期;C. aEEG 上蓝色箭头所对应的原始脑电图,AS 期。

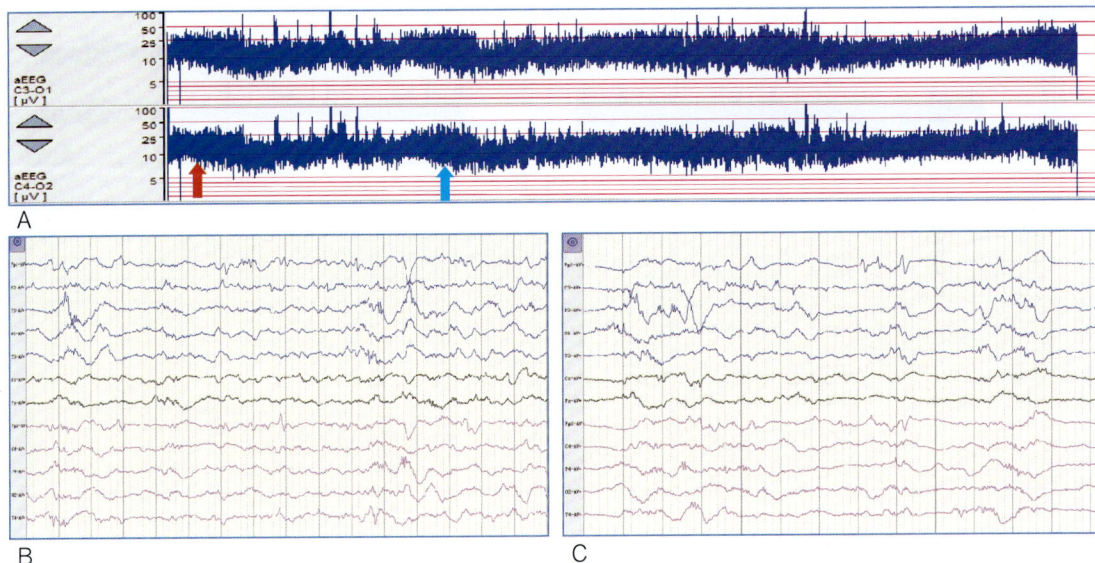

图 5-3-11　化脓性脑膜脑炎,慢性恢复期

DOL 30 天(病程第 15 天),PMA 41 周,QS 期后头部 δ 刷宽大畸形,半球间及半球内同步性欠佳。后头部为主的异常快节律、畸形 δ 刷夹杂于背景活动中。A. aEEG;B. aEEG 上红色箭头所对应的原始脑电图,左右平均导联,QS 期;C. aEEG 上蓝色箭头所对应的原始脑电图,左右平均导联,QS 期。

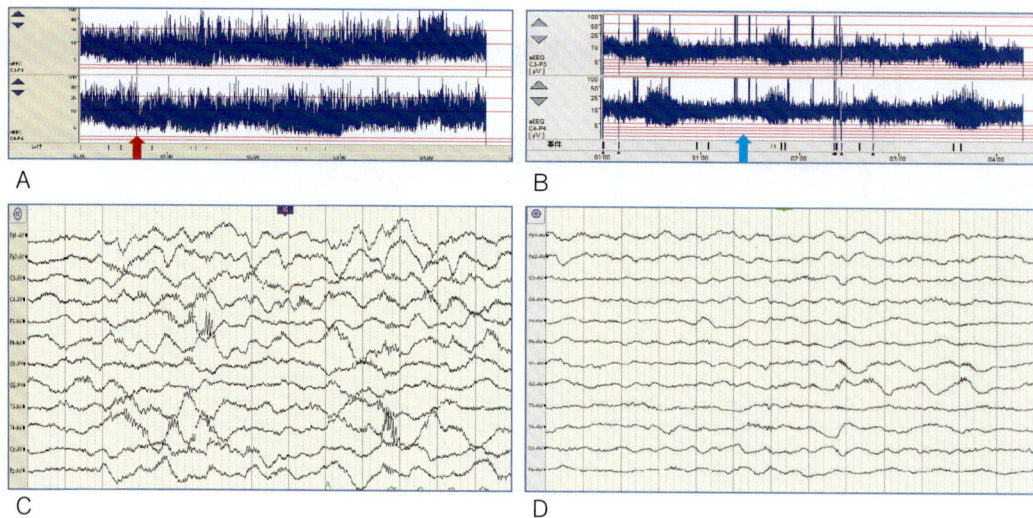

图 5-3-12　脑室旁白质软化(PVL),慢性恢复期,AS 期,脑电发育成熟度延迟与正常对照

DOL 23 天,PMA 35 周$^{+3}$,脑电发育成熟度落后:①睡眠-觉醒周期落后于相应 PMA;②主要优势频率 δ 波相对宽大;③δ 数量相对多且弥漫分布,额区一过性尖波尚未出现。此外,少量多灶性正相尖波、畸形 δ 刷等紊乱波形夹杂于背景活动中。正常对照图:aEEG 示睡眠-觉醒周期宽窄带区分明确,符合 PMA;AS 期 δ 刷数量较前减少,以枕区占优势,可见额区一过性尖波。A. 病例 aEEG;B. 正常对照 aEEG;C. 病例 aEEG 上红色箭头所对应的原始脑电图,AS 期;D. 正常对照 aEEG 上蓝色箭头所对应的原始脑电图,AS 期。

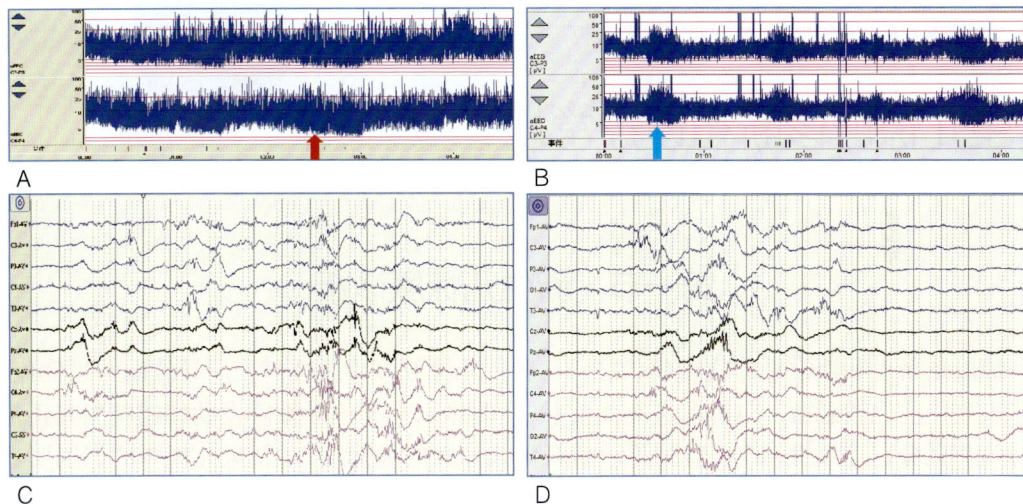

图 5-3-13 脑室旁白质软化(PVL),慢性恢复期,QS 期,脑电发育成熟度延迟与正常对照

DOL 23 天,PMA 35 周$^{+3}$,脑电发育成熟度落后:①睡眠-觉醒周期落后于相应 PMA;②主要优势频率 δ 波相对宽大;③δ 数量相对多且弥漫分布,额区一过性尖波尚未出现;④QS 期暴发段生理 δ 刷相对少,且半球间同步性欠佳。此外,少量多灶性正相尖波、畸形 δ 刷等紊乱波形夹杂于背景活动中。正常对照图:aEEG 示睡眠-觉醒周期宽窄带区分明确,符合 PMA;QS 期 δ 刷数量明显多于 AS 期,且弥漫性分布;QS 期暴发段脑电活动半球间同步性高。A. 病例 aEEG;B. 正常对照 aEEG;C. 病例 aEEG 上红色箭头所对应的原始脑电图,左右平均导联,QS 期;D. 正常对照 aEEG 上蓝色箭头所对应的原始脑电图,左右平均导联,QS 期。

第六章

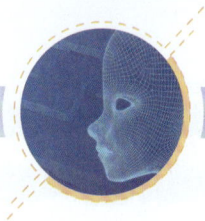

新生儿惊厥诊断和诊疗常规

第一节　新生儿惊厥诊断

惊厥是新生儿期常见的临床症状之一。新生儿惊厥多为急性病变所导致的一过性症状，临床表现往往比较隐匿，不典型，甚至无症状，有时难以与非惊厥性阵发动作或新生儿正常生理行为相区分。连续性 vEEG 监测是诊断新生儿惊厥的金标准，对新生儿惊厥的识别明显优于临床观察。

aEEG 作为原始脑电监测的一种简易直观的表现方式，通过 aEEG 的谱带、上下边界的改变，可以帮助临床医生快速判断是否存在惊厥发作。持续时间较长的惊厥发作往往会导致 aEEG 形成"缺口"样改变，但持续时间较短，或波幅改变不明显的惊厥发作，则很难通过 aEEG 识别出来，必须结合原始 EEG 综合分析。

由于新生儿及早产儿脑发育不成熟，惊厥发作的临床表现和脑电图演变特征与儿童及成人有很大不同。2021 年国际抗癫痫联盟（International League Against Epilepsy，ILAE）发布的新生儿惊厥发作分类指南,取消了仅有临床动作而未经脑电图证实的临床发作这一诊断,提出根据是否伴有临床症状,将新生儿惊厥发作分为电-临床发作和电发作。根据发作期临床表现特点,将电-临床发作分为运动性发作、非运动性发作、序贯性发作和不能分类的发作(图6-1-1,表6-1-3)。任一小时内发作总时长超过50%时,认为存在惊厥持续状态。

癫痫综合征通常有年龄依赖性的表现和一系列特定的共病,具有特征性的临床和脑

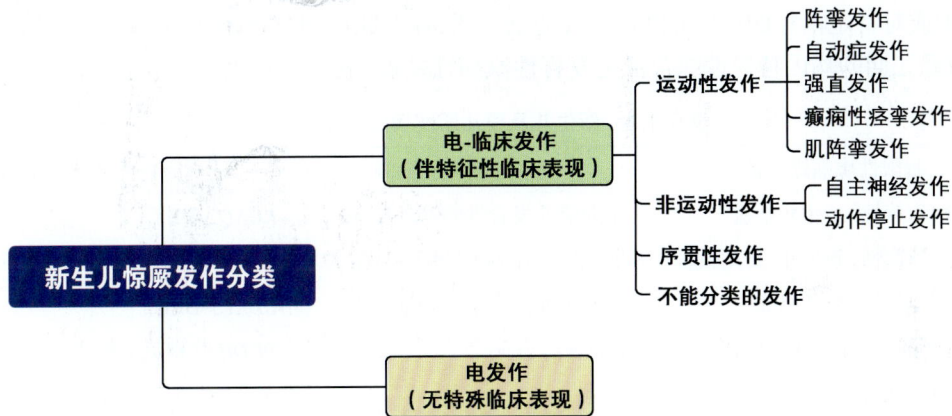

图 6-1-1　ILAE 新生儿惊厥发作分类

电图特点,以及特定的病因学(结构、遗传、代谢、免疫和感染),癫痫综合征的诊断通常具有预后和治疗意义。2022 年 ILAE 更新了新生儿和婴儿期发病的癫痫综合征:自限性癫痫综合征(self-limited epilepsy syndromes)及发育性癫痫性脑病(developmental and epileptic encephalopathies,DEEs)。自限性癫痫综合征可自发缓解,发育性癫痫性脑病则有发育障碍,与独立的癫痫样活动和癫痫性脑病相关。另外,新生儿及婴儿期有些病因特异性综合征,具有特殊的病因,在大多数病例中具有相对一致的明显的临床表型(临床表现、癫痫发作类型、共病、病程和/或对特定治疗的反应),以及一致的脑电图、神经成像和/或遗传相关性。大多数始于新生儿或婴儿期的病因特异性综合征是发育性癫痫性脑病(表 6-1-1,表 6-1-2)。

表 6-1-1 新生儿及婴儿期发病的癫痫综合征

自限性癫痫综合征	发育性癫痫性脑病	病因特异性综合征
自限性(家族性)新生儿癫痫	早期婴儿发育性癫痫性脑病	*KCNQ2*-DEE
自限性(家族性)新生儿-婴儿癫痫	婴儿癫痫伴游走性局灶性发作	*ALDH7A1*-DEE 和 *PNPO*-DEE
自限性(家族性)婴儿癫痫	婴儿癫痫性痉挛综合征	*CDKL5*-DEE
遗传性癫痫伴热性惊厥附加症	Dravet 综合征	*PCDH19* 相关丛集性癫痫
婴儿肌阵挛癫痫		葡萄糖转运因子 1 缺陷综合征
		Sturge-Webert 综合征
		痴笑性发作伴下丘脑错构瘤

表 6-1-2　自限性新生儿癫痫和发育性癫痫性脑病的区别

项目	自限性新生儿癫痫	发育性癫痫性脑病
脑电图背景	可能正常;也可能显示轻微的非特异性异常	暴发-抑制;弥漫性慢波;多灶性放电
发作形式	局灶性阵挛或强直发作,可双侧半球交替发作;序贯性发作,自主神经特征(如呼吸暂停或发绀)	局灶性强直发作、局灶性阵挛发作、肌阵挛发作、癫痫性痉挛发作、序贯性发作
发病年龄	出生后 2~7 天	出生后数天至 3 个月
发作停止	<6 个月,多数 <6 周	几个月至几岁
抗发作药物	对苯巴比妥等一线药物反应良好	对多种抗发作药物耐药
病因	特定基因突变	遗传、代谢或结构
发育情况	正常	中至重度神经发育障碍

aEEG 惊厥发作的判别

- 多数惊厥发作会导致 aEEG 形成上凸或下凹样 "缺口" 改变（图 6-1-2,图 6-1-3）。
- 频繁惊厥发作或惊厥持续状态可导致 aEEG 形成 "锯齿状" 或 "波浪样" 缺口改变（图 6-1-4）。
- 必须经原始 EEG 证实缺口处是否为惊厥发作期脑电图改变,并明确发作类型（图 6-1-5）。

aEEG 判断惊厥的注意事项

- 发作时间 <20 秒的惊厥发作于 aEEG 上不能被识别,容易漏诊。
- 抗惊厥药物的使用会使发作持续时间缩短,波幅降低,从而导致惊厥发作在 aEEG 上表现不明显,阅图时必须结合原始 EEG（图 6-1-6）。
- 心电、哭闹、呼吸机、导联接触不良等伪差也可导致 aEEG 形成 "缺口" 改变,需联合原始 EEG 及同步视频进行鉴别。

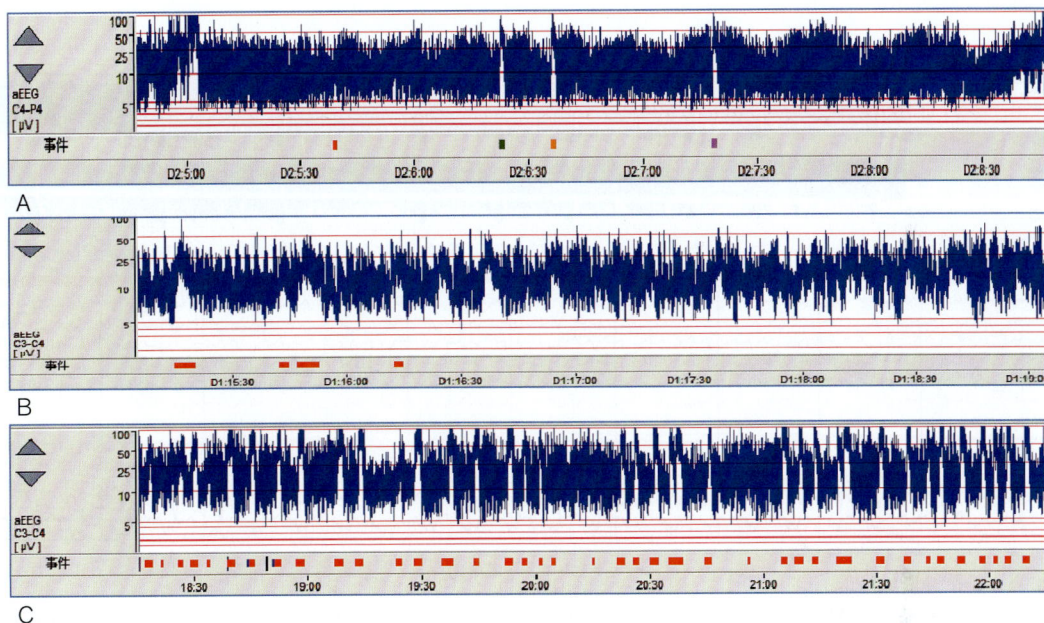

图 6-1-2　aEEG 惊厥发作的识别

A. 单个发作：不同颜色标识数次惊厥发作，"缺口"处存在上，下边界短暂上抬；B. 反复发作：30 分钟内超过 2 次发作，红色打标"缺口"处及其后"缺口"处均为发作；C. 惊厥持续状态：aEEG 呈锯齿样改变，红色打标"缺口"处均为发作。

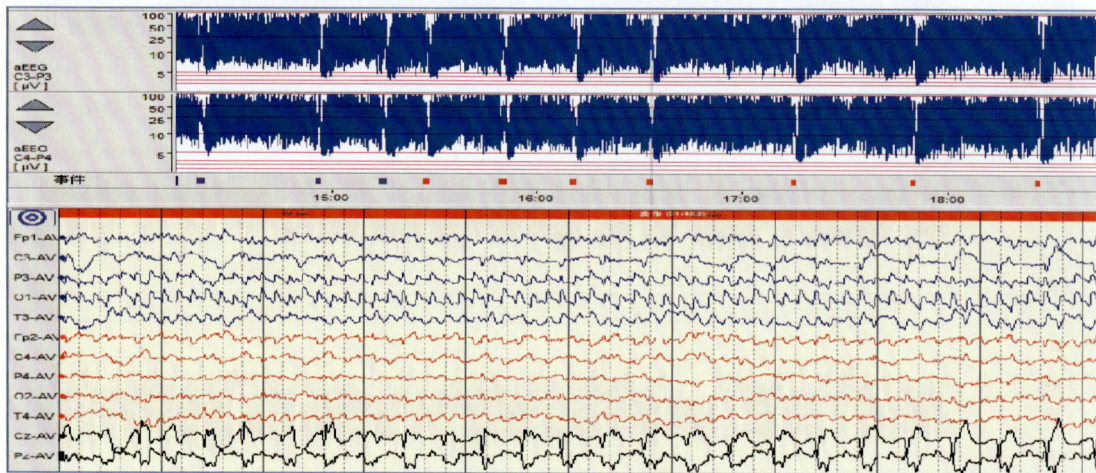

图 6-1-3　aEEG 中下凹样缺口

GA 39 周$^{+4}$,DOL 2 天,PMA 39 周$^{+6}$,出生 12 小时后出现频繁惊厥发作。aEEG 中显示下凹样缺口,同期 EEG 出现明显电演变,多为不对称强直发作。因此,aEEG 趋势上下凹样缺口亦可能为电-临床发作或电发作。

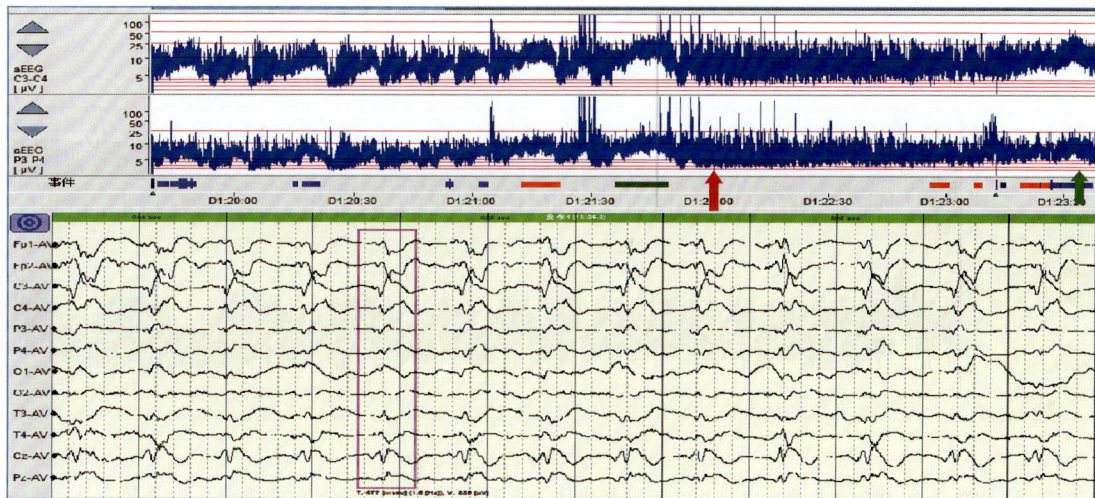

图 6-1-4　aEEG 显示电发作持续状态

GA 37 周$^{+3}$,DOL 1 天,PMA 37 周$^{+4}$,出生 5 小时出现惊厥发作。红色箭头之前 aEEG 出现连续宽大圆钝形缺口,呈波浪样改变,此时 EEG 为发作期改变。因前一次发作尚未完全结束,后一次发作已启动,故 aEEG 上呈现出波浪样改变,但同期患儿无明显发作期临床表现,判断为电发作持续状态。红色箭头处为给予苯巴比妥一次,电-临床发作及电发作暂时控制。用药约 1.5 小时后再次出现发作(绿色箭头处)。

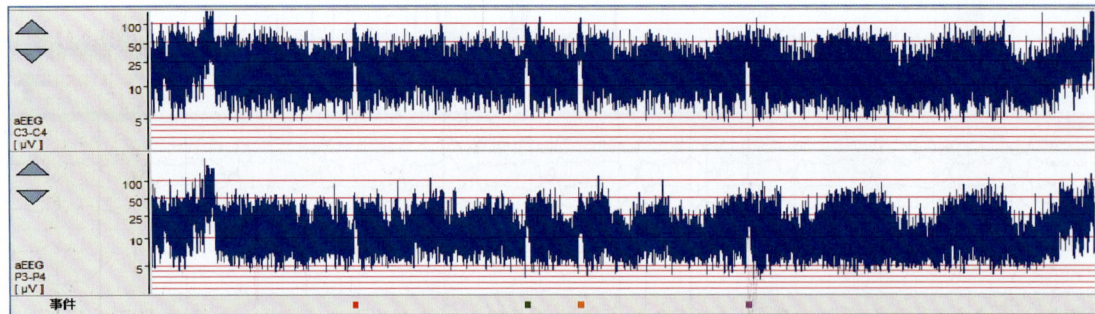

图 6-1-5　惊厥发作不同类型

GA 38 周,DOL 2 天,PMA 38 周$^{+2}$,出生后 2 天抽搐发作。记录期间出现 4 次电-临床发作(aEEG 缺口处),原始 EEG 显示这 4 次发作起源于不同部位,涉及不同脑区,持续时间不同,发作表现不同。因此,在 aEEG 上不能判断发作起源及发作类型,必须结合原始 EEG 及发作期同步视频、肌电、心电监测综合分析。

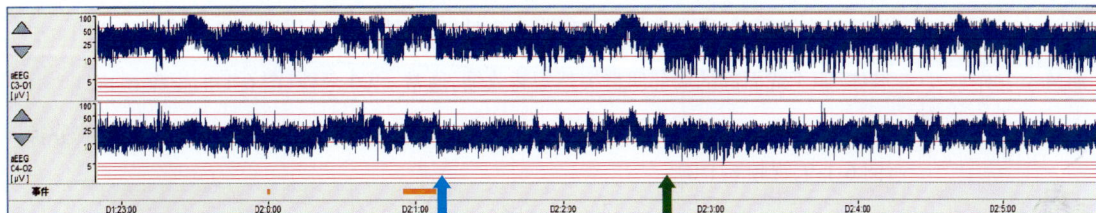

图 6-1-6　应用抗惊厥药物后发作停止,睡眠-觉醒周期变化与药物作用相关

GA 39 周$^{+3}$,DOL 1 天,PMA 39 周$^{+4}$,低血糖。记录开始的 2 个小时内出现多次电-临床发作(aEEG 缺口处),给予苯巴比妥一次(蓝色箭头处)之后发作停止近 1 小时。之后短暂电-临床发作或电发作再次出现,给予咪达唑仑持续泵入(绿色箭头处)后,电-临床发作或电发作持续时间缩短,波幅变化减小,aEEG 上表现为细小的梳齿样改变。

表 6-1-3　新生儿惊厥发作的分类及临床表现

分类	表现
阵挛发作	肢体、面部或躯干特定肌群不自主地节律性收缩,阵挛运动通常重复频率较慢,尤其在涉及较大肌群时,通常有收缩与舒张两个时相,每秒 2~3 次(图 6-1-7,视频 6-1-1)
肌阵挛发作	肢体、躯干或面部的局部肌群突然短暂收缩,通常 <100 毫秒(图 6-1-8,视频 6-1-2)
强直发作	躯干或四肢肌肉持续性收缩呈固定姿势,双侧姿势对称/不对称,持续数秒到数分钟(图 6-1-9,视频 6-1-3)
癫痫性痉挛发作	躯干和肢体近端突然屈曲或伸展,或不对称性屈伸混合运动,一次发作持续短暂,可孤立或成串出现(图 6-1-10,视频 6-1-4)
自动症发作	可以表现为眼部运动(阵发性斜视、眼球震颤、突然凝视、眨眼等);口-颊-舌运动(咀嚼、吸吮、咂嘴,常伴突然流涎增多、吐舌等);肢体运动(踏步样、骑车样、拳击样、划船样或游泳样运动)或复杂性动作(图 6-1-11,视频 6-1-5)
自主神经性发作	心率增快/减慢,呼吸幅度/节律的改变,呼吸暂停,血压增高,阵发性面红或苍白等
动作停止发作	正在发生的动作或行为突然停止,肌张力可下降,甚至呼吸暂停
序贯性发作	两种以上发作期临床表现依次发生
不能分类的发作	发作期临床表现不典型,无法归入某一发作分类中,必须经 vEEG 证实才可诊断

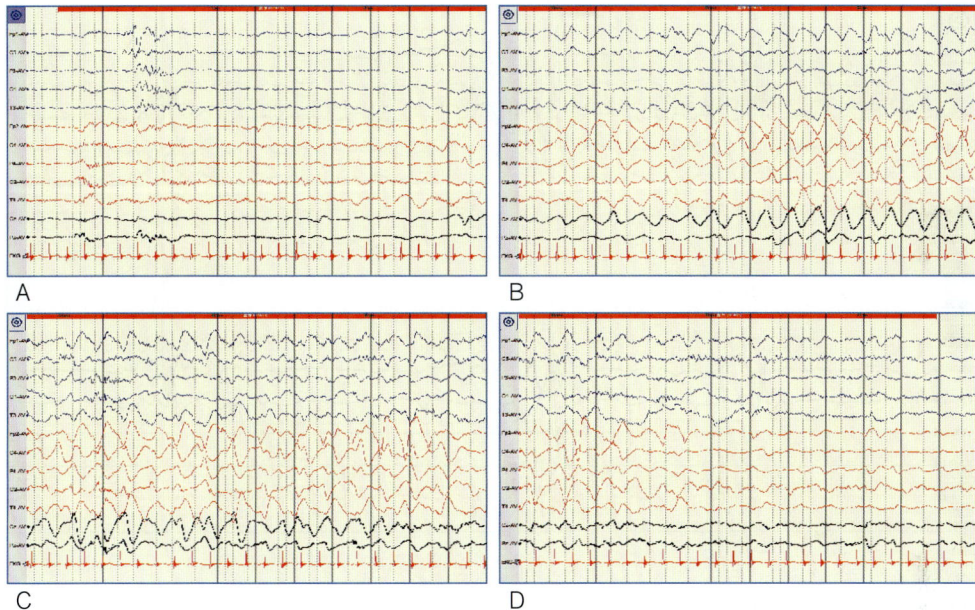

图 6-1-7　阵挛发作

GA 36 周$^{+6}$，DOL 3 天，PMA 37 周$^{+2}$。A~D. EEG 右侧中央、颞区尖形慢波节律起始→右额、中央、顶、颞区及中央中线区尖形 δ 波节律性发放→波幅减低→恢复背景。同期患儿左侧肢体节律抖动（左右平均导联显示）。

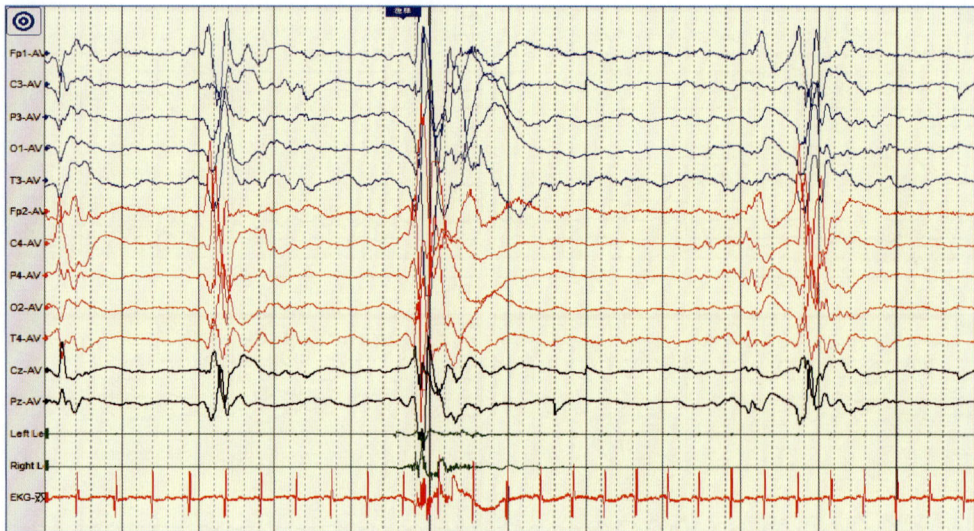

图 6-1-8 肌阵挛发作

GA 39 周,DOL2 天,PMA 39 周$^{+2}$,背景为暴发-抑制图形,睡眠中四肢突然剧烈抖动一下,EEG 为双半球广泛性极高波幅不规则尖波、慢波暴发 0.5 秒左右,同时伴肌电短暂暴发。

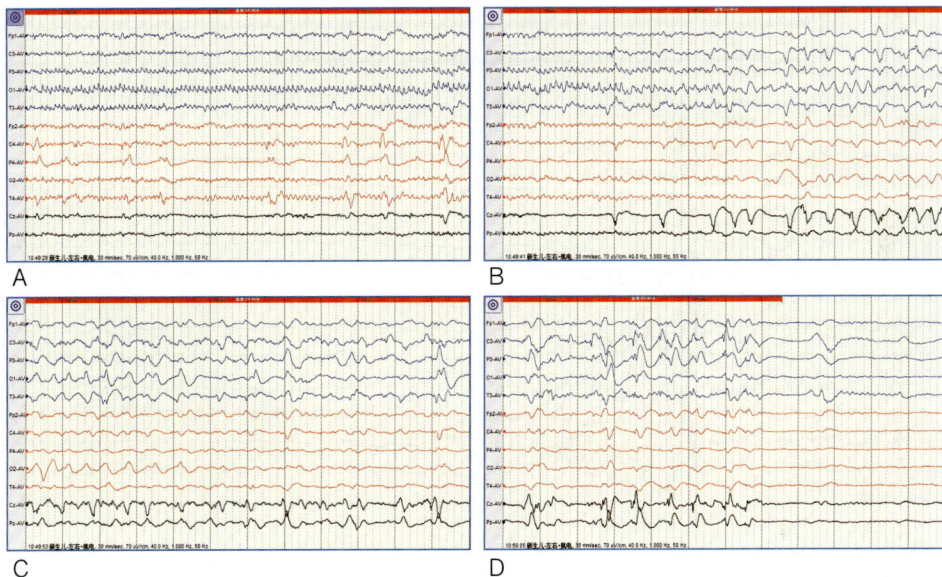

图 6-1-9　不对称强直发作

GA 34 周$^{+4}$,DOL20 天,PMA 37 周$^{+3}$,生后第 8 天开始抽搐。A. EEG 示左侧半球 15~20Hz 低波幅快波节律发放,右侧中央、顶区双相尖波类周期性发放。同期患儿左下肢屈曲上抬,左上肢僵直上举,身体向左侧屈曲偏转。B、C. 左侧半球快波演变为正相或双相光波连续发放,同时右侧半球低波幅慢波非节律性活动。D. 发作突然停止,双半球电压抑制数秒。

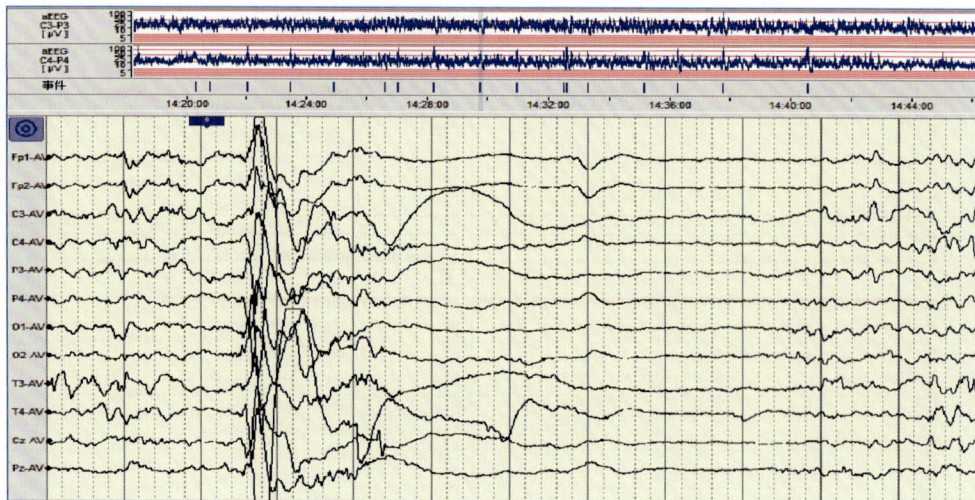

图 6-1-10　癫痫性痉挛发作

GA 39 周$^{+4}$,DOL 3 天,PMA 40 周,出生后 36 小时出现抽搐。患儿表现为肢体剧烈抖动一下,拥抱状,间隔 20 余秒反复发作,动作刻板单一。发作期 EEG 为极高波幅不规则尖波或慢波暴发 1~2 秒,之后电压抑制数秒。aEEG 标记处均为一次癫痫性痉挛发作(aEEG 纸速 30 分钟/屏)。

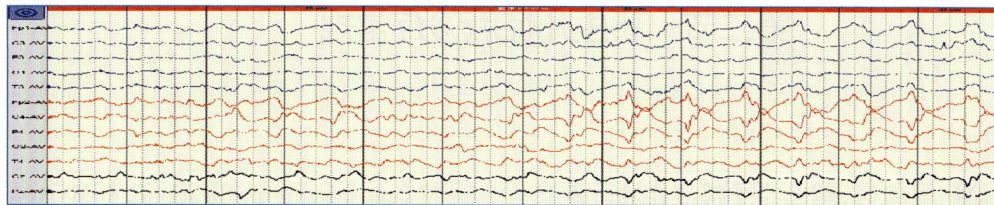

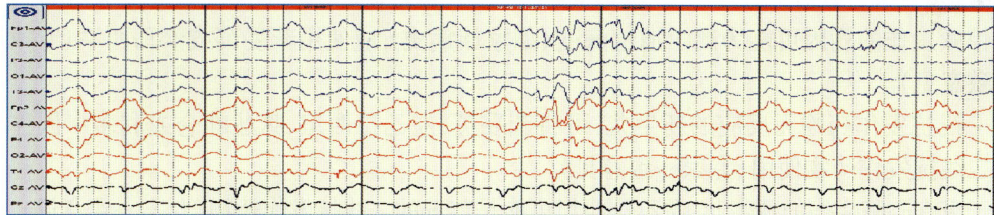

图 6-1-11　自动症发作

GA40 周, DOL3 天, PMA 40 周$^{+3}$。A、B. EEG 示右中央区低波幅正相尖波节律性发放→波幅渐高, 逐渐波及右额、顶区, 呈不规则尖波节律性发放。同期患儿咂嘴、吐舌、吸吮样动作, 发作后期伴左上肢轻微节律性抖动。

第二节　新生儿惊厥诊疗常规

一、新生儿惊厥发作治疗指南和建议

- 无论病因如何,苯巴比妥都应作为一线抗发作药物(anti-seizure medications,ASMs)(循证推荐,专家一致意见)。
- 若惊厥发作的病因可能为离子通道病变(如家族病史),应使用苯妥英或卡马西平(专家一致意见)。
- 对一线抗发作药物无反应的新生儿,可将苯妥英、左乙拉西坦、咪达唑仑或利多卡因作为二线抗发作药物使用(专家一致意见)。
- 对于患有心脏疾病的新生儿,左乙拉西坦可能是首选的二线抗发作药物(专家一致意见)。
- 急性诱发性惊厥发作停止后,如果没有新生儿癫痫的证据,无论磁共振成像或脑电图结果如何,都应在出院前停用抗发作药物(专家一致意见)。
- 亚低温治疗可减轻缺氧缺血性脑病新生儿的惊厥发作负荷(循证推荐)。
- 治疗新生儿惊厥发作(包括电发作)以降低发作负荷,可能与改善预后有关(专家一致意见)。
- 对于具有维生素 B_6 依赖性癫痫临床特征且对二线抗发作药物无反应的新生儿,可尝试使用吡哆醇(专家共识)。
- 每个新生儿科室都应制订新生儿惊厥发作的标准化临床管理路径,并告知家长/监护人惊厥发作的诊断和初始诊疗方案。

二、抗惊厥治疗的注意事项

- 惊厥高危儿或疑似惊厥发作的患儿应进行 vEEG 监测,明确是否存在惊厥发作,基于 vEEG 监测开展抗惊厥治疗,aEEG 可作为新生儿惊厥的筛查工具。

- 单次临床惊厥发作超过 3 分钟,短暂的连续发作,或每小时发作≥3 次,以及所有惊厥发作负荷超过 30 秒的电发作均应给予抗惊厥药物治疗。

- 首次给予的抗发作药物剂量要足够,以终止惊厥和/或血药浓度达到较好的治疗效果和/或最大耐受剂量,之后给予其他药物,并逐渐调整剂量至起效。应基于脑电图监测评估抗惊厥药物疗效和合理用药(图 6-2-1)。

- 应在病因治疗的同时完全控制所有电-临床发作和电发作,不能完全控制的惊厥发作应尽可能降低惊厥发作负荷。

- 对于神经学检查正常和/或脑电图正常的新生儿,如果惊厥发作停止超过 72 小时,应考虑停止使用抗发作药物。如果惊厥复发,重新启动抗惊厥治疗。

- 采用标准治疗不能完全控制惊厥发作时,须权衡不良反应的风险与惊厥完全控制的潜在获益。惊厥的病因是制订治疗决策的主要参考因素(表 6-2-1,表 6-2-2)。

- 新生儿是否需要长期抗惊厥治疗,目前尚无明确的标准和指南。停用抗发作药物要遵循个体化的原则,应根据惊厥的病因、首次惊厥控制的难度及远期预后来制订决策。

对于疑似惊厥发作的婴儿应进行以下观察与监控：
- 惊厥发作活动
- 温度、心率、呼吸频率、血压、血氧饱和度

治疗心肺功能不全

评估：
- 回顾病史（母亲及围生期病史、家族史）
- 体格检查
- 神经系统检查
- 调查潜在原因：可参考流程图

管理：
- 治疗潜在原因
- 惊厥发作满足以下条件之一开始抗惊厥治疗：
  ○ 惊厥发作持续时间 >3 分钟
  ○ 惊厥发作 2 次以上
  ○ 脑电图监测确诊惊厥发作
- 与家属沟通
- 向新生儿医生商讨治疗方案

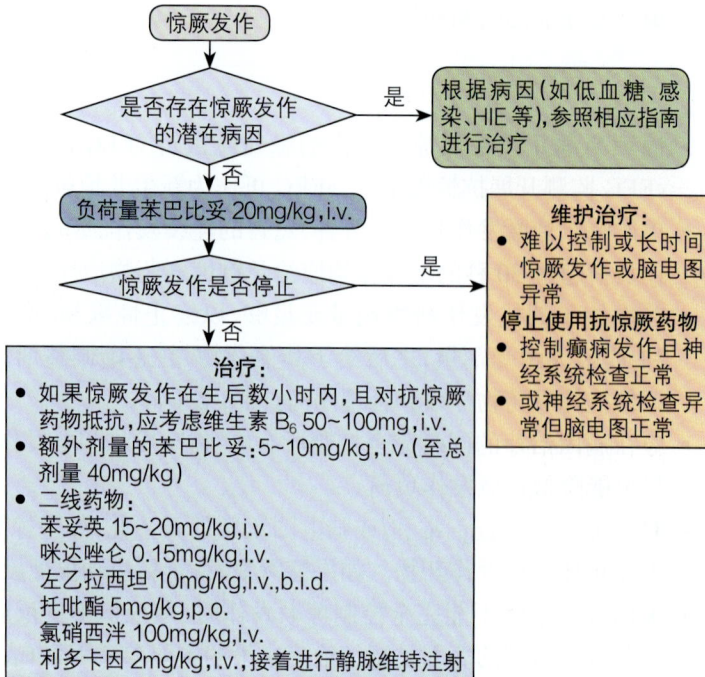

惊厥发作

↓

是否存在惊厥发作的潜在病因 ——是→ 根据病因（如低血糖、感染、HIE 等），参照相应指南进行治疗

↓否

负荷量苯巴比妥 20mg/kg, i.v.

↓

惊厥发作是否停止 ——是→ **维护治疗：**
- 难以控制或长时间惊厥发作或脑电图异常

停止使用抗惊厥药物
- 控制癫痫发作且神经系统检查正常
- 或神经系统检查异常但脑电图正常

↓否

治疗：
- 如果惊厥发作在生后数小时内，且对抗惊厥药物抵抗，应考虑维生素 B_6 50~100mg, i.v.
- 额外剂量的苯巴比妥：5~10mg/kg, i.v.（至总剂量 40mg/kg）
- 二线药物：
  苯妥英 15~20mg/kg, i.v.
  咪达唑仑 0.15mg/kg, i.v.
  左乙拉西坦 10mg/kg, i.v., b.i.d.
  托吡酯 5mg/kg, p.o.
  氯硝西泮 100mg/kg, i.v.
  利多卡因 2mg/kg, i.v., 接着进行静脉维持注射

图 6-2-1　新生儿惊厥治疗流程图

表6-2-1   新生儿惊厥发作病因诊断(常见体征)

体格检查	临床表现	相关病因
头围检查	大头畸形	脑积水或半巨脑畸形
	小头畸形	先天性中枢神经系统感染(尤其是 TORCH 感染、寨卡病毒)或先天性中枢神经系统病变
皮肤检查	水疱病变	单纯疱疹病毒感染
	皮疹和水疱病变	色素失禁症
	前额/眼睑的波特酒渍	Sturge-Weber 综合征,并评估青光眼
	沿神经节段分布或呈螺旋状分布的痣或色斑	发育性脑发育不全
	"蓝莓松饼"样皮肤改变	先天性风疹感染(或其他 TORCH 感染)
	色素脱失斑、鲨鱼皮样斑	结节性硬化
	表皮发育不全(局部缺乏头发和皮肤)	发育性脑发育不全

续表

体格检查	临床表现	相关病因
眼科检查	视神经发育不全	脑发育不全(如视光发育不良)
	脉络膜视网膜炎	先天性中枢神经系统感染
	视网膜色素沉着异常	神经元类脂褐藻病
	先天性白内障	先天性中枢神经系统感染(尤其是 TORCH 感染)或代谢性疾病
面部畸形	骨质疏松症,唇裂/上腭裂(中面部异常)	脑发育不全(如全脑性前脑畸形)
	多种先天性异常	染色体异常(三体综合征,部分缺失/重复)
精神状态	烦躁不安	新生儿脑病(如 HIE)
	嗜睡,反应迟钝	新生儿脑病(如 HIE);严重的全身性疾病和/或感染(如脑膜脑炎)

表 6-2-2　新生儿惊厥发作病因诊断（相关检查）

评价	一线检查	二线检查
临床	完整的病史,一般体格检查和神经专科检查	眼科检查,吡哆醇/PLP 治疗试验
血液	葡萄糖、钠、钙、镁、氨、乳酸、丙酮酸、氨基酸;动脉血气、pH 值、乳酸、丙酮酸;TORCH 检查,血培养、肝功能检查	肉碱,酰基肉碱,碳水化合物不足的转铁蛋白,生物素酶的活性
尿液	尿液培养,毒理学筛查	还原物质,亚硫酸盐,有机酸,胍基乙酸盐,肌酸,α-AASA
脑脊液	脑脊液常规,生化,HSVI/II PCR,革兰氏染色和脑脊液培养	乳酸盐,氨基酸,神经递质
神经影像学	MRI,MRA 血管造影,静脉造影,颅骨超声	磁共振波谱
基因检测	全基因组测序,全外显子组测序,基因靶向组合分析等	

第七章

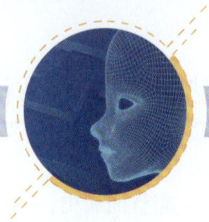

新生儿缺氧缺血性脑病临床诊断、磁共振成像分度及脑电背景分度

第一节 新生儿缺氧缺血性脑病临床诊断与分度

新生儿缺氧缺血性脑病(HIE)是指在围产期窒息而导致脑的缺氧缺血性损害,临床出现一系列中枢神经系统损伤的表现。目前国内外定义主要指急性产时缺氧缺血所致的脑损伤,通常胎龄≥35周,根据患儿意识状态、肌肉张力、原始反射等功能障碍综合表现,进行临床分度/分期(表7-1-1)。

新生儿缺氧缺血性脑病临床诊断（综合国内外标准）：

1. 存在胎儿宫内窘迫（胎心 <100 次/min，持续 5 分钟以上，和/或羊水Ⅲ度污染）及窒息病史。

① 产时急性缺氧缺血的不良事件，如脐带脱垂、胎盘早剥、子宫破裂、羊水栓塞等；

② Apgar 评分 1 分钟≤3 分，并延续至 5 分钟时仍≤5 分；

③ 脐血/生后 1 小时内血气 pH 值 <7.0~7.15，BE>−16~−14mmol/L。

2. 存在窒息复苏史（正压通气、气管插管、心肺复苏、肾上腺素应用）。

3. 早期出现神经系统症状（意识状态、原始反射、肌肉张力改变，惊厥发作，甚至发生呼吸节律改变、瞳孔改变、对光反应迟钝或消失等脑干症状）。

4. 磁共振成像（magnetic resonance imaging，MRI）/磁共振波谱（magnetic resonance spectroscopy，MRS）提示急性损伤改变。

5. 除外其他病因所致新生儿脑病，如低血糖、脑结构异常、遗传代谢性脑病、围产期非急性缺氧缺血性所致动脉缺血性卒中等。

表 7-1-1 HIE 临床分度/分期

项目	正常 0 分	Ⅰ期(轻度)1 分	Ⅱ期(中度)2 分	Ⅲ期(重度)3 分
意识状态	警觉(外部刺激)	激惹(轻微刺激)	嗜睡	反应迟钝/昏迷
自发活动	正常	正常或减少	减少	没有
姿势	安静以屈曲为主	远端关节轻度屈曲	远端屈曲消失	去大脑僵直状态
肌肉张力	四肢屈肌主导	正常或轻度增高	a. 张力减低(局部/整体) b. 张力显著增强	a. 松软 b. 强直
原始反射				
吸吮	强,易引出	弱,不完全	不完全,只有咬合	没有
拥抱	完全	不完全,活跃	不完全	没有
自主神经功能				
瞳孔	反应正常	扩大	缩小	光反不定或应消失
心率	100~160 次/min	增快	减慢	快慢不定
呼吸	规则	过度通气	周期性呼吸	暂停或需辅助通气

第二节　新生儿缺氧缺血性脑病磁共振诊断与严重程度评分方法

　　MRI/MRS 对于 HIE 诊断与鉴别诊断具有重要意义,对预后判定同样具有重要参考价值,目前被认为是 HIE 脑损伤首选的影像评价方法,损伤分类的金标准。既往的 MRI 损伤分类基于 MRI 的 T_1 加权和 T_2 加权(T_1WI/T_2WI)序列,目前诊断更依赖早期弥散加权序列(diffusion weighted imaging,DWI)。检查时间选择:早期检查多在低温治疗后,即生后 4~5 天(主要关注 DWI);晚期选择生后 7~14 天(主要关注 T_1WI 和 T_2WI)。无论哪个时间 MRI 检查对诊断及预后判定都有重要意义(表 7-2-1)。

　　HIE 损伤类型和程度与脑发育成熟度、缺氧缺血的病因、缺氧缺血的严重程度及缺氧缺血发生的方式(急性完全性缺氧缺血、部分性间歇性反复缺氧缺血)有密切关系。损伤类型表现多样,主要与缺氧缺血所致脑灌注改变的严重程度相关。不是所有的 HIE 都有明确的 MRI 所见,严重的 HIE 的 MRI 表现有以下四种类型:

　　(1) 基底节+内囊后肢+丘脑+脑干(basal ganglia+posterior limb of internal capsule+thalamus+brainstem,BGT+PLIC+BS)(图 7-2-1~ 图 7-2-6)。

　　(2) 以分水岭区受累为主的损伤(主要表现不同区域皮层、白质受累)常与间歇性部分性缺血有关(有时把单纯深部脑室周围白质也归于此类,本书另分一类)(图 7-2-7~ 图 7-2-9)。

　　(3) 以深部白质受累为主的损伤(Barkovich 分类归于分水岭损伤)常与反复间断性缺氧缺血有关,病史中常有宫内窘迫、羊水浑浊、低血糖或感染与炎症反应表现,类似于早产儿白质损伤,易见于晚期早产儿和早期足月儿轻中度 HIE(图 7-2-10)。

　　(4) 全脑型损伤(基底节-丘脑+分水岭损伤)是 HIE 的 MRI 表现中最严重的一种损伤类型,与持续性完全性的缺氧缺血密切相关,急性期全脑水肿、肿胀,慢性期广泛性脑软化、萎缩,预后极差(图 7-2-11)。

表 7-2-1　HIE 的 MRI 诊断评分(改良 Barkovich)

部位	分度	评分标准	评分
分水岭区	正常		0
	轻度	单个或局灶性白质损伤	1
		前或后部白质损伤(包括脑室周围白质损伤)	2
	中度	前或后部分水岭区皮质及白质损伤	3
	重度	前后分水岭区信号异常(包括灰白质分界不清)	4
		更广泛异常(包括灰白质不能分辨)	5

续表

部位	分度	评分标准	评分
基底节/丘脑	正常		0
	轻度	局灶、轻度信号异常,通常在丘脑腹外侧核和/或壳核后部	1
	中度	丘脑、豆状核信号异常	2
		丘脑、豆状核、罗兰氏区信号异常	3
	重度	更广泛受累	4
内囊后肢	正常		0
	模糊的	信号强度减弱或不对称	1
	异常	T_1WI 和/或 T_2WI 上信号缺失,反转或异常	2
脑干/间脑	正常		0
	中度	失去解剖细节,前后脑桥区分明显,局部信号异常,轻度不对称	1
	重度	广泛信号异常,非正常髓鞘化,信号显著不对称,萎缩	2

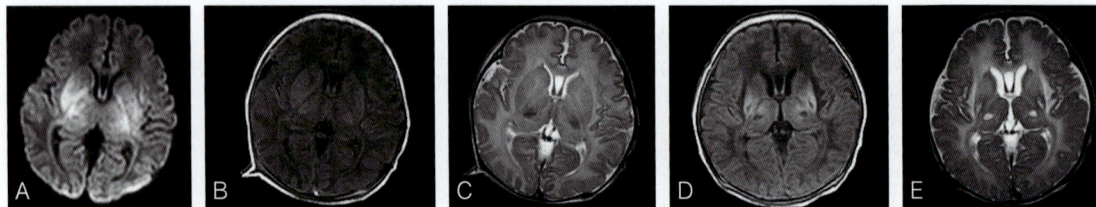

图 7-2-1 基底节+内囊后肢+丘脑+脑干

子宫破裂急性缺氧缺血致 HIE。A～C. DOL 4 天,急性缺氧缺血改变,DWI 提示对称性局灶性基底节-丘脑高信号,T_1WI 呈现高信号,T_2WI 呈现低信号;D. DOL 25 天,慢性期损伤改变,局部软化灶,正常 PLIC 信号消失,T_1WI 基底节-丘脑局灶性高信号,局部低信号;E. DOL 25 天,T_2WI 低混合信号,局部高信号(A. DWI;B、D. T_1WI;C、E. T_2WI)。

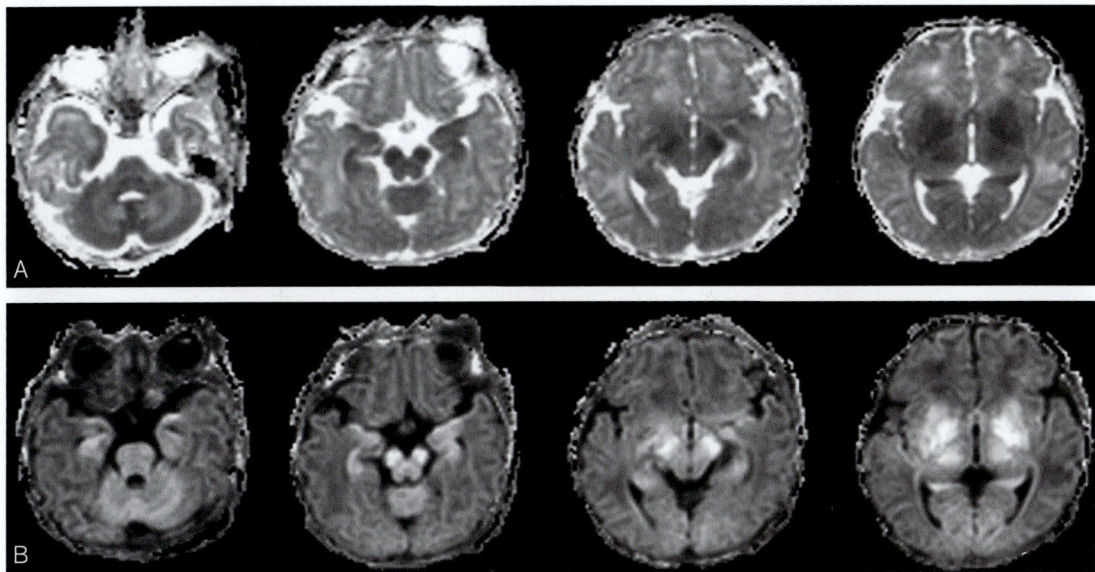

图 7-2-2　基底节+内囊后肢+丘脑+脑干

重度 HIE,DOL 72 小时。DWI 及 ADC 图均可见基底节-丘脑、脑干、间脑及大脑脚广泛的水分子移动受限,分别表现为 DWI 高信号和 ADC 图低信号(A. ADC 图;B. DWI)。

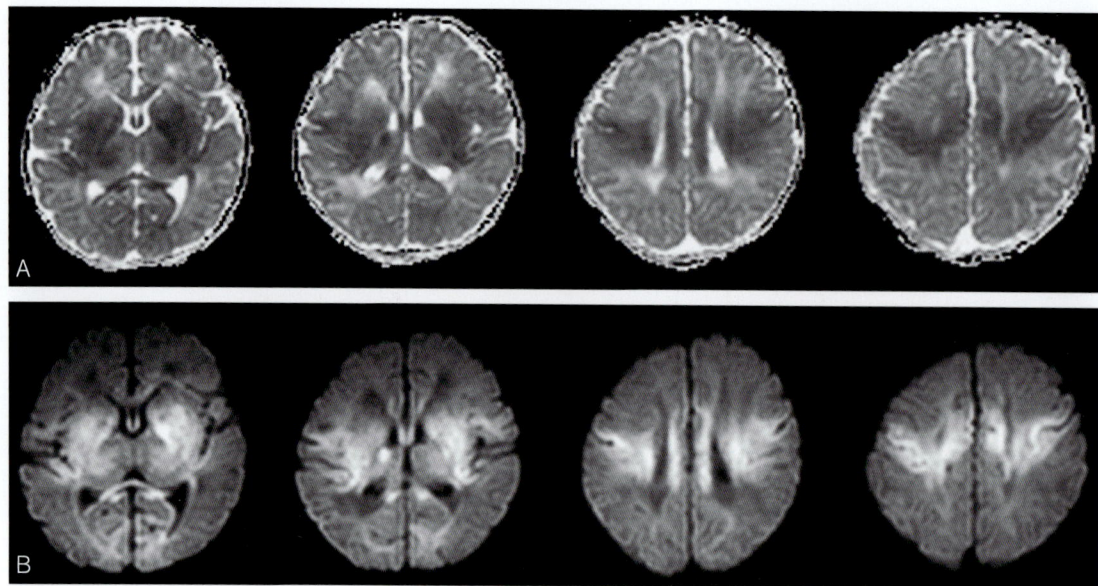

图 7-2-3 基底节+内囊后肢+丘脑+脑干

（与图 7-2-2 同一患儿）重度 HIE,DOL 72 小时。DWI 及 ADC 图均可见基底节-丘脑、Rolandic 区广泛的水分子移动受限,分别表现为 DWI 高信号和 ADC 图低信号(A. ADC 图;B. DWI)。

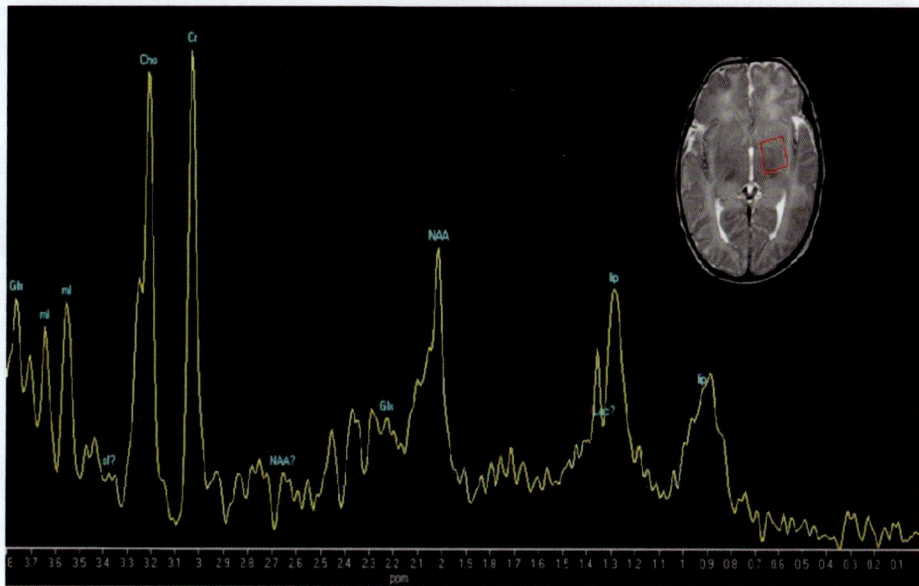

图 7-2-4　基底节+内囊后肢+丘脑+脑干

（与图 7-2-2 同一患儿）重度 HIE,DOL 72 小时。^{1}HMRS-BGT 提示 1.33ppm Lac（乳酸峰）显著增高,2.0ppm NAA（N-乙酰门冬氨酸）显著降低,提示细胞代谢障碍,神经元严重损伤。

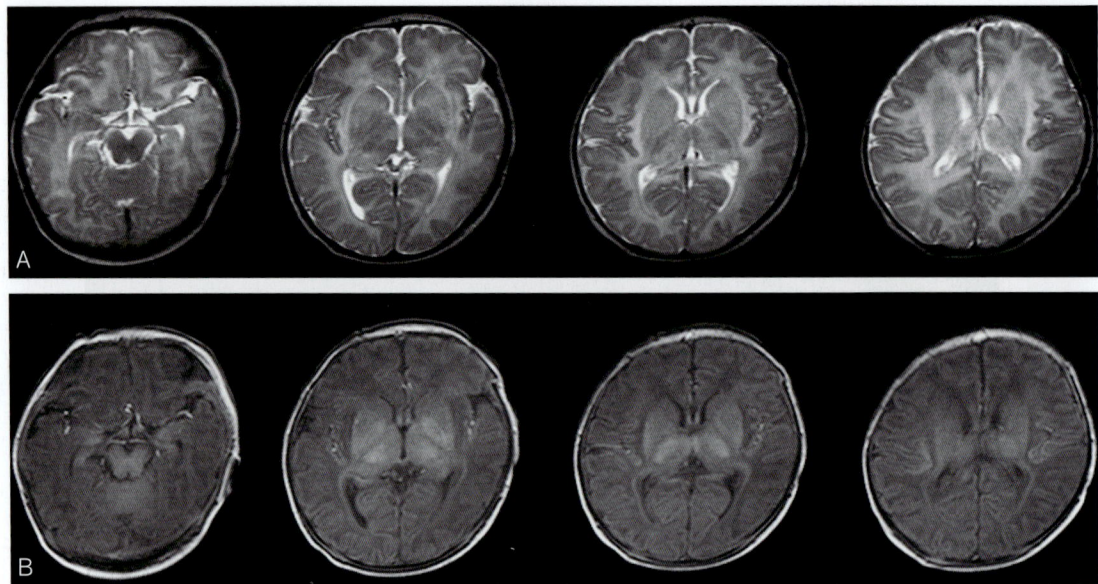

图 7-2-5　基底节+ 内囊后肢+丘脑+脑干

（与图 7-2-2 同一患儿）重度 HIE，DOL 14 天。晚期 MRI 改变：T_2WI 可见间脑、基底节-丘脑高低混合信号，基底节信号以相对高信号为主，丘脑为低信号，Rolandic 区为低信号；T_1WI 上述信号改变相反，PLIC 正常信号完全消失（A. T_2WI；B. T_1WI）。

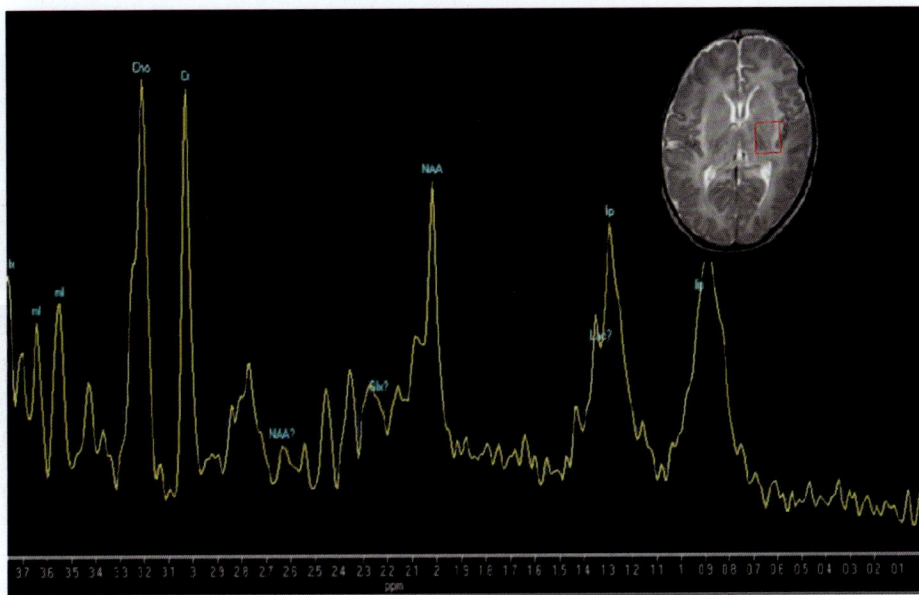

图 7-2-6　基底节+ 内囊后肢+丘脑+脑干

(与图 7-2-2 同一患儿)重度 HIE,DOL 14 天。^{1}HMRS-BGT 提示 1.33ppm Lac(乳酸峰)显著增高,明显高于 72 小时,2.0ppm NAA(N-乙酰门冬氨酸)显著降低,提示细胞代谢障碍,神经元严重损伤,预后不良。

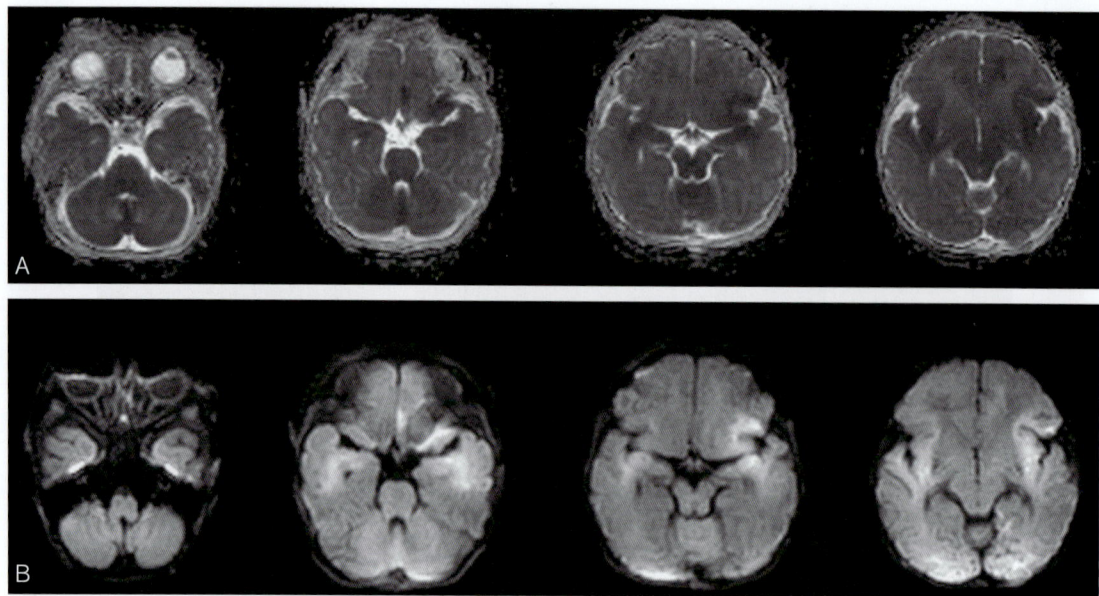

图 7-2-7　分水岭区损伤为主

中度 HIE,DOL 3 天。DWI 及 ADC 图均可见多个脑区细胞毒性水肿,双侧颞叶、枕叶、额叶、外侧裂皮层分别表现为 DWI 高信号和 ADC 图低信号(A. ADC 图;B. DWI)。

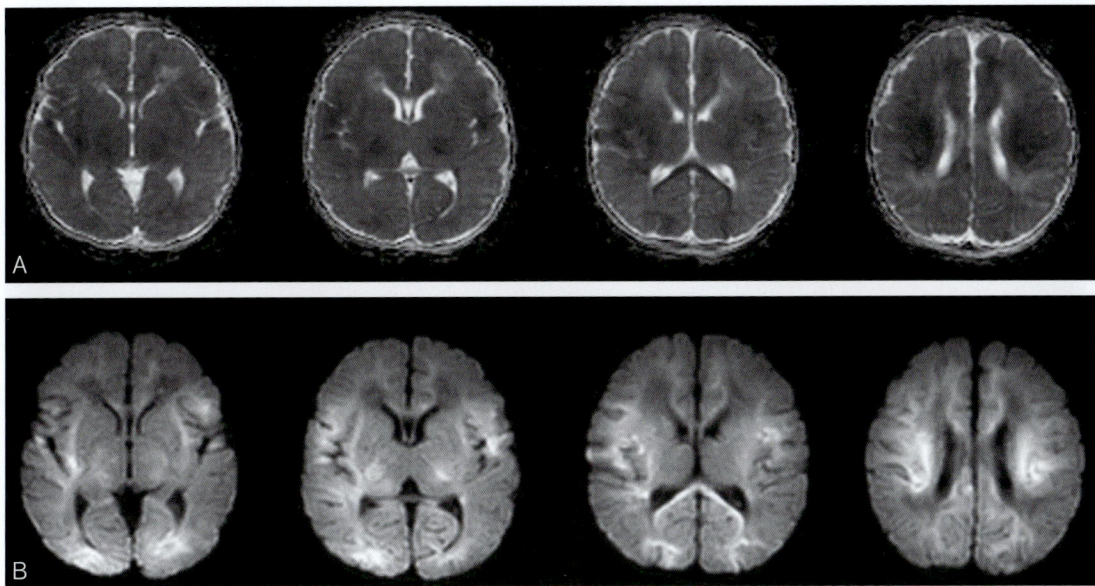

图 7-2-8　分水岭区损伤为主

(与图 7-2-7 同一患儿) 中度 HIE,DOL 3 天。DWI 及 ADC 图显示多个脑区细胞毒性水肿表现:顶枕叶、额叶、外侧裂、半卵圆中心皮层或白质、双侧丘脑分别表现为 DWI 高信号和 ADC 图低信号 (A. ADC 图;B. DWI)。

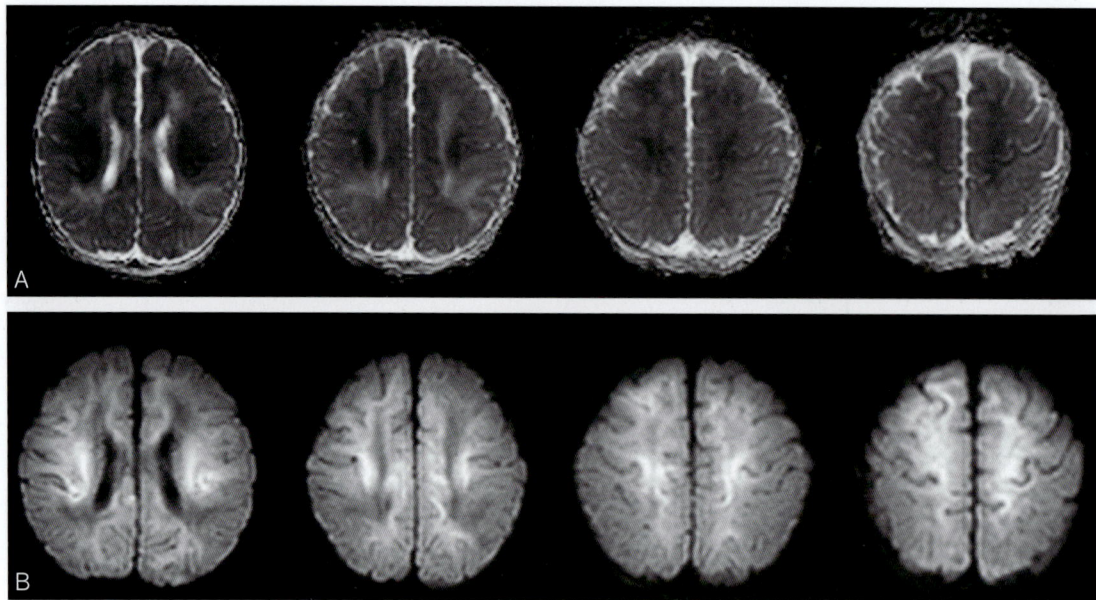

图 7-2-9 分水岭区损伤为主

（与图 7-2-7 同一患儿）中度 HIE，DOL 3 天。DWI 及 ADC 图显示多个脑区细胞毒性水肿：额叶、矢状旁区、半卵圆中心皮层或白质分别表现为 DWI 高信号和 ADC 图低信号（A. ADC 图；B. DWI）。

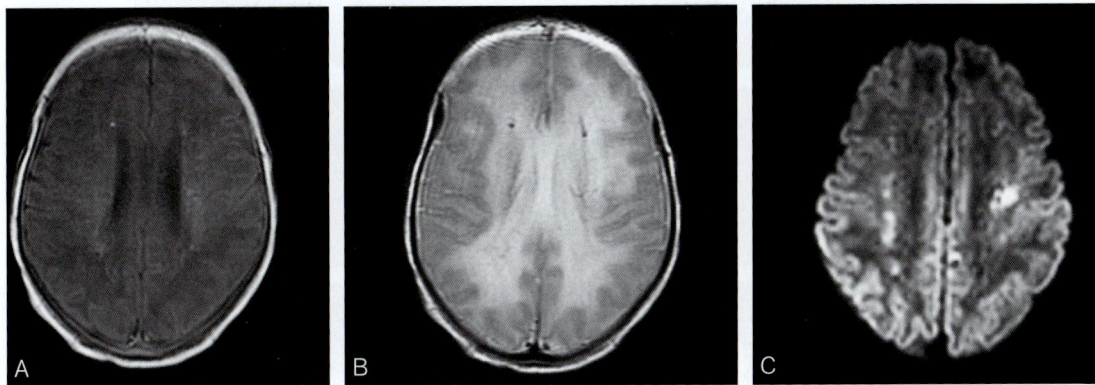

图 7-2-10　深部白质损伤为主

中度 HIE，DOL 4 天。A. T_1WI 显示深部脑室旁白质点状高信号；B. T_2WI 为低信号；C. DWI 为高信号。

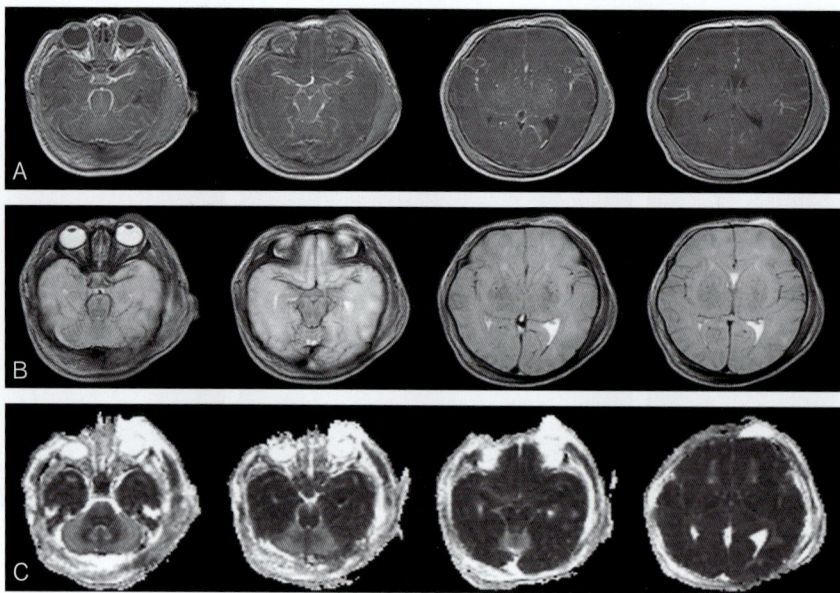

图 7-2-11 全脑型损伤（基底节-丘脑+分水岭损伤）

重度 HIE，完全性缺氧缺血复苏后，DOL 5 天。MRI 可见各序列全脑灰白质不能分辨、脑水肿、脑肿胀。ADC 图提示严重水移动受限，大脑广泛低信号，小脑、脑干结构也明显受累（A. T_1WI；B. T_2WI；C. ADC 图）。

第三节　新生儿缺氧缺血性脑病脑电背景分度

　　EEG 是目前最直接、最客观反映脑功能的检查方法,具有无创、灵敏度高、客观反映患儿病情的优势,对 HIE 早期诊断、预后评估具有一定的敏感性和特异性。

　　aEEG 可用于辅助快速诊断出生后 6 小时内 HIE 的严重程度。窒息新生儿出生后 6 小时内 aEEG 背景活动异常可作为开始亚低温治疗的准入标准。建议在新生儿 HIE 亚低温治疗和复温期间进行连续脑功能监测,或者每天监测一次,每次至少 2 小时,重点关注 EEG 背景活动及其动态变化趋势,以评价脑功能状态和疾病转归。

　　目前关于 HIE 脑电图的分度大多数是根据背景活动进行分度,且暂无统一分度标准(表 7-3-1~表 7-3-3)。本书采用 Murray 的分度标准进行 HIE 脑电背景活动严重程度的评判(图 7-3-1~图 7-3-5)。

表 7-3-1　HIE 的 aEEG 背景活动分度(Naqeeb NA,1999)

分度	脑电图表现
正常	脑电活动振幅波谱带上边界 >10μV,下边界 >5μV
中度异常	脑电活动振幅波谱带上边界 >10μV,下边界≤5μV;或振幅正常合并惊厥发作
重度异常	脑电活动振幅波谱带上边界 <10μV,下边界 <5μV;或振幅异常伴惊厥发作

表 7-3-2　HIE 的 EEG 背景活动分度（Murray DM,2009）

分度	脑电图表现
轻度异常	连续性背景活动,但存在轻微异常脑电活动,例如轻微不对称、轻微电压抑制或睡眠-觉醒周期不明显
中度异常	不连续的背景活动,IBI<10 秒,明显不对称或明显不同步,没有明显睡眠-觉醒周期
重度异常	不连续的背景活动,IBI 为 10~60 秒,背景活动严重抑制,明显不对称或明显不同步,没有明显睡眠-觉醒周期
无活性 EEG	背景活动电压 <10 μV,或严重不连续背景活动,IBI>60 秒

表 7-3-3　HIE 的 EEG 背景活动分度（Nash KB,2011）

分度	脑电图表现
基本正常	背景活动与胎龄相符,暂时的不连续,表现为不连续活动比例不超过 50%,有明显睡眠-觉醒周期变化
过度不连续	不连续活动比例超过 50%,IBI>6 秒且电压 5~25μV,睡眠-觉醒周期变化不明显
抑制图形	持续性低电压(5~15μV),缺少正常电活动特征
暴发-抑制(BS)	一致无反应性的阵发性混合暴发电活动,持续 <10 秒,抑制期电压≤5μV
极度低电压	持续一致无反应性电抑制,电压振幅 <5μV,或不能分辨有电活动

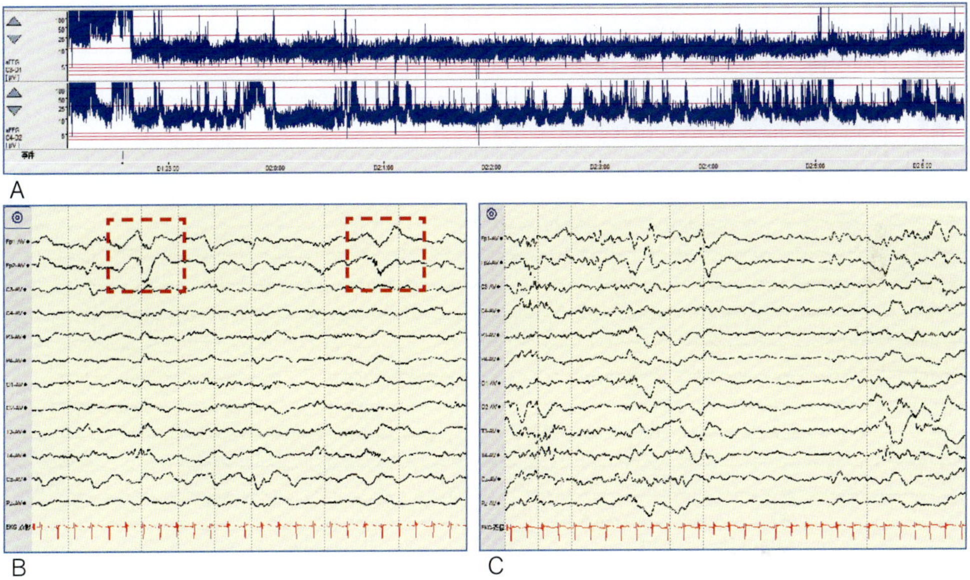

图 7-3-1　EEG 轻度异常

GA40 周$^{+4}$,DOL 6~14 小时,窒息复苏术后 3 小时。A. aEEG 睡眠-觉醒周期紊乱,前 4 小时以宽带期为主,后 4 小时以窄带期为主。C3-O1 导联模式电压范围为 5~25μV,C4-O2 导联模式电压因大量伪差而不能准确判断;B. 原始 EEG,AS 期双半球弥漫性慢波及快波活动,相应胎龄脑电活动正常,如双侧额区一过性正相尖波(红色虚框);C. 原始 EEG,QS 期连续图形及 TA 图形为主,生理波活动及分布大致正常,IBI 持续 3~5 秒。

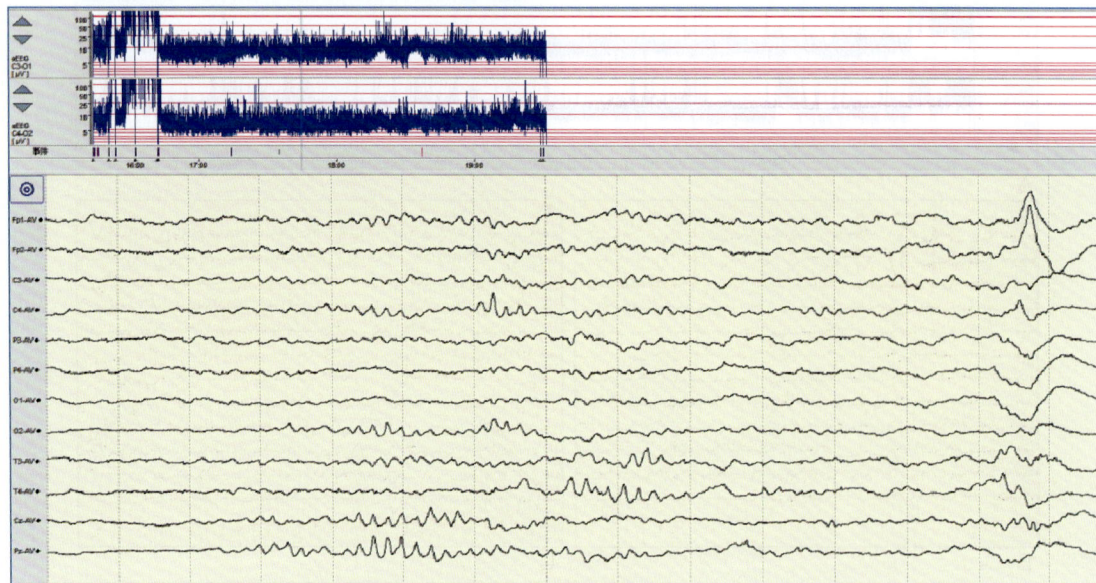

图 7-3-2　EEG 中度异常

GA38 周[+3]，DOL 3~6 小时，因产前胎心减慢剖宫产娩出，窒息复苏后 20 分钟，亚低温治疗中。aEEG 无明显睡眠-觉醒周期变化，电压偏低，数个缺口经 vEEG 证实为干扰所致，非惊厥发作。原始 EEG 中正常生理波活动明显减少，以低波幅尖形 θ 波活动为主，双半球弥漫性波幅降低。监测全程以低电压连续图形为主，少量 TA 图形，IBI 持续 2~6 秒。

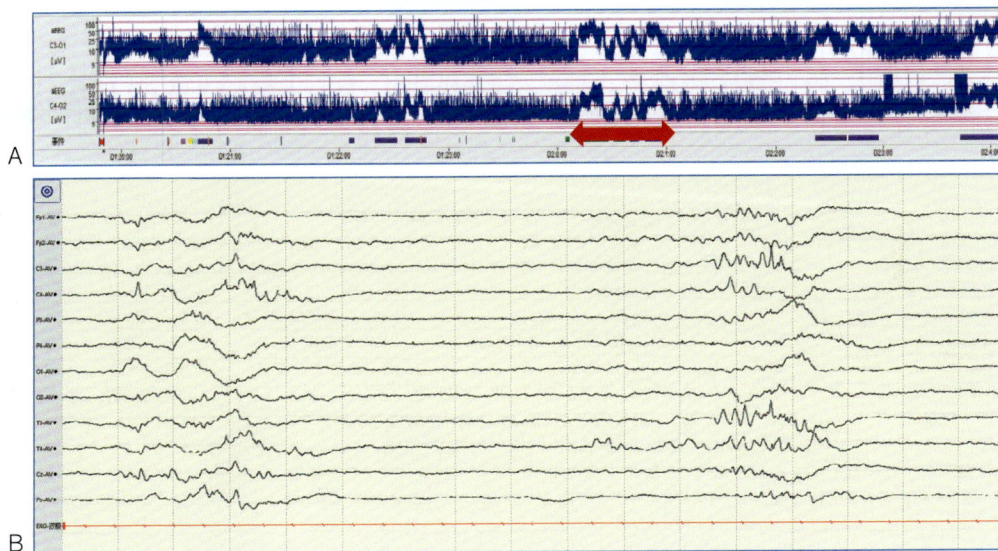

图 7-3-3　EEG 重度异常

GA38 周$^{+1}$，DOL 8~15 小时，出生时重度窒息，亚低温治疗中，出现频繁惊厥发作。A. aEEG 电压偏低，睡眠-觉醒周期因频繁发作不能区分。缺口处经 vEEG 证实为电发作或电-临床发作，红色箭头时段达到惊厥持续状态。B. 应用抗惊厥药物后，发作间期脑电活动明显减少，电压降低，持续 TD 图形为主，暴发段以低波幅 θ 波及 δ 波为主，多数 IBI 持续 10~15 秒左右。

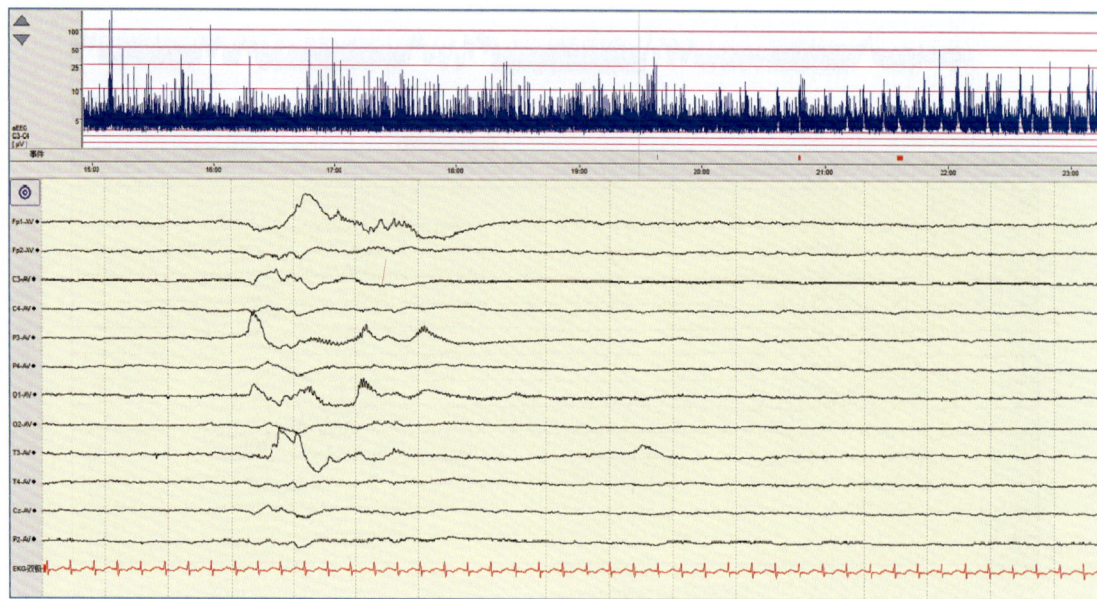

图 7-3-4　EEG 重度异常

GA38 周⁺³,DOL 4 天,PMA 39 周,出生窒息,亚低温治疗结束。aEEG 没有明显睡眠-觉醒周期,电压降低。背景活动严重抑制,持续不连续的背景活动,暴发段少量脑电活动出现,脑电活动波形不规整,无正常生理波,IBI 为 10~60 秒。监测后期 2 个小时 aEEG 出现缺口改变,vEEG 显示为频繁电发作或电-临床发作,未达到电发作持续状态。

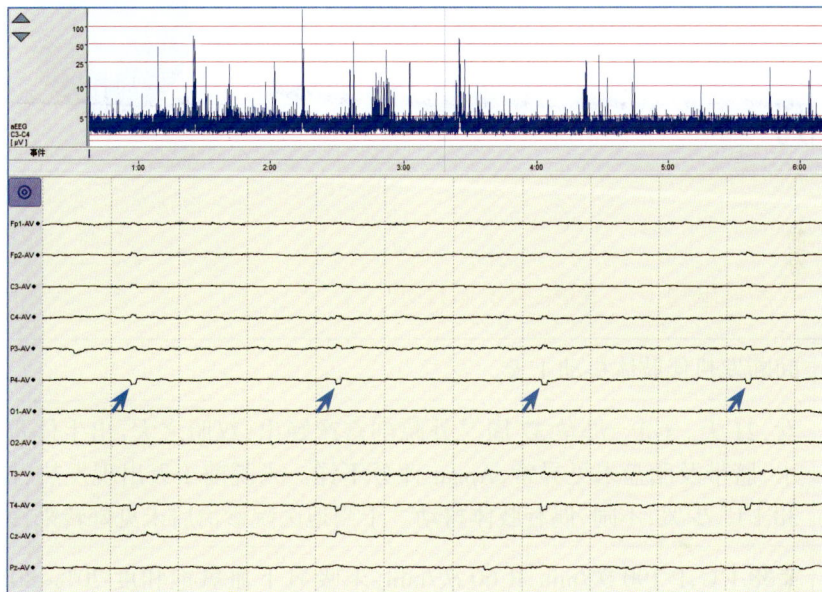

图 7-3-5　持续无活性 EEG

GA 37 周⁺⁴,出生窒息,复苏后 3.5 小时,昏迷,对光反射消失,无自主呼吸,四肢肌张力低下,原始反射消失。DOL 6~12 小时,亚低温治疗中,患儿始终处于昏迷状态,无自主呼吸。原始 EEG 持续电压明显抑制,无明显脑电活动,蓝色箭头处为持续规律刻板的伪迹,非脑电活动。

第八章

典型病例

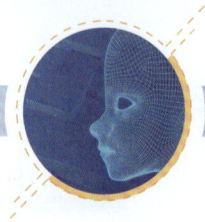

病例 1 化脓性脑膜炎,左侧顶、枕叶脑梗死

主诉	间断发热伴肢体抖动 1 天。
现病史	女,21 天。G_4P_3,母孕 37 周 $^{+4}$ 外院剖宫产娩出,双胎之大,出生体重 2 200g,羊水、脐带及胎盘未见异常,Apgar 评分不详。入院前 1 天出现发热,体温最高达 38.1℃,少哭,不闹,偶有肢体抖动。于当地医院诊治后未见好转来诊。
查体	T 38.1℃,P 190 次/min,R 60 次/min,未吸氧下血氧饱和度 70%~80% 左右,神志清,反应差,弹足 3 次有皱眉动作,周身皮肤晦暗,前囟平坦,张力不高,约 2cm×2cm,肢端凉,CRT 3~4 秒,四肢肌张力增强,腘角 80°,原始反射正常引出。
辅助检查	• 血常规:白细胞 $1.81×10^9$/L,中性细胞百分比 11.62%,CRP 53mg/L。

辅助检查	<ul><li>脑脊液常规:糖 0.61mmol/L,蛋白 2.15g/L,白细胞 $1\,065 \times 10^6$/L,中性粒细胞百分比 50.0%。</li><li>脑脊液培养:无乳链球菌。</li><li>头部 MRI(发病第 6 天):左侧顶、枕叶脑梗死合并脓肿(图 8-1-1)。</li><li>头部 MRI(发病第 17 天):左侧顶、枕叶脑软化(图 8-1-1)。</li><li>头部 MRI(发病 4 个月):左侧顶、枕叶脑软化范围较前局限,周围脑实质萎缩较前加重(图 8-1-1)。</li></ul>
诊疗经过 & 随访	<ul><li>入院后患儿体温反复升高,并有间断抽搐,复查感染指标较前升高,完善脑脊液检查,确诊化脓性脑膜炎,给予抗炎、抗惊厥等对症治疗,患儿病情逐渐平稳。</li><li>PMA 4 个月及 14 个月复诊,患儿生长发育落后(图 8-1-2~图 8-1-9)。</li></ul>

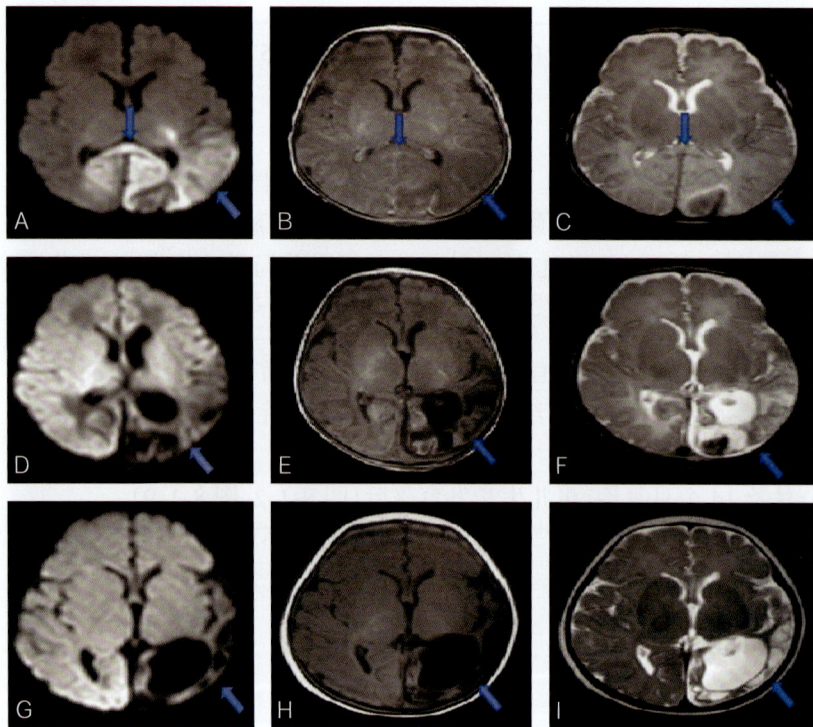

图 8-1-1　化脓性脑膜炎，左侧顶、枕叶脑梗死

A~C. 发病第 6 天,DWI 顶枕部,胼胝体高信号,T₁WI 左侧顶枕部低信号,枕部中央略高信号,T₂WI 为高信号,枕部为低信号,提示广泛梗死合并脓肿;D~F. 11 天后 MRI 显示左侧顶枕部脑软化,对侧枕部皮层及皮层下白质也有受累;G~I. 4 个月复查头 MRI 可见左侧顶、枕叶脑软化范围较前局限,周围脑实质萎缩(A、D、G. DWI 序列;B、E、H. T₁WI 序列;C、F、I. T₂WI 序列)。

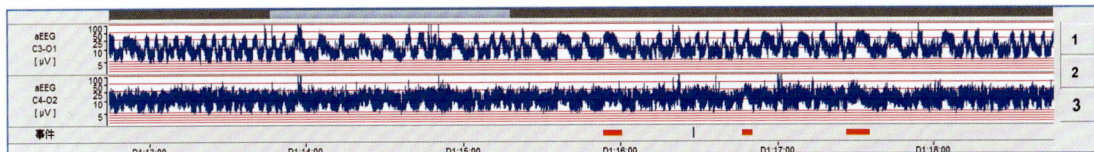

A

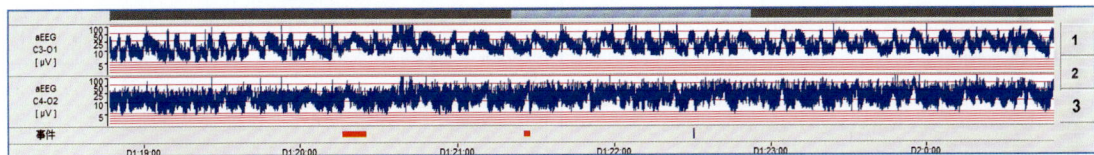

B

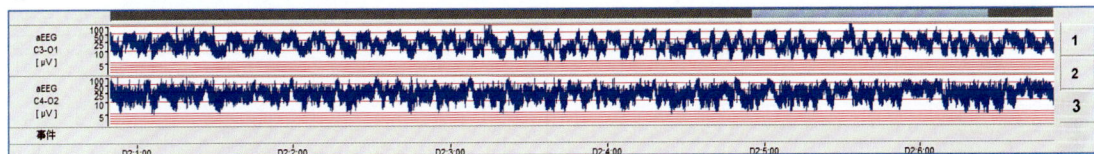

C

图 8-1-2 GA 37 周 ⁺⁴,DOL 23 天,PMA 40 周 ⁺⁶,首次 VEEG 监测

电发作/电-临床发作持续状态(图中缺口处经原始脑电证实均为发作),多灶起始,以左侧枕区最为多见,监测后期右侧顶区起始的发作逐渐增多。单次发作持续时间长短不一,最长达 19.5 分钟。

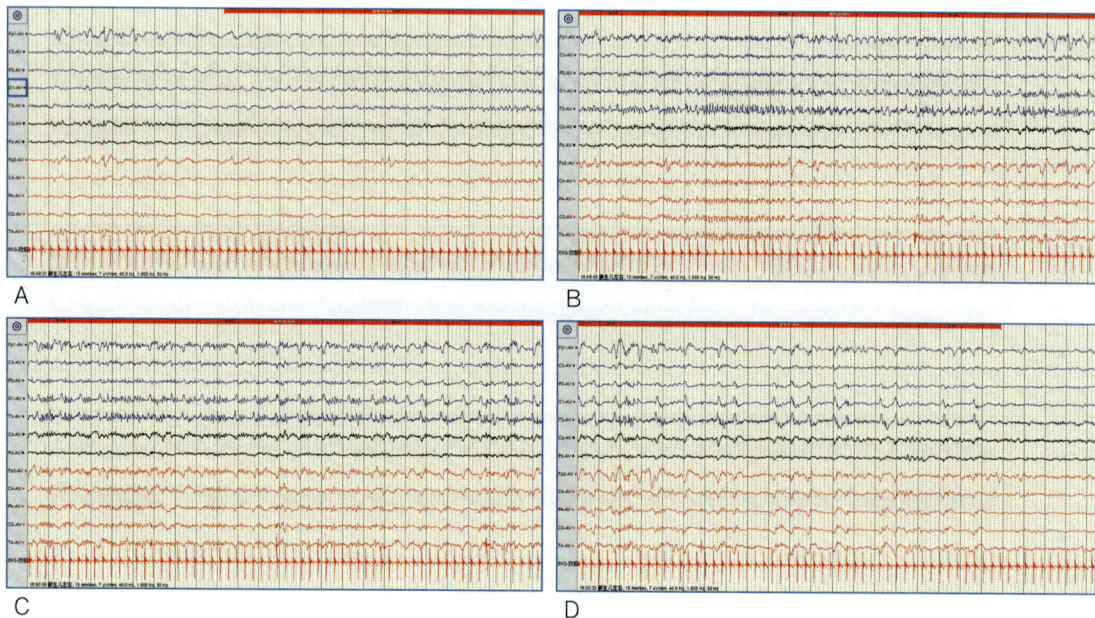

图 8-1-3　左枕区起始的发作

A~D. 左枕区低波幅尖波(蓝框标记导联)→低波幅快波节律→波及左侧颞区→左侧枕、颞区负相或双相尖波周期性放电(左右平均导联显示,走纸速度 15mm/s)。

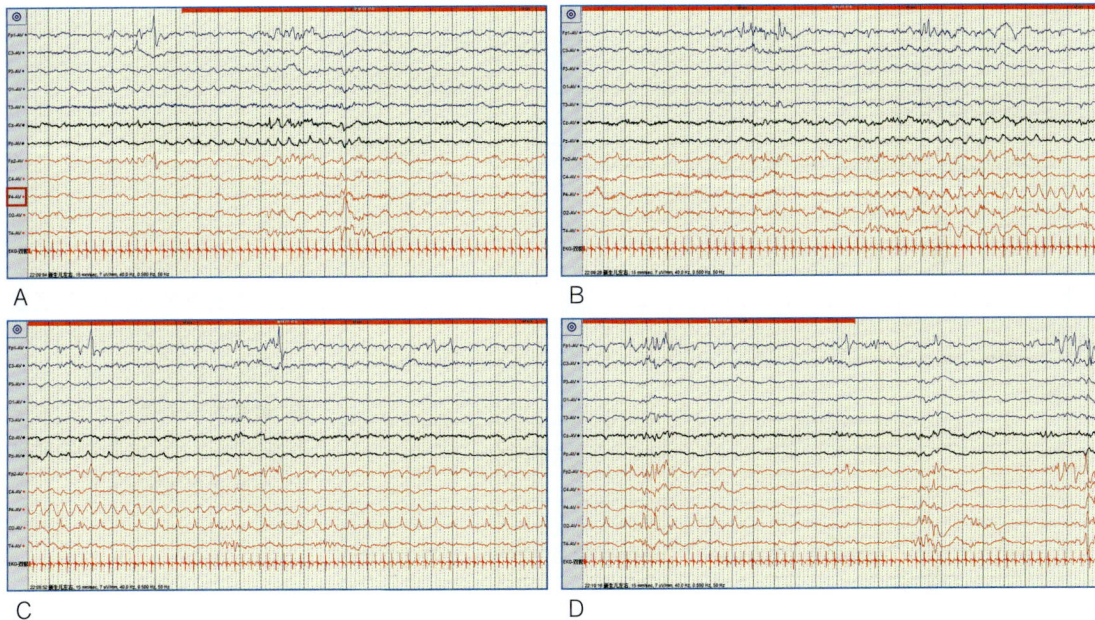

图 8-1-4　右顶区起始的发作

A~D. 右顶区低波幅快波复合于慢波之上(红框标记导联)→尖形 θ~δ 波节律→游走至右枕区,演变为负相尖波周期性发放(左右平均导联显示,走纸速度 15mm/s)。

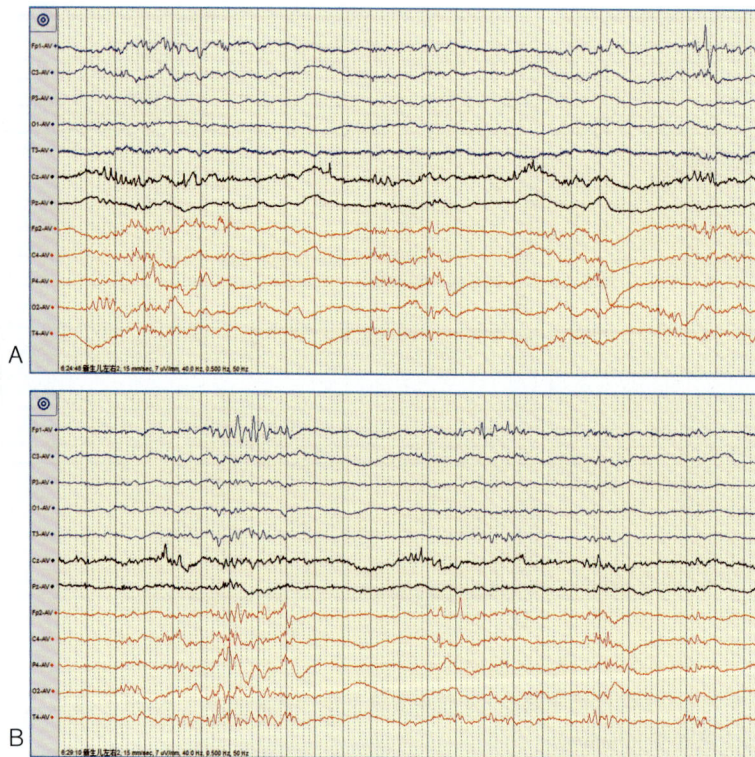

图 8-1-5 发作间期背景活动
A、B. 左侧中央、顶、枕、颞区波幅较右侧减低,脑电活动减少;双半球多灶性负相或正相尖波、棘波复合于慢波之上,有时形态不规则(左右平均导联显示,走纸速度 15mm/s)。

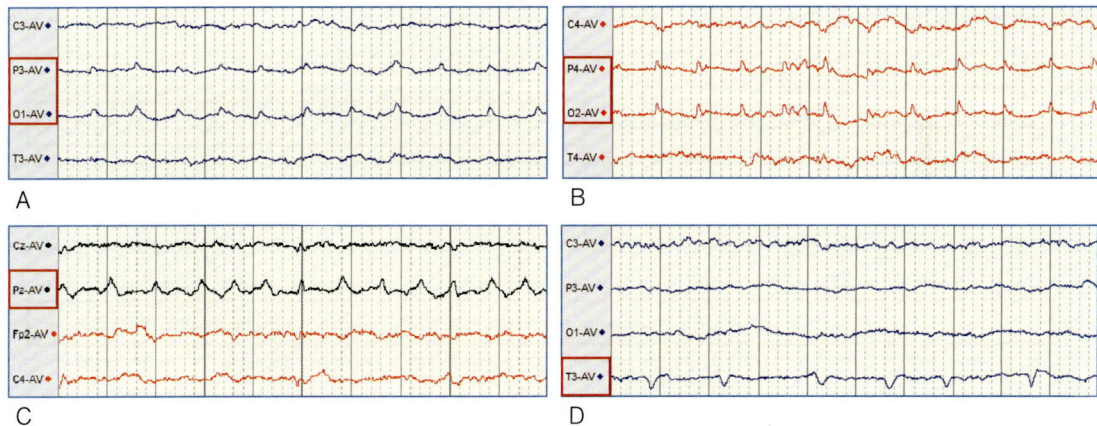

图 8-1-6　多灶性周期性放电

A. 左侧顶、枕区;B. 右侧顶、枕区;C. 顶中线区;D. 左颞区(左右平均导联显示,图中红框所示导联,走纸速度15mm/s)。

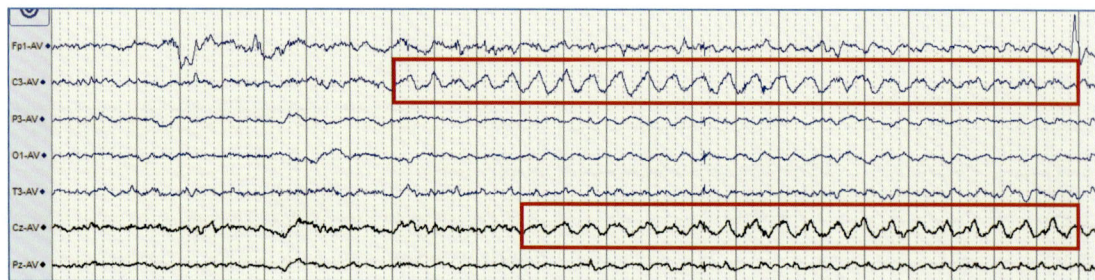

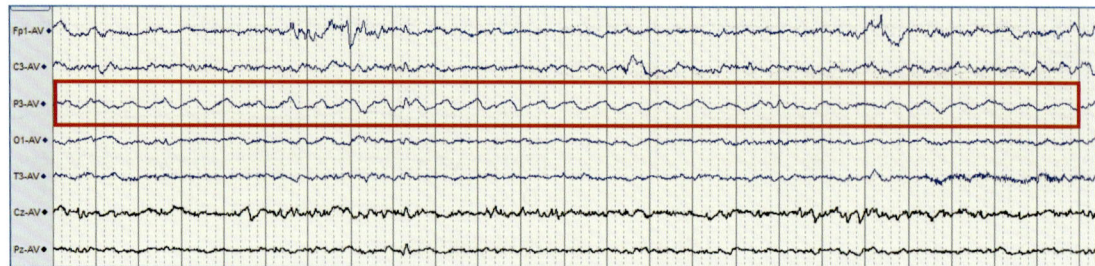

图 8-1-7 节律性 δ 活动

A. 左中央区及中央中线区；B. 左顶区(左右平均导联显示，图中红框所示，走纸速度 15mm/s)。

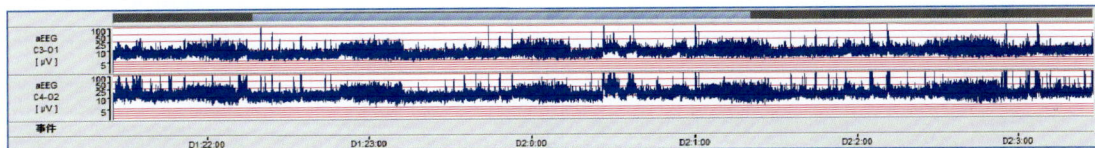

A

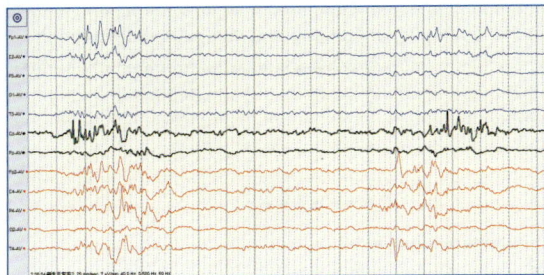

B

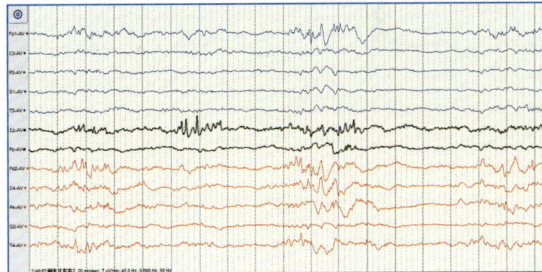

C

图 8-1-8　GA 37 周⁺⁴,DOL 35 天,PMA 42 周⁺⁴,12 天后复查

A. 睡眠-觉醒周期出现,但落后于 PMA;B、C. 左侧中央、顶、枕、颞区、顶中线区及右枕区波幅明显减低,脑电活动明显减少,余脑区可见较多形态不规则的紊乱波活动,生理波活动相对减少(EEG 为左右平均导联显示,走纸速度 20mm/s)。

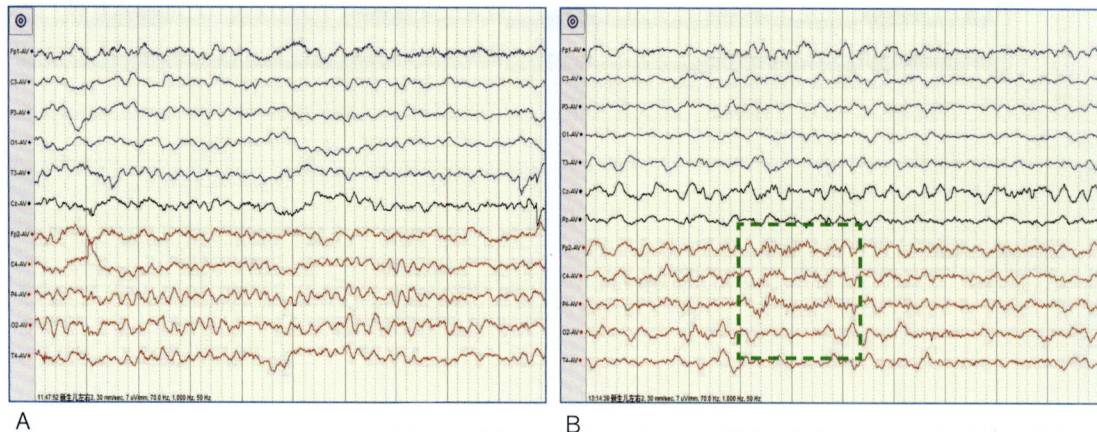

图 8-1-9 PMA 4 个月复查

背景活动不对称。A. 觉醒期右侧后头部为 4~5Hz 低-中波幅 θ 节律,左侧中央、顶、枕、颞区波幅较右侧减低,后头部优势节律不明显;B. 睡眠期左侧中央、顶、枕、颞区持续波幅较右侧减低,右侧中央、顶区睡眠纺锤波出现(绿框所示),而左侧中央、顶区睡眠纺锤波缺如(左右平均导联显示,走纸速度 30mm/s)。

病例 2　低血糖脑病

主诉	间断抽搐 1 天。
现病史	男,3 天。G_2P_1,母孕 38 周 $^{+5}$,因产程发动于外院顺产娩出,生后 Apgar 评分 1 分钟及 5 分钟均为 9 分,脐带细,羊水清,胎盘无异常,出生体重 2 900g。患儿生后 2 天出现抽搐,表现为双眼上翻,四肢抖动,咂嘴样动作伴皮肤青紫及心率降低,持续 5~30 秒自行缓解,反复发作数次,当地医院测血糖低至 0.3mmol/L,给予输注葡萄糖、抗惊厥等对症治疗,因抽搐无明显好转来诊。
查体	神志清,反应差,自主活动少,前囟平坦,张力不高,四肢肌张力减低,腘角 110°,上臂弹回及下肢弹回明显减慢,围巾征阳性,原始反射引出不完全。
辅助检查	• 末梢血糖:1.2mmol/L。 • 头 MRI(发病第 3 天):双侧枕顶叶脑皮质及胼胝体压部多发细胞性脑水肿(图 8-2-1)。 • 头 MRI(2 个月):右侧顶叶局灶性短 T_1 信号灶(图 8-2-1)。
诊疗经过 & 随访	• 入院当天 vEEG 提示频繁惊厥发作,给予纠正血糖、抗惊厥等对症治疗,患儿血糖逐渐平稳。第二天复查 vEEG 无惊厥发作,背景活动较前好转。 • PMA 2 个月,患儿再次出现抽搐,给予左乙拉西坦抗惊厥治疗,用药后未再发作。 • PMA 1 岁 2 个月复诊,生长发育正常,vEEG 提示背景活动及睡眠生理波均恢复正常,遗留左枕区局灶性棘慢波散发(图 8-2-2~图 8-2-7)。

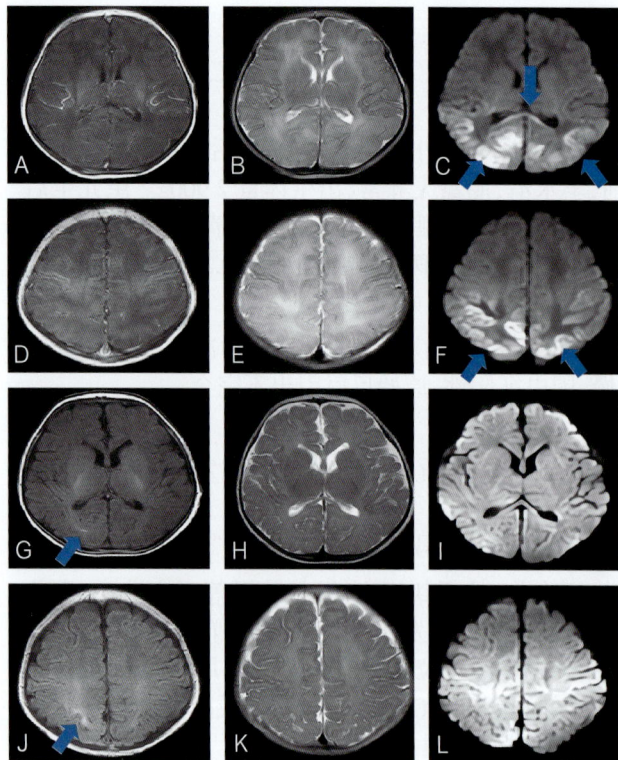

图 8-2-1　低血糖脑病

A~F. DOL 5 天,双侧枕顶叶脑皮质及胼胝体压部多发细胞性脑水肿;G~L. 2 个月,右侧顶叶局灶性短 T_1 信号灶(A、D、G、J. T_1WI 序列;B、E、H、K. T_2WI 序列;C、F、I、L. DWI 序列)。

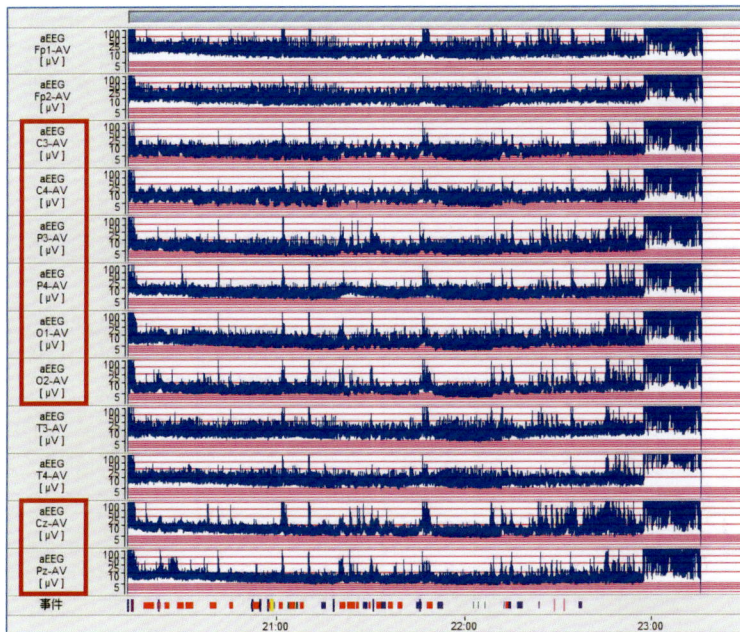

图 8-2-2　GA 38 周 +5,DOL 3 天,PMA 39 周 +1,首次 vEEG 监测

睡眠-觉醒周期落后于 PMA,双侧中央、顶、枕、中央中线、顶中线区(红框标记导联)电压减低。双侧中央区及中央中线区(C3、C4、Cz 导联)可见多个小缺口,经原始脑电证实均为发作,右中央区起始居多。

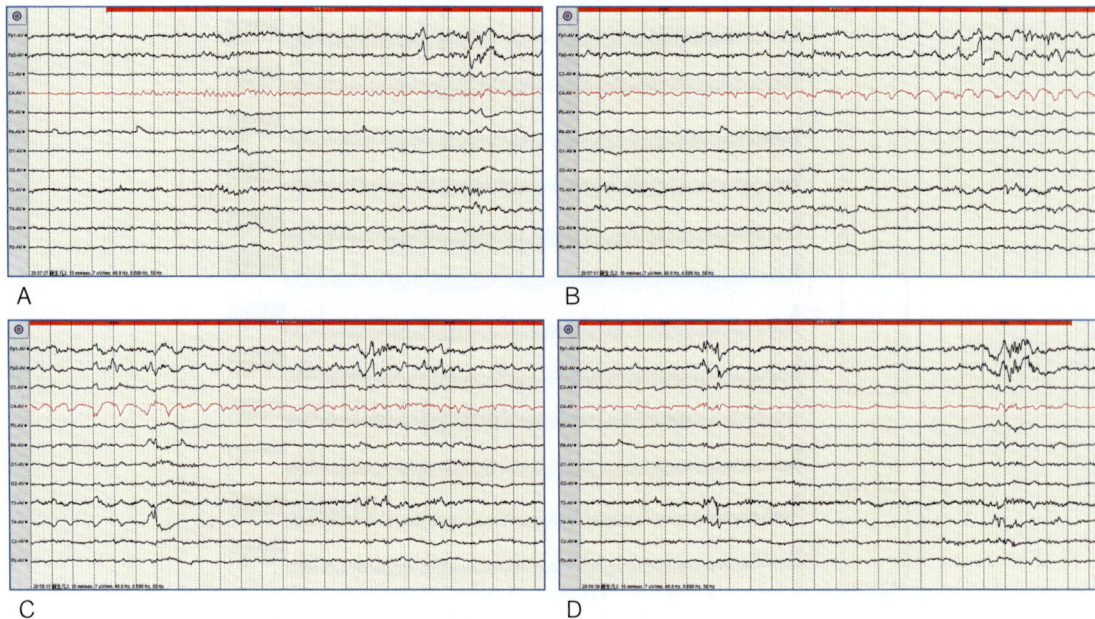

图 8-2-3　右中央区局灶性发作

A~D. 右中央区低波幅快波节律→正相尖波节律发放→低波幅尖波周期性发放→结束。临床伴或不伴对侧肢体阵挛动作(图中红色导联所示,走纸速度 15mm/s)。

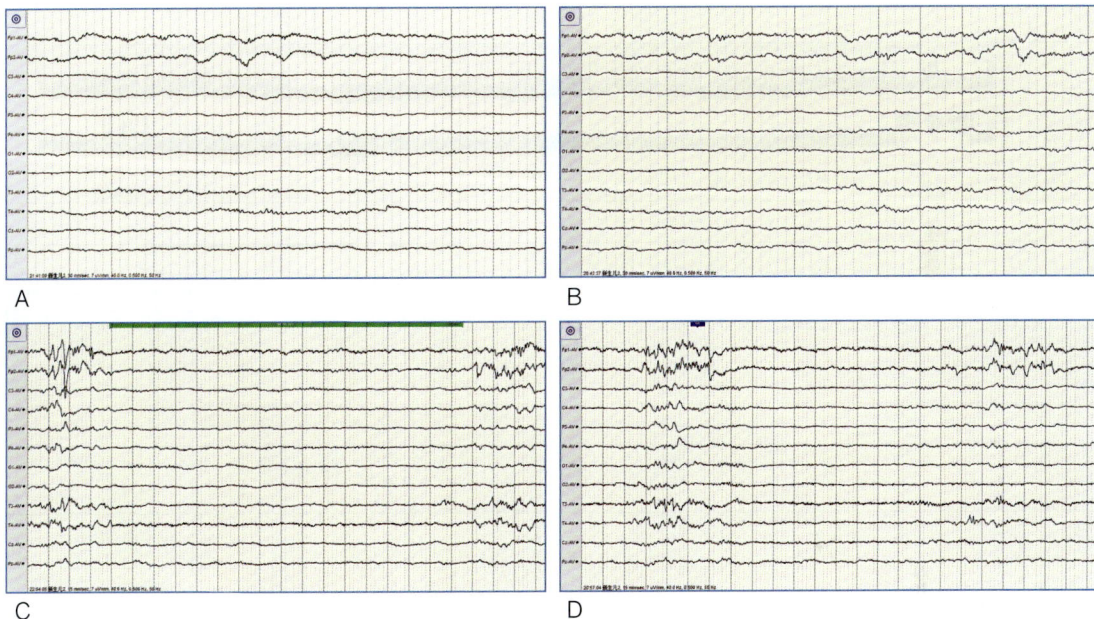

图 8-2-4　背景活动

双侧中央、顶、枕、中央中线、顶中线区电压减低,脑电活动减少;双侧额、颞区低波幅快波活动增多,有时形态不规则,生理波活动相对减少;IBI 持续时间延长(A、B. AS 期,走纸速度 30mm/s;C、D. QS 期,走纸速度 15mm/s)。

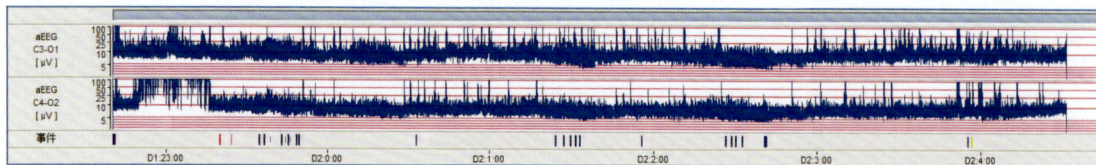

A

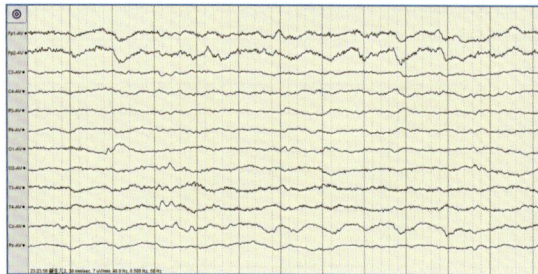

B

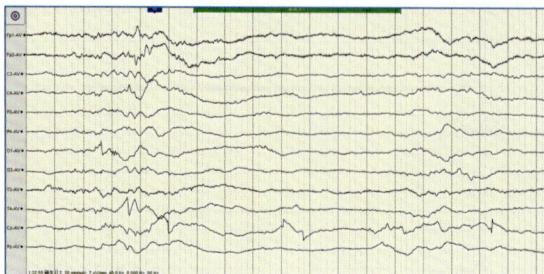

C

图 8-2-5　GA 38 周⁺⁵,DOL 4 天,PMA 39 周⁺²,背景活动逐渐恢复

睡眠-觉醒周期与 PMA 大致相符,双侧中央、顶、枕、中央中线、顶中线区电压较前有所增高,双侧额、颞区低波幅快波活动较前明显减少,IBI 持续时间正常范围,生理波活动仍减少,暴发段为著(B. AS 期,C. QS 期,走纸速度均为 30mm/s)。

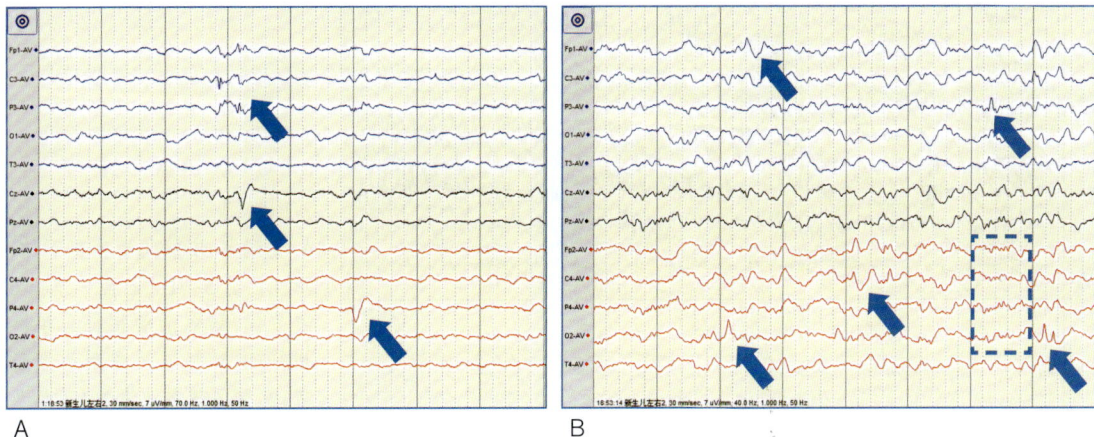

图 8-2-6　PMA 2 个月,背景活动

A. 觉醒期,双半球弥漫性低波幅慢波活动;B. 睡眠期,混合慢波活动波幅相对增高,睡眠纺锤波雏形少量出现(蓝色虚框)。双半球多灶性低波幅不规则尖波、棘波非同步发放,左侧中央、顶区多见(蓝色箭头所指处,左右平均导联显示,走纸速度 30mm/s)。

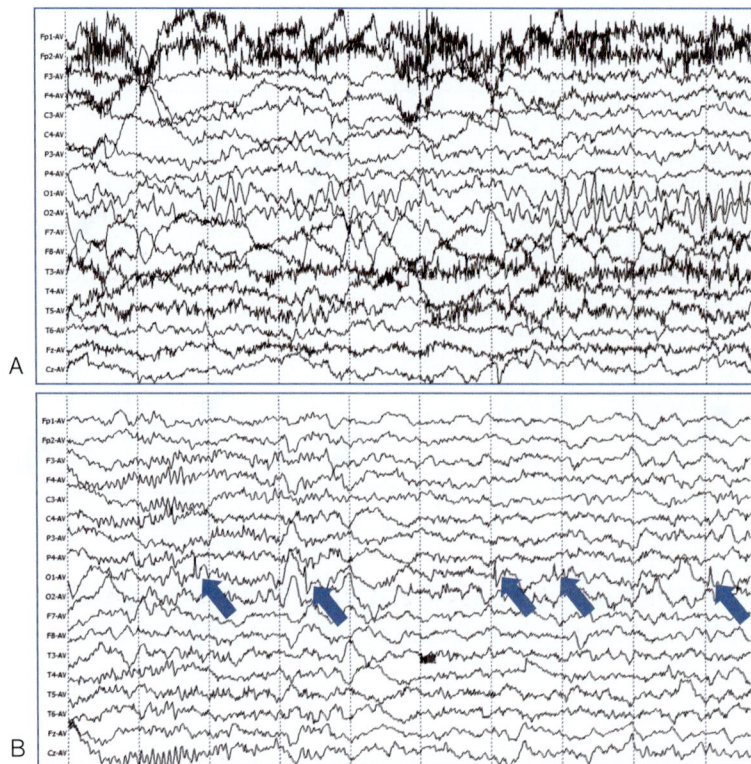

图 8-2-7 PMA 1 岁 2 个月，背景活动

A. 觉醒期，安静闭目状态下，双侧枕区为 5~7Hz 低至中波幅 θ 波节律，脑电活动特征与年龄相符；B. 睡眠波及睡眠周期正常，左枕区棘慢波散发（蓝色箭头所指处）。

病例 3　新生儿脑梗死

主诉	间断抽搐发作 1 天。
现病史	男,2 天。G$_2$P$_1$,母孕 38 周,因宫缩发动于外院剖宫产娩出,生后 23 小时发现间断抽搐发作 4~5 次,表现为四肢抖动,右侧为著,无发绀,持续约 10~30 秒可自行缓解,为求诊治入院,生后开奶喂养顺利。
查体	神经系统查体未见明显异常。
辅助检查	• 血生化检查感染指标及凝血功能未见异常。 • 头 MRI(DOL 3 天,PMA38 周 $^{+3}$):提示左侧额、顶叶、岛叶急性缺血表现(图 8-3-1)。
诊疗经过 & 随访	• 入院后约 5 小时出现 2 次惊厥发作,表现基本同前,给予限液保守治疗、苯巴比妥抗惊厥治疗后发作停止。 • 2 月龄随访四肢运动对称,握持反射未消失,头竖立可,腘角 120°,足背屈 70° (图 8-3-1~图 8-3-6)。

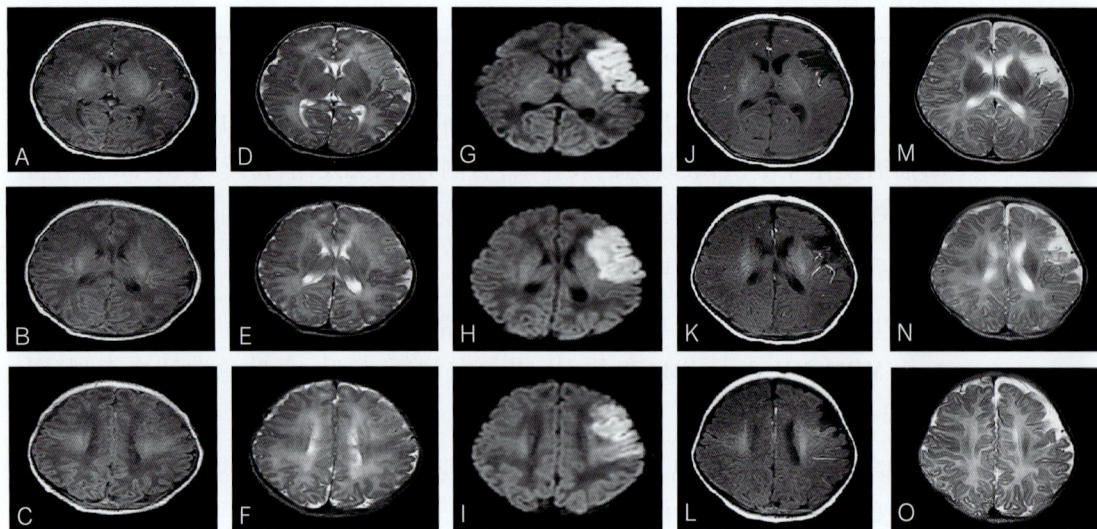

图 8-3-1 DOL 3 天和 DOL 85 天,头 MRI

T₁WI、T₂WI 及 DWI 序列提示左侧额、顶、岛叶细胞毒性水肿(A~C. T₁WI;D~F. T₂WI;G~I. DWI)。J~O. DOL 85 天复查头部磁共振 T₁WI、T₂WI 提示左侧额、颞叶软化灶形成(J~L. T₁WI;M~O. T₂WI)。

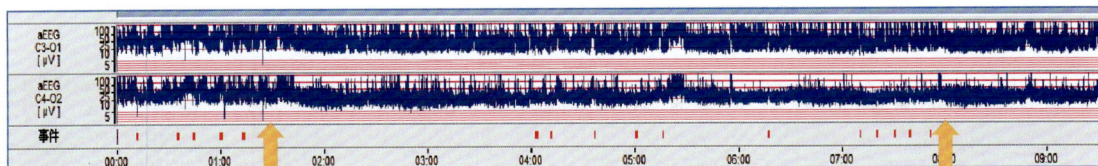

A

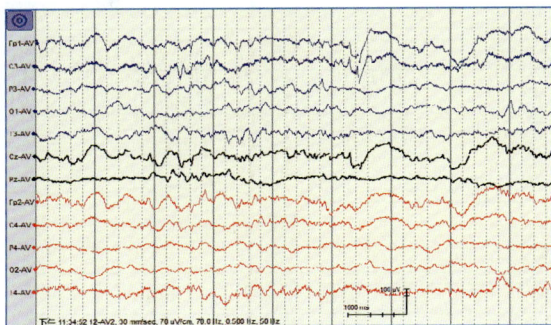

B

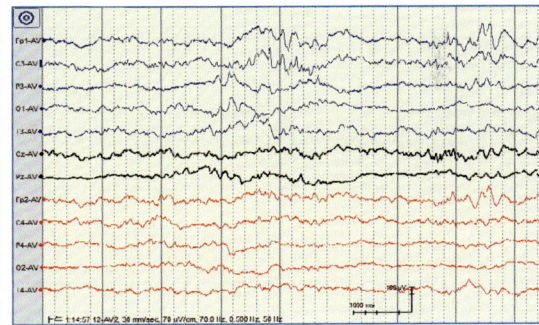

C

图 8-3-2　起病 26 小时,左右半球间波形及波幅不对称

GA 38 周,DOL 49 小时,PMA 38 周$^{+2}$。A. aEEG(C3-O1,C4-O2)显示双侧不对称,左侧由于上边界增高造成带宽增宽,右侧可见睡眠-觉醒周期轮廓。aEEG 缺口(红色标记处)为电发作或阵挛发作,应用苯巴比妥后(黄色标记处),发作停止约 2 小时。B. AS 期,连续图形,左侧半球 θ 频段波增多,有时波形较尖。C. QS 期,交替图形,左侧额、中央区尖波、棘波,可波及中线区。

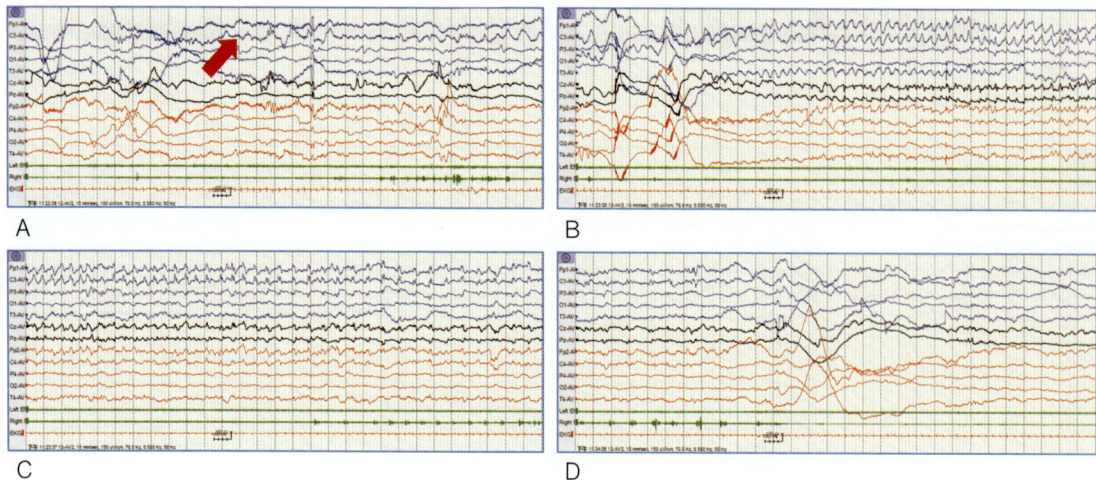

图 8-3-3　阵挛发作

患儿右手节律性抖动。EEG 显示起源于左侧中央区尖波节律发放(红色箭头显示起始位置),持续约 2 分钟(走纸速度 15mm/s)。

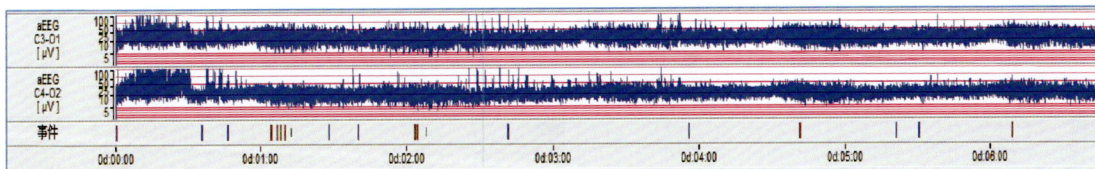

A

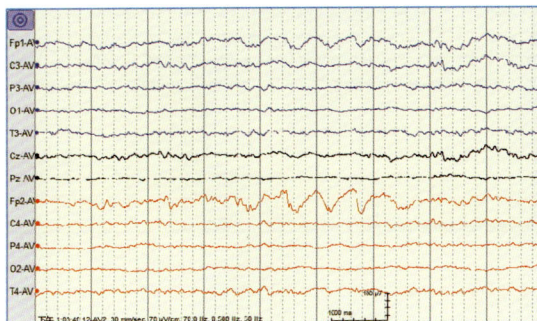

B

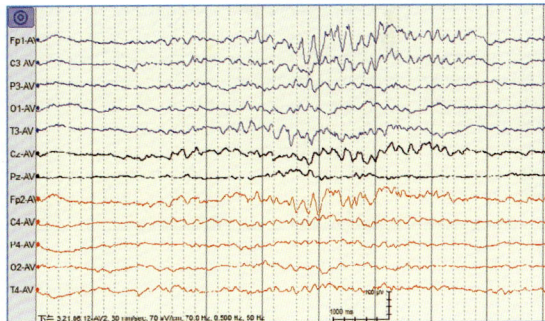

C

图 8-3-4　起病 39 小时，背景中生理波减少，双侧不对称

DOL 62 小时，PMA 38 周 +2。连续监测 24 小时未见发作期图形。A. aEEG 左侧带宽逐渐缩窄，睡眠-觉醒周期清晰可见；B. AS 期，左侧额区一过性尖波及非节律性慢波出现减少、波幅低于右侧；C. QS 期，左侧半球 θ 频段波仍多于右侧。

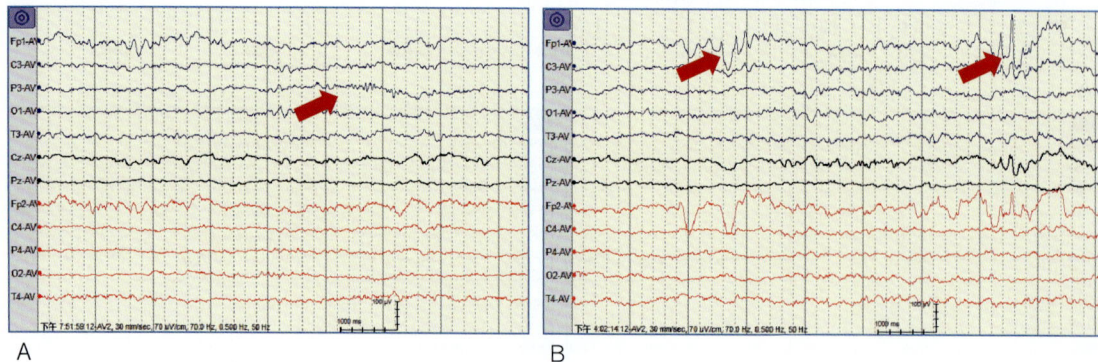

图 8-3-5　异常波

A. 左侧顶、枕区低波幅快波发放(红色箭头);B. 左侧额区尖波、棘波发放(红色箭头)。

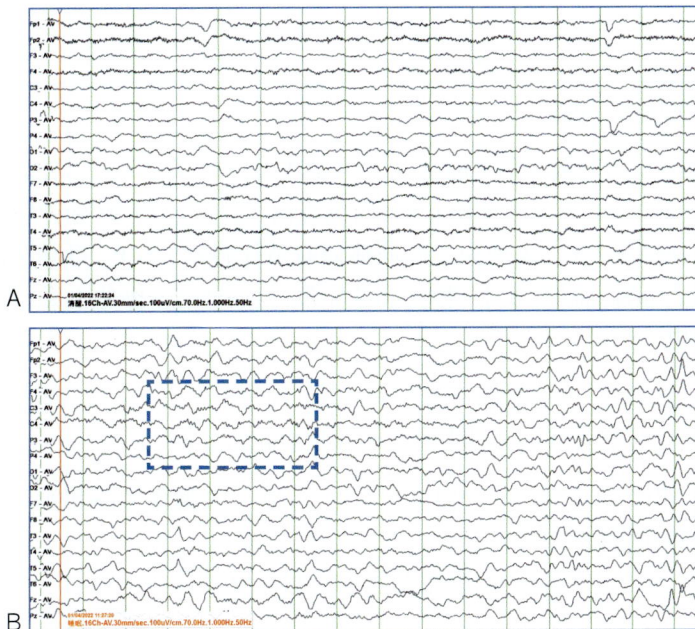

图 8-3-6 DOL 78 天复查，EEG 未见异常

A. 觉醒期，脑电图背景呈弥漫性低波幅混合慢波活动，双侧半球大致对称；

B. QS 期，双侧中央区可见睡眠纺锤波雏形（蓝色框），双侧半球大致对称。

病例 4　颅内出血（脑血管畸形）

主诉	异常哭闹 8 小时。
现病史	女，25 天。入院前 8 小时前患儿无明显诱因出现异常哭闹，持续时间约 5~6 分钟，哭闹缓解后出现双眼偏向右侧，面色青白，反应差，约 30 分钟后缓解。入院时患儿存在惊厥发作，表现为左侧肢体偶有节律抖动。G_2P_1，母孕 38 周 $^{+4}$，宫缩发动后阴式分娩，脐带、羊水、胎盘未见异常，生后 Apgar 评分不详，否认生后窒息、抢救病史。
查体	神志清，反应可，前囟平软、张力不高，约 1.5cm×1.5m，右侧头顶可触及 3cm×3cm 包块，波动感（+），肌张力及原始反射正常。
辅助检查	• 头 MRI（DOL 26 天，PMA 42 周 $^{+2}$）：右额叶大脑镰旁脑出血，顶部中线区迂曲扩张血管影（图 8-4-1）。 • 化验血气、感染指标、凝血功能未见明显异常。
诊疗经过 & 随访	保守治疗为主，营养神经，择期手术治疗（图 8-4-2~图 8-4-7）。

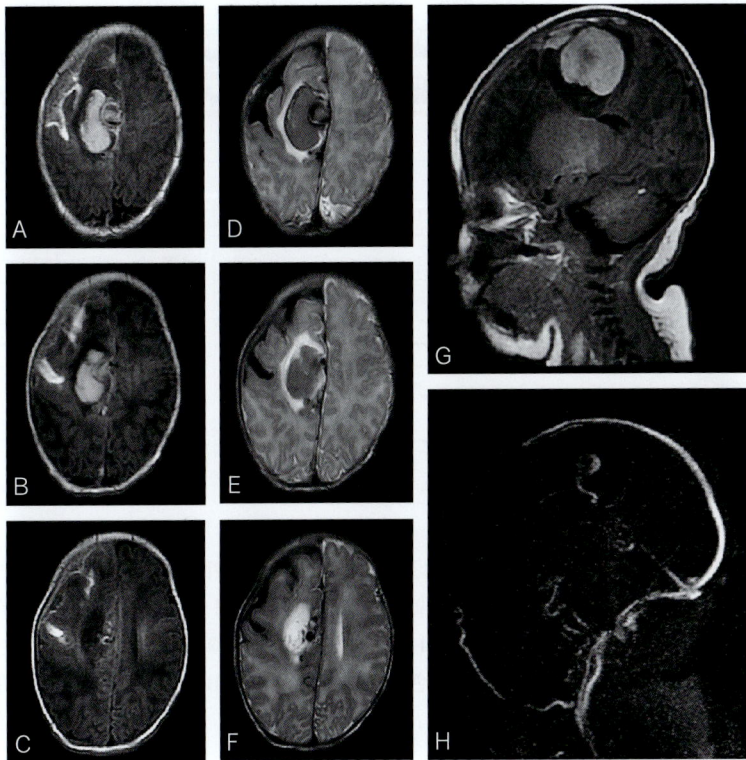

图 8-4-1　DOL 26 天,PMA 42 周 $^{+2}$,头 MRI

T_1 WI,T_2 WI 及 MRV 序列提示右额叶大脑镰旁脑出血,蛛网膜下腔出血。顶部中线区可见迂曲扩张血管影(A~C. T_1 WI;D~F. T_2 WI;G. T_1WI 矢状位;H. MRV)。

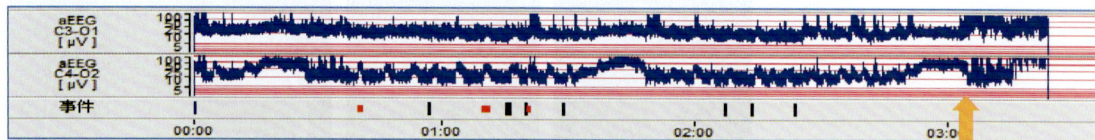

A

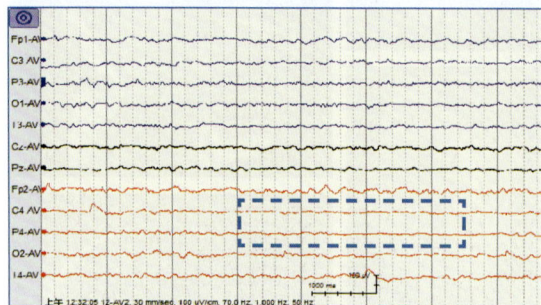

B

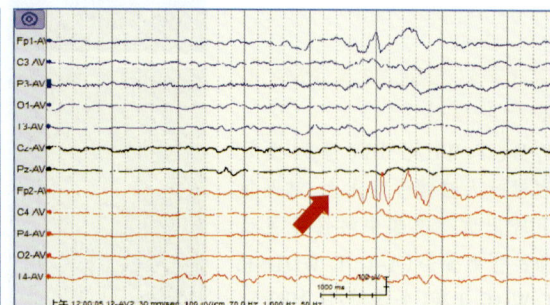

C

图 8-4-2　GA 38 周 $^{+4}$,DOL 25 天,PMA 42 周 $^{+1}$,左右半球背景活动不对称

A. aEEG 左侧略可区分宽带期和窄带期变化,右侧宽窄带变化不能区分,出现大小不一、高低不等的缺口改变。经原始 EEG 证实均为 Cz 以及 C4 起源的电发作及阵挛发作,患儿表现为左侧肢体节律性抖动,达到惊厥(电)持续状态。应用苯巴比妥后(黄色箭头),发作消失。B. AS 期,连续图形,右侧中央、顶区电压低平(蓝色框)。C. QS 期,交替图形,右侧中央、顶、枕区波幅低于左侧。右侧额区尖波形态(红色箭头)。

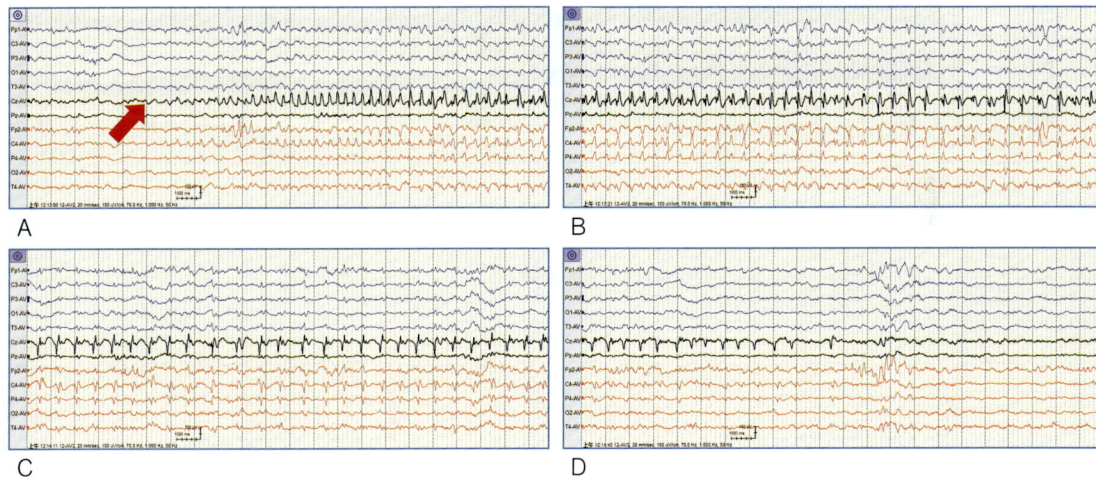

图 8-4-3　阵挛发作

患儿左侧肢体节律性抖动。EEG 显示起源于 Cz 尖波节律发放(红色箭头),并快速波及右侧中央区,持续约 2 分钟(走纸速度 20mm/s)。

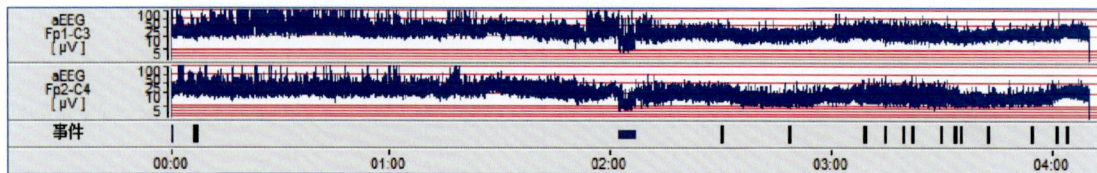

A

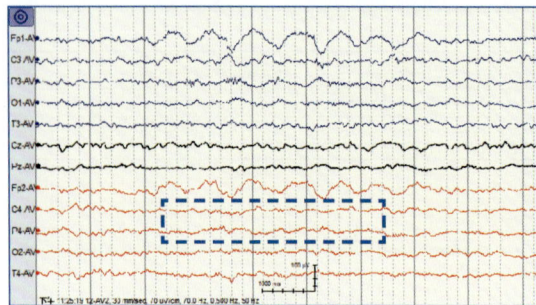

B

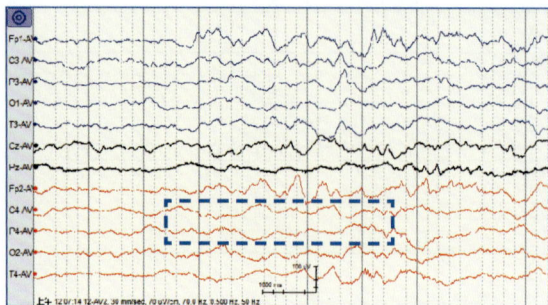

C

图 8-4-4　DOL 27 天,PMA 42 周 +3,背景双侧不对称

给予患儿苯巴比妥及咪达唑仑抗惊厥治疗,发作消失。A. aEEG 双侧带宽及电压均不对称,右侧电压低;B. AS 期,左侧顶区少量 δ 刷,右侧中央、顶区较左侧降低;C. QS 期,右侧中央、顶区波幅低于左侧。

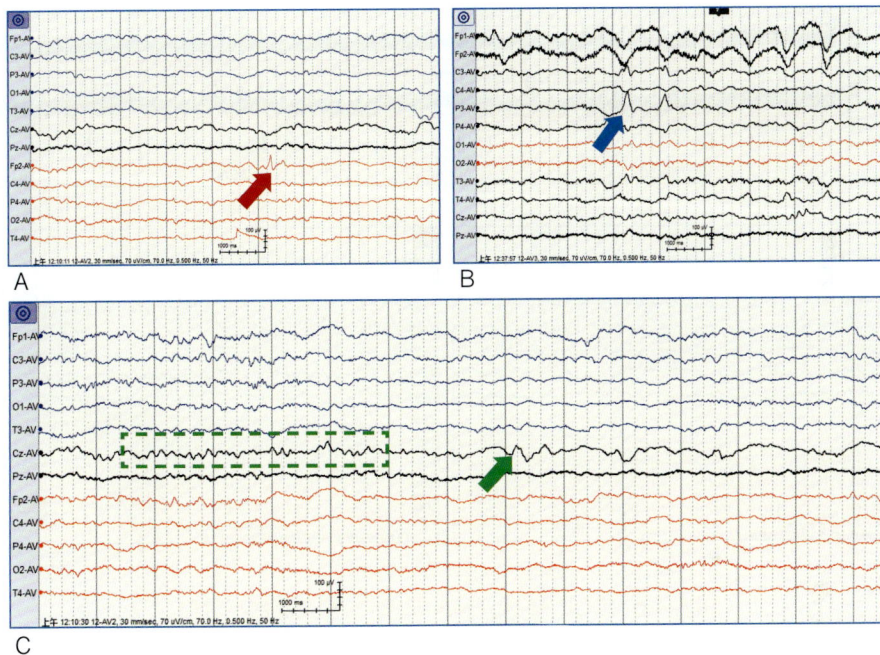

图 8-4-5 异常波

A. 右额区尖波(红色箭头);B. 左顶区尖波(蓝色箭头);C. 中线区非节律性 θ 波(绿色虚框)及不规则慢波活动(绿色箭头)。

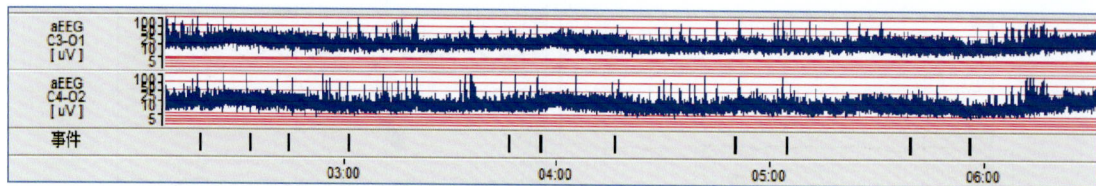

A

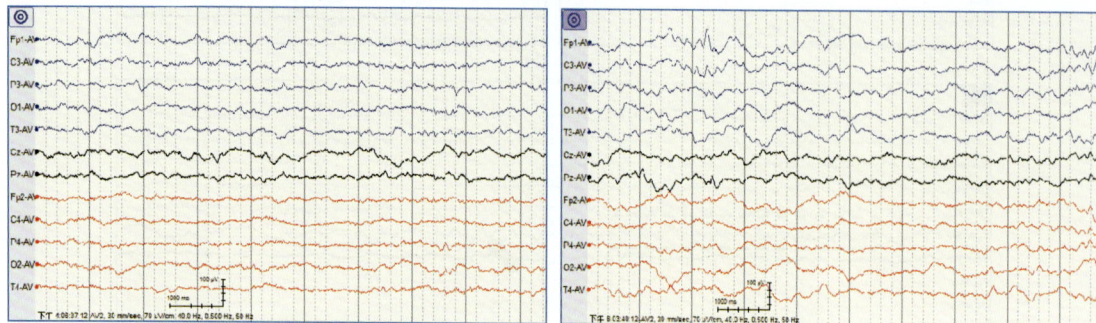

B

C

图 8-4-6　DOL 37 天,PMA 43 周 [+6],背景双侧不对称

A. aEEG 右侧带宽变窄,但右侧电压较左侧降低,睡眠-觉醒周期成熟;B. AS 期;C. QS 期。均为连续图形,右侧半球电压较左侧降低,右侧中央、顶区为著,右侧半球脑电活动数量减少。

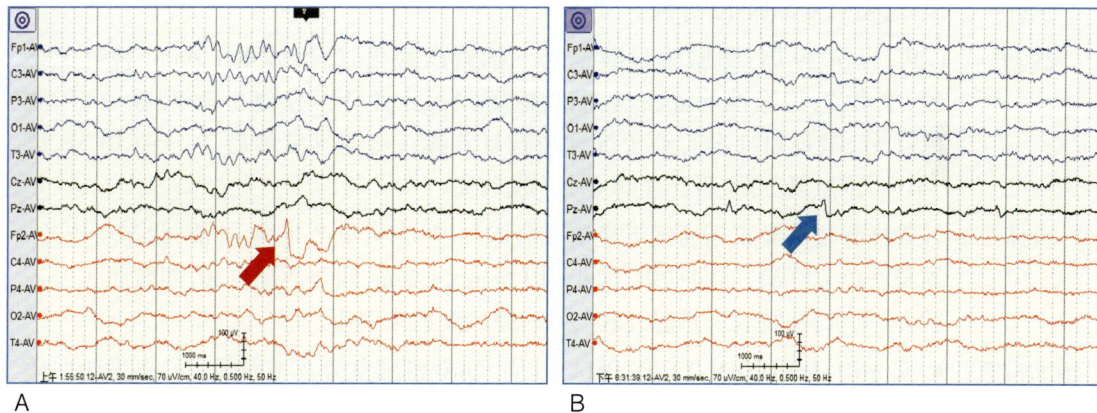

图 8-4-7 异常波

A. 右额区尖波(红色箭头);B. 顶中线区尖波(蓝色箭头)。

病例 5　早产儿IV级颅内出血合并脑白质损伤

主诉	早产,窒息复苏后 12 分钟。
现病史	G_2P_1,母孕 29 周,因胎膜早破全麻下剖宫产娩出,出生体重 1 290g,脐带无绕颈、羊水清、边缘性前置胎盘,胎盘血窦,Apgar 评分 1 分钟 6 分(呼吸-2 分,肤色-1 分,喉反射-1 分),给予气管插管复苏囊正压通气复苏后,5 分钟 10 分,以"早产,窒息复苏后、低出生体重儿"收入院。
查体	气管插管复苏囊正压通气下经皮血氧饱和度 92%,早产儿貌,神清,状态反应差,周身肤色欠红润,前囟平坦,大小约 1.5cm×1.5cm,四肢活动自如,四肢肌张力正常,未见水肿,肢端末梢温,CRT 2 秒,原始反射未引出。
辅助检查	• 头 MRI+DWI(DOL 12 天,PMA 30 周 $^{+5}$):双侧脑室旁及半卵圆中心多发脑白质损伤;双侧脑室内伴脑实质出血(图 8-5-1)。 • 头 MRI(12 月龄,PMA10 月龄):双侧脑室旁白质软化;胼胝体发育不良。
诊疗经过 & 随访	• 新生儿期:给予患儿呼吸机辅助通气、循环支持、抗感染、营养支持等对症治疗,生命体征平稳,出院。 • 婴儿期:纠正月龄 10 个月,患儿发育落后,竖头不稳,不能独坐,同时出现发作性点头、拥抱样动作,诊断为婴儿痉挛症(图 8-5-2~图 8-5-5)。

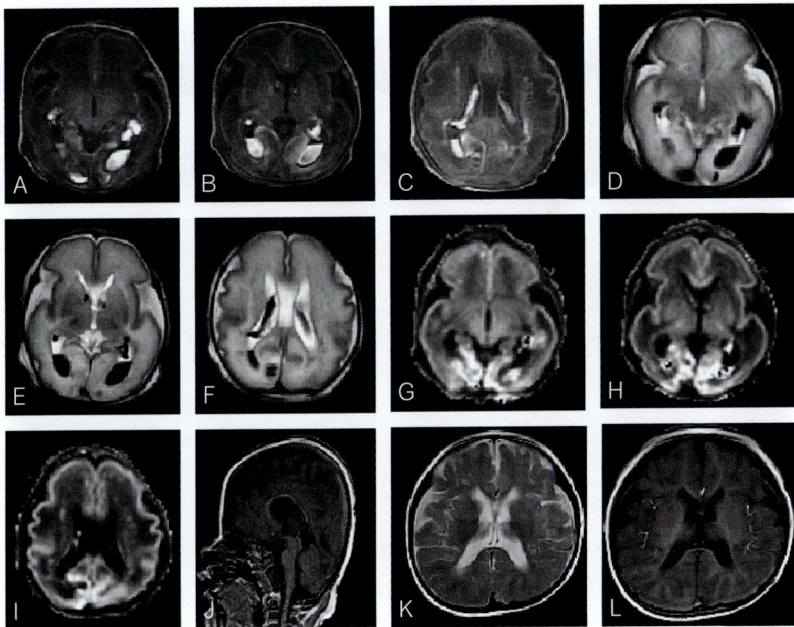

图 8-5-1　生后 12 天和 12 个月 MRI

A~I. 生后 12 天,头 MRI 可见双侧脑室旁及半卵圆中心多发脑白质损伤;双侧脑室内伴脑实质出血。J~L.12 个月,头 MRI 双侧脑室旁白质软化,胼胝体发育不良(A~C、J、L. T$_1$WI 序列,D~F、K. T$_2$WI 序列,G~I. DWI 序列)。

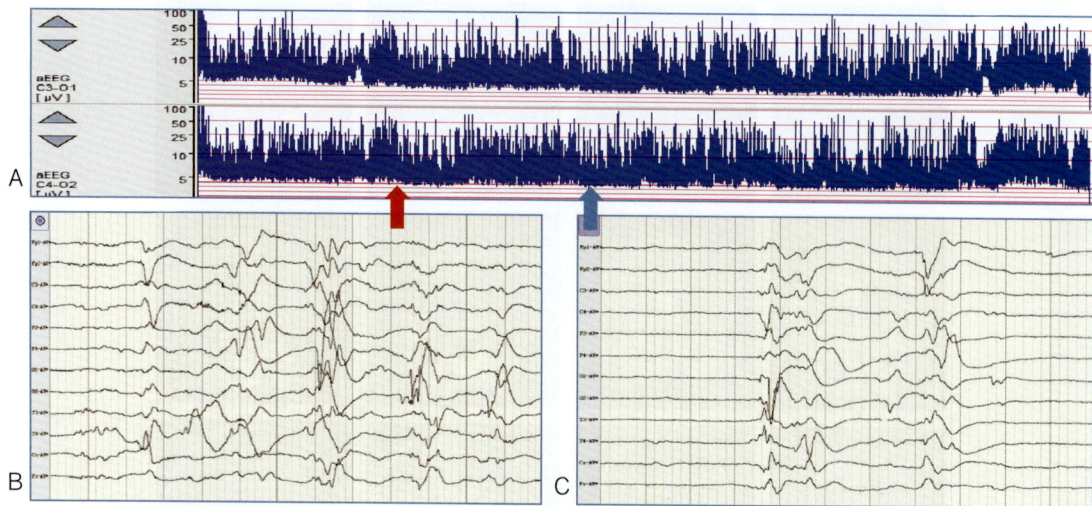

图 8-5-2   DOL 3 天,PMA 29 周 $^{+3}$,背景活动

aEEG 宽窄带无法区分,上下边界变化性不存在。原始脑电图示背景活动的连续性明显下降,无连续图形,呈持续 TD 图形,暴发段以 δ 波活动为主,α、β、θ 频段波衰减明显或缺乏,暴发段持续时间 1~10 秒不等,多数 IBI 在 30~90 秒之间,最长 IBI 近 3 分钟(此图未显示);电压轻度降低(多数 δ 波波幅 <200μV)。脑电活动的反应性及变化性差。多量多灶性正相尖波、尖慢波非同步发放。A. aEEG;B. aEEG 上红色箭头所对应的原始脑电图;C. aEEG 上蓝色箭头所对应的原始脑电图。

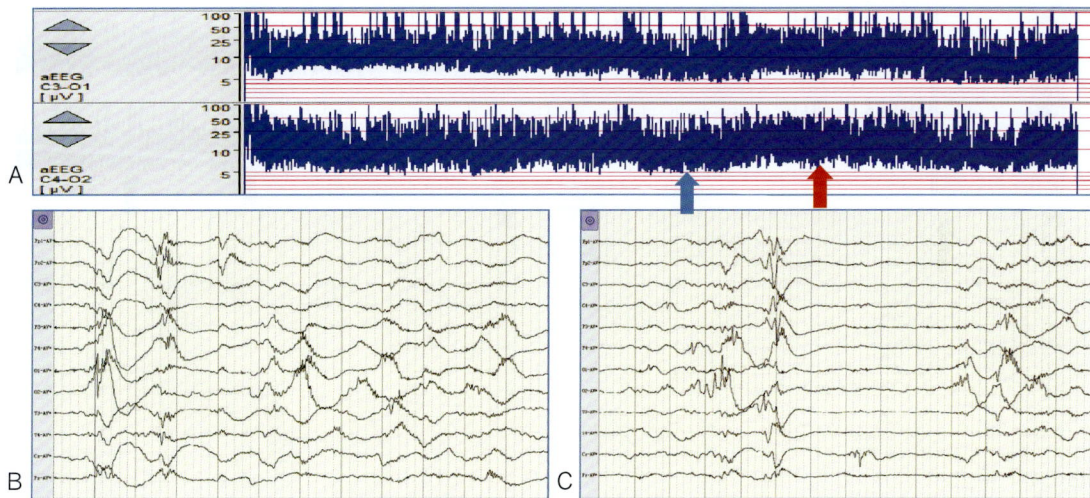

图 8-5-3　DOL 16 天, PMA 31 周⁺², 背景活动

aEEG 示睡眠-觉醒周期雏形初现, 可粗略区分 AS 期和 QS 期, 大致符合相应 PMA。原始脑电图示连续性下降(QS 期多数 IBI 延长, 此处未显示), 电压轻度降低(大多数生理性 δ 波波幅 <150μV), 胎龄相适的生理波形较前增多, 但仍偏少, QS 期暴发段明显, 暴发段持续时间短, 波幅低。多灶性负相/正相尖波(较前明显减少)、畸形 δ 波、畸形 δ 刷等紊乱波形非同步发放。A. aEEG; B. aEEG 上红色箭头所对应的原始脑电图, AS 期; C. aEEG 上蓝色箭头所对应的原始脑电图, QS 期。

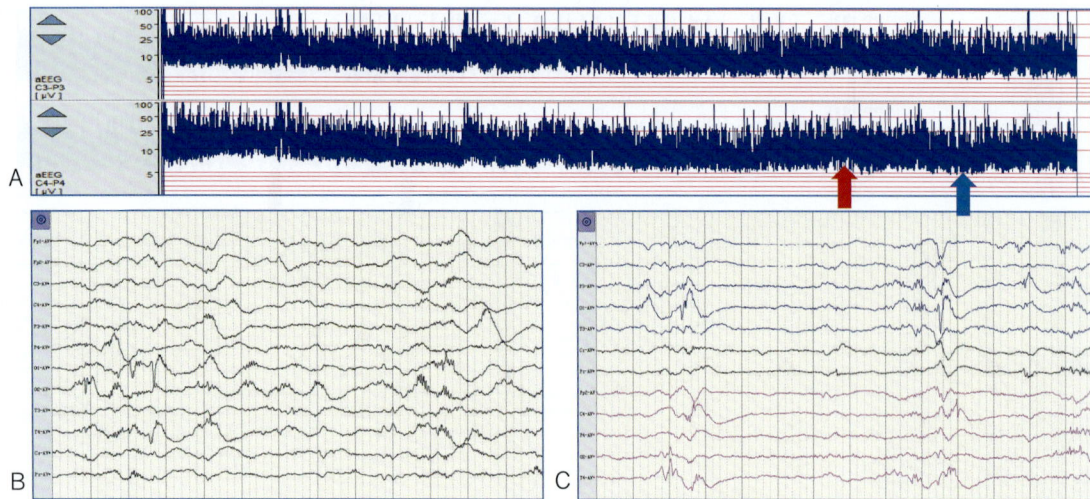

图 8-5-4 DOL 29 天, PMA 33 周 $^{+1}$, 背景活动

aEEG 示宽窄带区分不清, 存在一定的变化性, 与相应 PMA 不符。原始脑电图示连续性轻度下降(连续图形较前增多, QS 期最长 IBI 轻度延长, 此处未显示), 电压大致符合相应 PMA, 胎龄相适的生理波形较前增多, QS 期暴发段生理波形仍偏少, 暴发段持续时间短, 波幅低。多灶性负相/正相尖波、尖慢波、畸形 δ 波、畸形 δ 刷等紊乱波形非同步发放, 数量较前减少。A. aEEG;B. aEEG 上红色箭头所对应的原始脑电图, AS 期;C. aEEG 上蓝色箭头所对应的原始脑电图, 左右平均导联显示, QS 期。

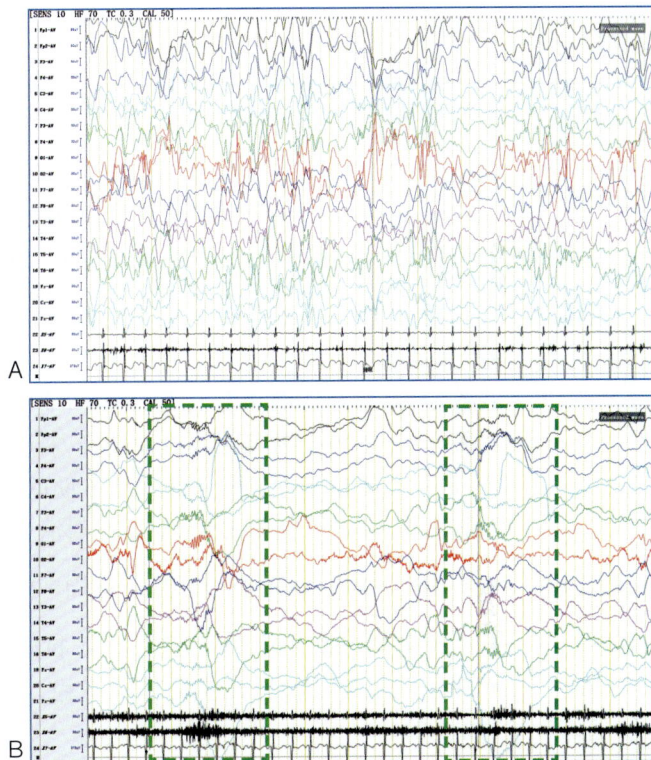

图 8-5-5　DOL 12 月龄,PMA 10 月龄, 背景活动及发作

A. 背景活动呈高度失律改变,未见觉醒期及睡眠期标志性生理波形(此图显示的是睡眠期);B. 发作期脑电图改变,成串的癫痫性痉挛发作(如图绿色虚线框所示)。

病例 6 新生儿脑发育成熟度落后

主诉	生后呼吸费力 25 小时,加重 10 分钟。
现病史	G_1P_1,母孕 38 周 $^{+1}$,因胎动减少 12 小时,胎位横位,剖宫产娩出,出生体重 3 000g,Apgar 评分 1 分钟 8 分,5 分钟 10 分,生后逐渐出现呻吟、吐沫,呼吸费力,外院胸片示气胸,血氧饱和度 70% 左右,以"气胸"收入院。
查体	气管插管,纯氧抱球下血氧饱和度 70% 左右,上下肢血氧无差异,神志清,反应差,弹足 5 次有哭样动作,呼吸急促,呼吸频率 80 次/min,三凹征阳性,周身皮肤苍白,口唇及四肢末梢青紫,前囟平坦,约 2cm×2cm,张力不高,右侧胸廓较对侧饱满,右肺及纵隔区叩诊呈鼓音,右肺呼吸音明显减弱,左肺未闻及干湿啰音,最强心音位于左锁骨中线第 5、6 肋间,心音低钝,律齐,未闻及病理性杂音,四肢肌张力减低,腘角 120°,原始反射消失。
辅助检查	• 头 MRI+DWI(DOL 18 天,PMA40 周 $^{+5}$):符合新生儿脑改变。
诊疗经过 & 随访	• 给予患儿呼吸支持、胸腔闭式引流、抗感染等对症支持治疗。 • 纠正胎龄 41 周,患儿生命体征平稳,自主吃奶良好,顺利出院(图 8-6-1,图 8-6-2)。

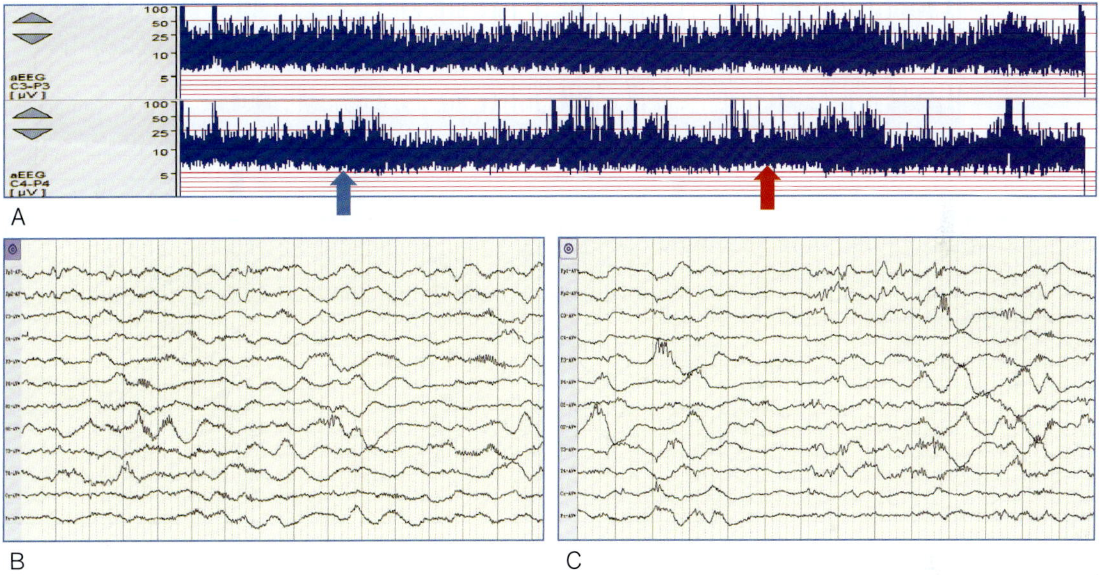

图 8-6-1 DOL 4 天, PMA 38 周 [+5], 背景活动

aEEG 示睡眠-觉醒周期建立, 落后于相应 PMA。原始脑电背景活动 δ 刷数量相对多、频带相对慢、波幅相对高大、空间分布相对弥漫, 以上脑电背景活动符合 PMA 34~35 周脑电活动特征, 提示发育成熟度落后于相应 PMA。A. aEEG; B. aEEG 上红色箭头所对应的原始脑电图, AS 期; C. aEEG 上蓝色箭头所对应的原始脑电图, QS 期。

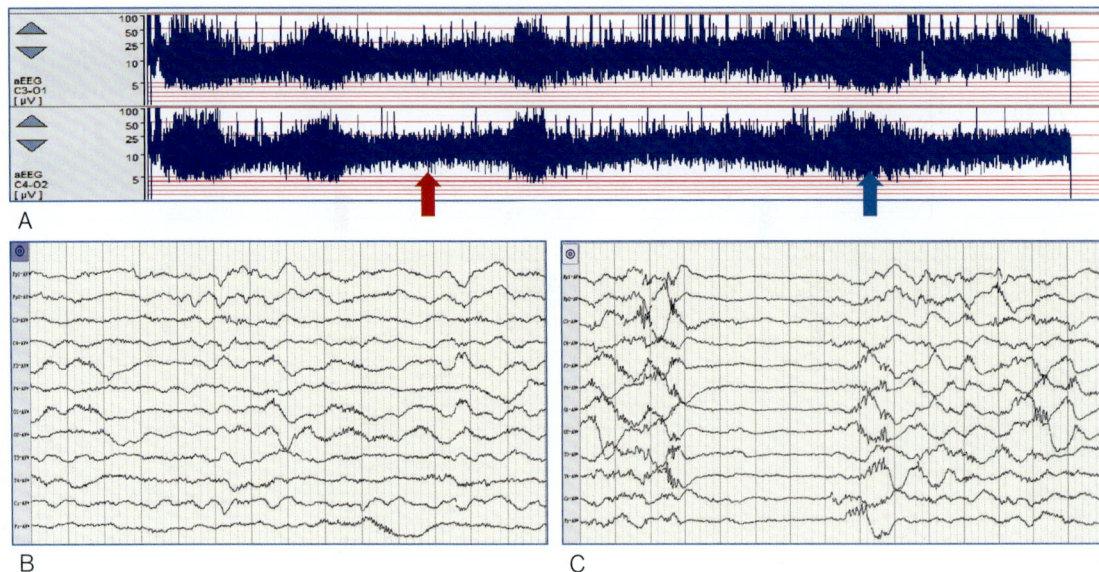

图 8-6-2　DOL 11 天,PMA 39 周 [+5],背景活动

aEEG 示睡眠-觉醒周期建立,落后于相应 PMA。原始脑电图胎龄相适的生理波形落后(δ 刷数量相对多、频带相对慢、波幅相对高大、空间分布相对弥漫),连续性差(QS 期仍以 TD 图形为主)。以上脑电背景活动符合 PMA36 周脑电活动特征,提示发育成熟度仍落后于相应 PMA。A. aEEG;B. aEEG 上红色箭头所对应的原始脑电图,AS 期;C. aEEG 上蓝色箭头所对应的原始脑电图,QS 期。

病例 7 自限性（家族性）新生儿癫痫（*KCNQ2* 基因突变）

主诉	间断抽搐 2 天。
现病史	男，3 天，G_1P_1，母孕 39 周$^{+2}$，出生体重 3 400g，羊水、脐带、胎盘未见明显异常，Apgar 评分不详。生后约 20 小时出现抽搐，表现为头后仰、眨眼、咂嘴，双手握拳，双上肢僵硬伸直，持续约 1 分钟自行缓解，每天发作数次。
查体	未见明显阳性体征。
辅助检查	• 头颅 MRI（DOL 3 天，PMA39 周$^{+5}$）：未见异常。 • 血、尿筛查：血糖、血钙、血氨、乳酸等无异常。 • 基因检测：该患儿携带 *KCNQ2* 基因突变，关联疾病为良性家族性新生儿惊厥 1 型。具体如下：c.1342（exon13）C>T，p. R448X，425 杂合突变，该突变为无义突变，即在第 13 号外显子的第 1342 位置 C 碱基突变为 T 碱基，导致第 448 位置编码精氨酸的氨基酸异常终止，最终截短 425 个氨基酸。父亲为杂合携带，母亲为野生型。
诊疗经过 & 随访	• 在院治疗：先后给予苯巴比妥、维生素 B_6、左乙拉西坦等药物治疗，发作逐渐控制。 • 随访：出院后再无发作。3 岁时智力运动发育正常（图 8-7-1~图 8-7-4）。

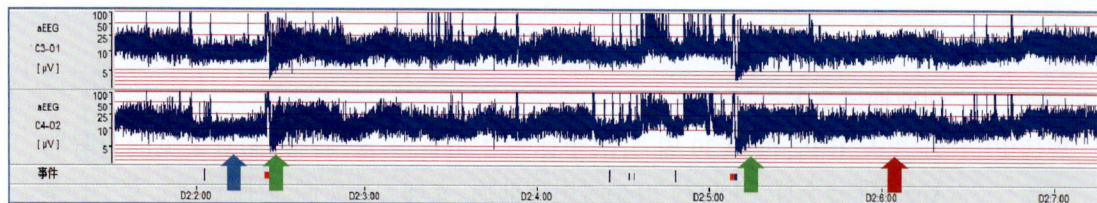

A

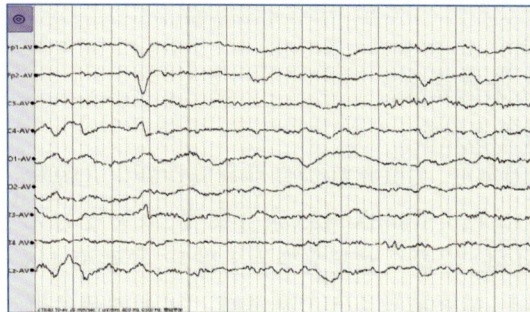

B

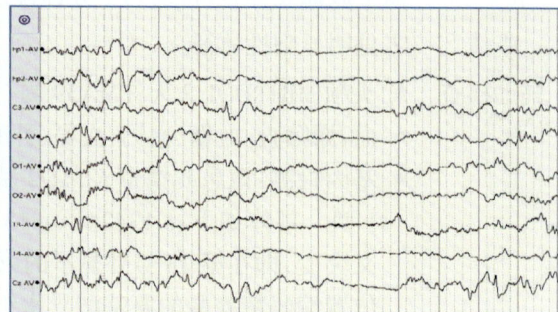

C

图 8-7-1　DOL 3 天,PMA 39 周 ⁺⁵,背景活动

A. aEEG 睡眠-觉醒周期紊乱,电压正常,出现 2 个明显缺口,经原始 EEG 证实为电-临床发作。绿色箭头处为应用苯巴比妥一次。B. AS 期,aEEG 蓝色箭头处原始 EEG,连续图形,胎龄相适生理波活动正常。C. QS 期,aEEG 红色箭头处原始 EEG,连续图形及 TA 图形为主,暴发段电压正常,快波活动相对明显,波形略显高尖,IBI 2~5 秒。

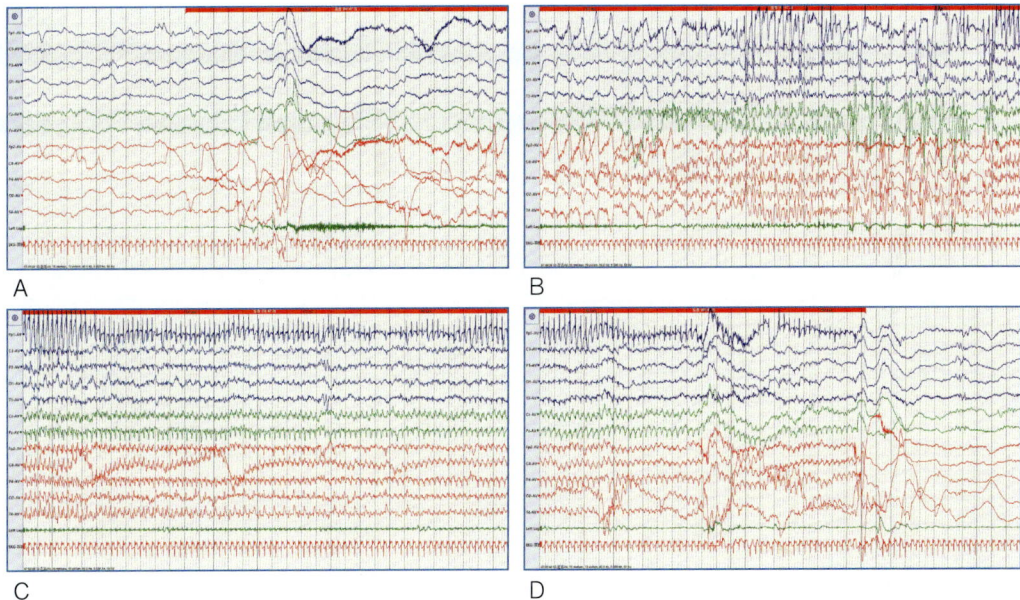

图 8-7-2　DOL 3 天,PMA 39 周 $^{+5}$,序贯性发作

患儿表现为强直→不对称不同步阵挛→口咽部自动症,持续 80 秒左右。A. 发作起始,双半球弥漫性电压降低,动作伪迹;B、C. 发作期间,双半球高波幅尖波→双半球棘波或尖波非同步非对称性节律发放;D. 发作结束,双半球弥漫性电压抑制(走纸速度 15mm/s,右上肢肌电电极脱落,仅显示左上肢肌电)。

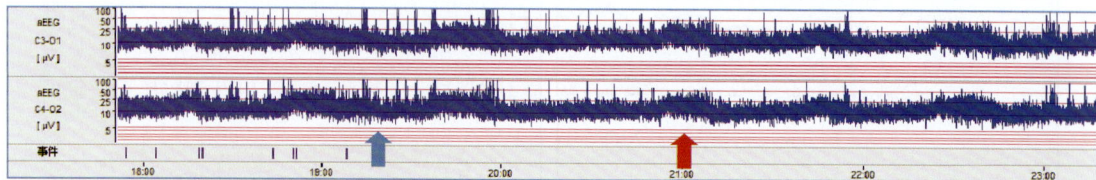

A

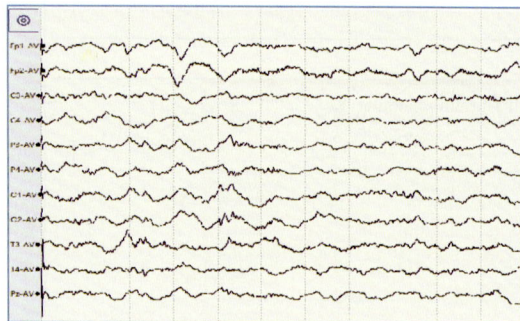

B

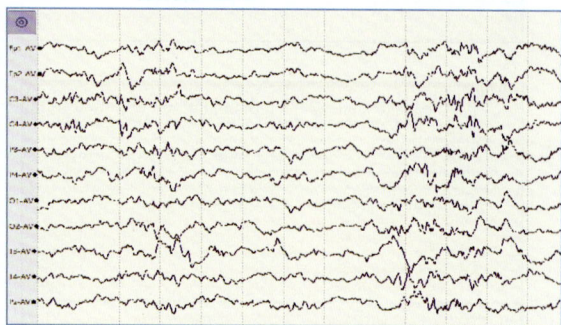

C

图 8-7-3　DOL 7 天,PMA 40 周 $^{+2}$,无惊厥发作,背景活动正常

A. aEEG 睡眠-觉醒周期正常,电压正常,无明确缺口改变。B. AS 期,aEEG 蓝色箭头处原始 EEG,连续图形,胎龄相适生理波活动正常。C. QS 期,aEEG 红色箭头处原始 EEG,连续图形及 TA 图形为主,暴发段电压正常,快波活动相对明显,IBI 1~4 秒。

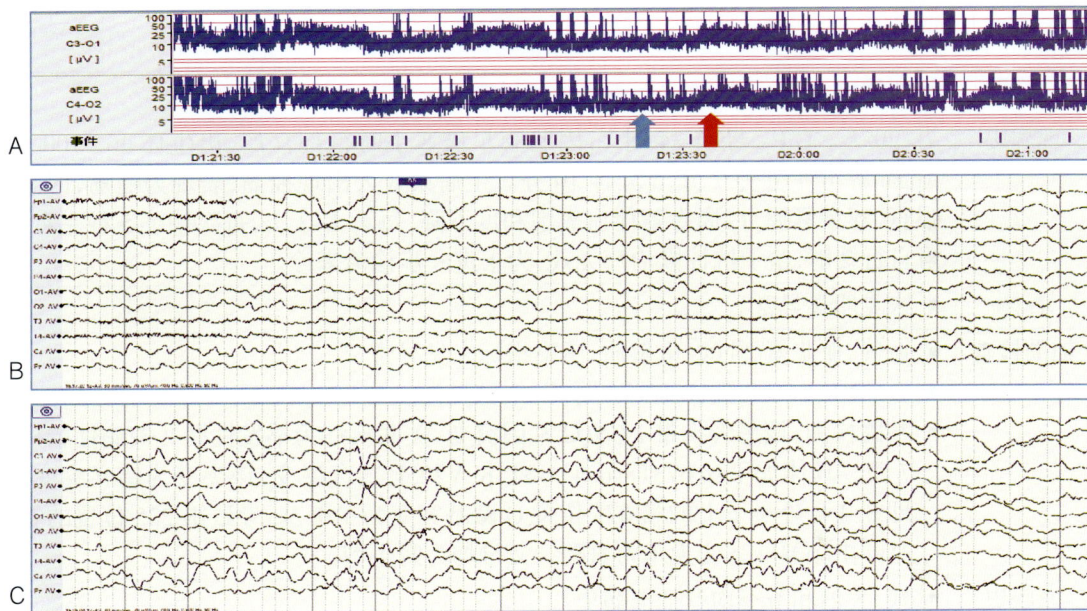

图 8-7-4　DOL 23 天,PMA43 周,背景活动大致正常

A. aEEG 睡眠-觉醒周期成熟,电压正常,左右侧大致对称,无明显缺口改变;B. AS 期,aEEG 蓝色箭头处原始 EEG,连续图形,θ、δ 波活动连续活动;C. QS 期,aEEG 红色箭头处原始 EEG,连续图形为主,中-高波幅混合慢波活动。

病例 8 发育性癫痫性脑病(*KCNQ2* 基因突变)

主诉	间断抽搐 12 天。
现病史	男,20 天。G_1P_1,母孕 34 周 $^{+4}$,因胎膜早破 8 小时行剖宫产,出生体重 2 700g,Apgar 评分 1 分钟 7 分,5 分钟 10 分。生后第 8 天出现抽搐,表现为咂嘴,四肢强直,双拳紧握,口周青紫伴血氧饱和度下降,每天 1~2 次,每次持续 5 秒左右,可自行缓解,给予抗惊厥治疗无效,为求进一步诊治来诊。
查体	• 未见明显异常。
辅助检查	• 血气、血浆氨、乳酸、电解质、感染指标未见异常。 • 头 MRI(DOL 7 天,PMA 35 周 $^{+4}$):未见异常。 • 基因检测:该患者携带 *KCNQ2* 基因突变,关联疾病为早发性婴儿癫痫性脑病 7 型。具体如下:c.673(exon4)G>T,p. V225F 杂合突变,该突变为错义突变,即在 4 号外显子上的第 673 位置 G 碱基突变为 T 碱基,导致第 225 位置的氨基酸由缬氨酸突变为苯丙氨酸。父母均为野生型。
家族史	• 姨、大伯和爷爷均有抽搐病史。
诊疗经过 & 随访	• 在院期间给予多种抗发作药物联合治疗,惊厥发作控制不佳。 • 4 个月,严重的精神运动发育迟滞,成串癫痫性痉挛发作。 • 12 个月,严重的精神运动发育迟滞,孤立癫痫性痉挛发作(图 8-8-1~图 8-8-7)。

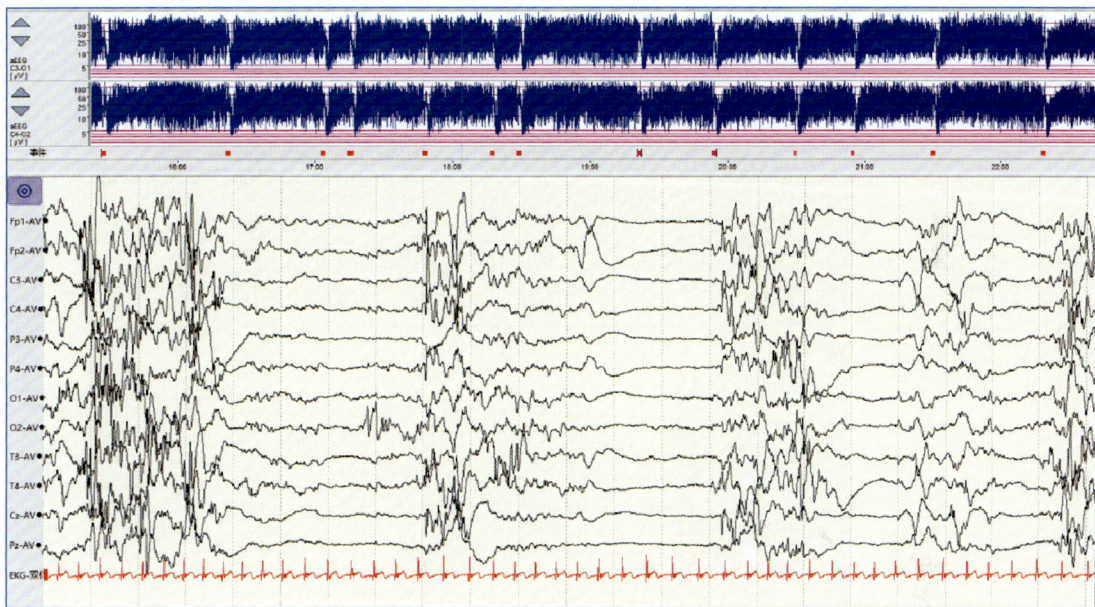

图 8-8-1　暴发-抑制背景

PMA 37~39 周,背景为持续暴发-抑制图形,无正常生理波活动,觉醒期及睡眠期无明显差异,变化性及反应性差。暴发段波幅达 200~300μV,抑制段大多数 <5μV(灵敏度 10μV/mm,走纸速度 20mm/s)。

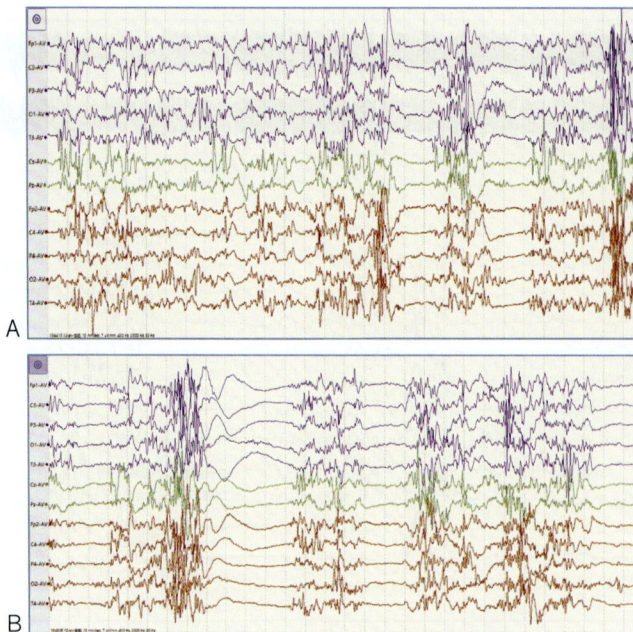

图 8-8-2　暴发-抑制背景

PMA37~39 周,背景为持续暴发-抑制图形,左右半球脑电活动大致同步对称,
暴发段持续数秒至十余秒,IBI 持续 1~5 秒不等(走纸速度 15mm/s)。

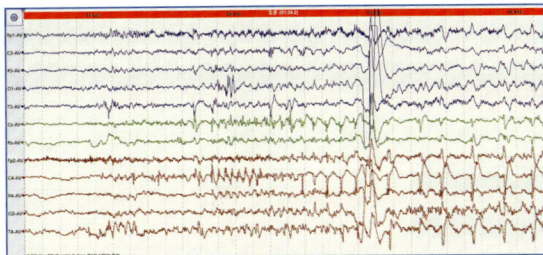

A

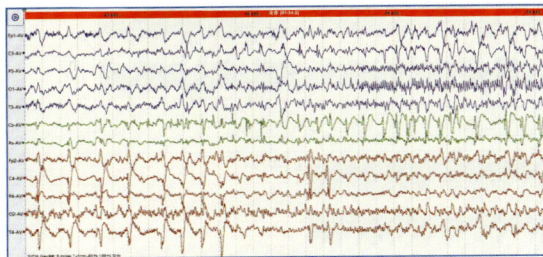

B

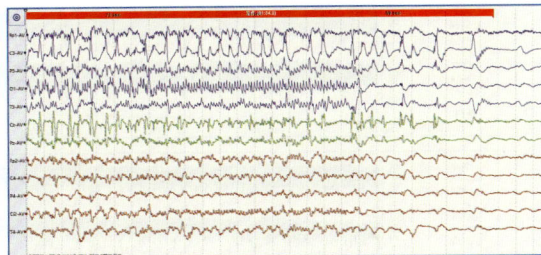

C

图 8-8-3　不对称强直发作

患儿频繁出现电-临床发作,以不对称强直发作为主。不对称姿势在一次发作中可发生侧别的变换。走纸速度15mm/s(视频 8-8-1)。

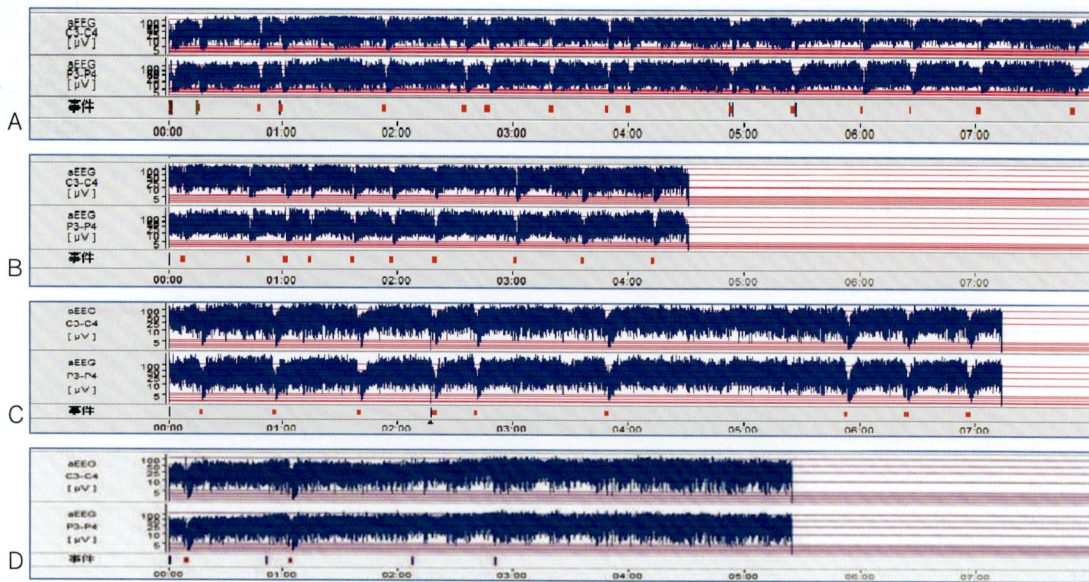

图 8-8-4　频繁电-临床发作

PMA 37~39 周,在院期间监测多次,频繁电-临床发作(红色标记处),aEEG 显示为下凹样缺口。上边界 >100μV,无明确睡眠-觉醒周期变化。

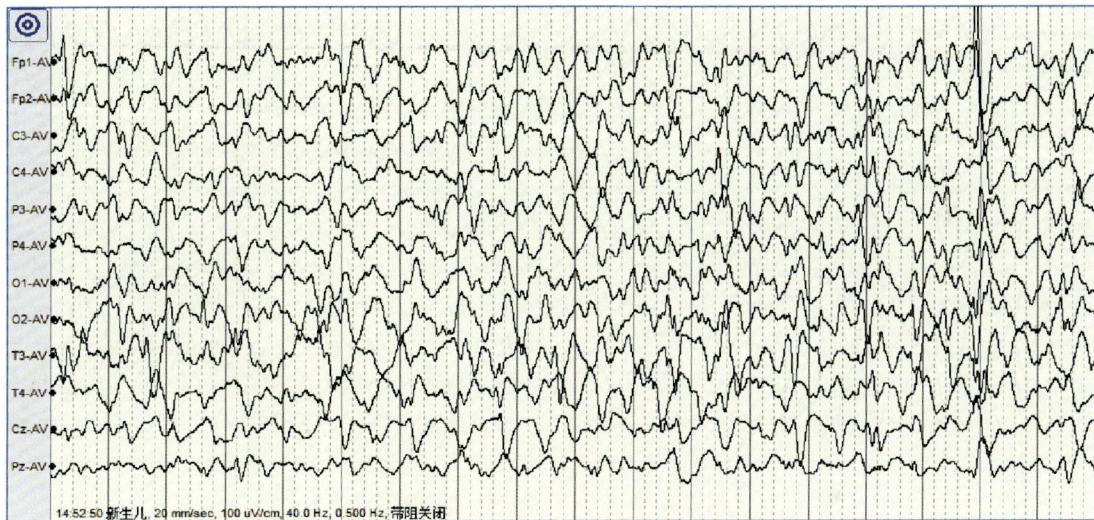

图 8-8-5　4个月,高度失律背景

患儿4个月,有严重的精神运动发育迟滞。EEG背景活动为高度失律,觉醒期及睡眠期无月龄相适生理波活动。

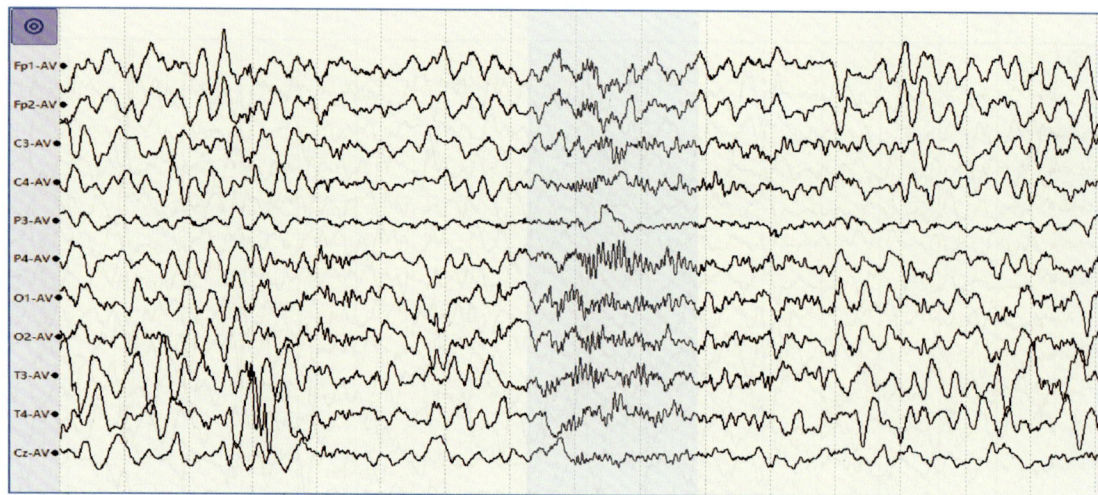

图 8-8-6　4 个月,癫痫性痉挛发作

出现成串的微小癫痫性痉挛发作,表现为眼球快速向固定方向运动一下,间隔数秒反复刻板发生。同期 EEG 为高度失律背景中突然弥漫性电压降低数秒,中间复合低波幅快波节律,双侧后头部为主。灵敏度 $100\mu V/cm$。

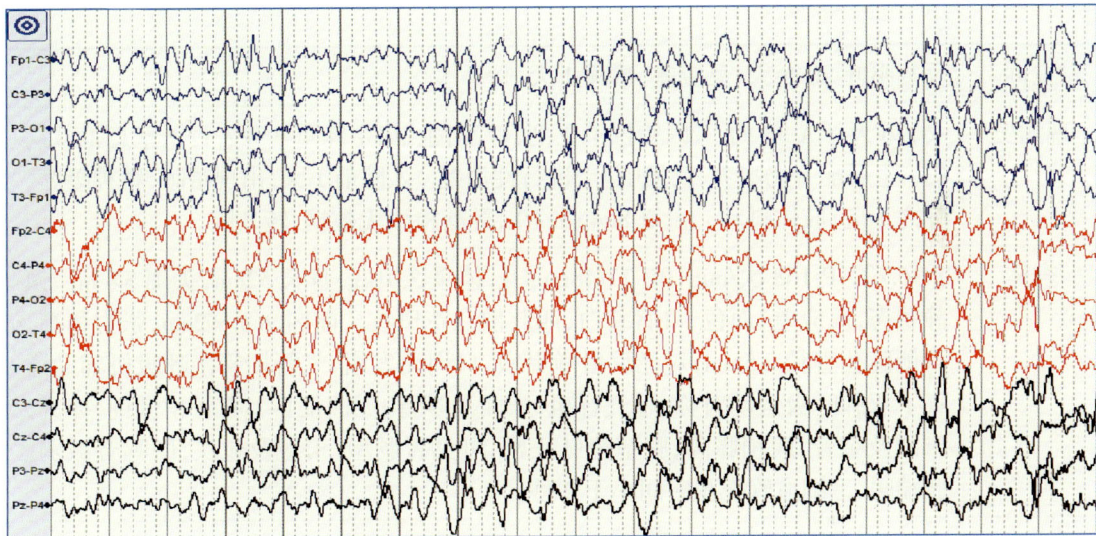

图 8-8-7　12 个月,高度失律背景

患儿 12 个月时,严重的精神运动发育迟滞,肌张力增高,不会翻身,不能独坐,不能交流。EEG 背景活动为高度失律,觉醒期及睡眠期无月龄相适生理波活动。仍有少量孤立性微小癫痫性痉挛发作(图中未显示)。灵敏度 200μV/cm。

病例 9　甲基丙二酸尿症

主诉	反复呕吐 20 余天,反应差、嗜睡 1 天。
现病史	女,26 天,GA 38 周 $^{+6}$,因胎位不正剖宫产出生,出生体重 3.3kg,否认窒息抢救病史。生后配方奶喂养,反复呕吐,进行性消瘦。入院前 1 天,出现嗜睡,精神萎靡,呼之不应,肢体抖动。血氨 864μmol/L,乳酸检测无数据,转入院。
查体	T 36.7℃,P 168 次/min,BP 77/48mmHg,体重 3.01kg,身长 52cm,头围 34cm。镇静状态,反应差,面色、口唇苍白,四肢散在花斑纹。前囟 2cm×2cm,张力稍高。双侧瞳孔直径 2.5mm,对光反射尚灵敏,口周无发绀,气管插管接呼吸机辅助通气下双肺呼吸运动对称,呼气音粗,未闻及啰音,三凹征(-),心音稍低钝,律齐,未闻及杂音,腹稍膨隆,腹壁静脉正常,可见胃肠型,未触及包块,肠鸣音减弱。肢端暖,毛细血管充盈时间小于 2 秒。
辅助检查	• 血氨(DOL 26 天,PMA42 周 $^{+4}$):141μmol/L。 • 血氨(DOL 27 天,PMA42 周 $^{+5}$):51μmol/L。 • 头 MRI(DOL 27 天,PMA42 周 $^{+5}$):未见异常。 • 血筛查:提示甲基丙二酸血症。

辅助检查	• 基因检测:该患者携带 *MMUT* 基因一对复合杂合突变,关联疾病为甲基丙二酸尿症 mut(0) 型。具体如下:①c.1280(exon6) G>A,p.Gly427Asp,该突变为错义突变,即在 6 号外显子的第 1280 位置 G 碱基突变为 A 碱基,导致第 427 位置的氨基酸由甘氨酸突变为天冬氨酸。父亲为杂合携带,母亲为野生型。②c.322(exon2) C>T,p.Arg108Cys,该突变为错义突变。即在 2 号外显子的第 322 位置 C 碱基突变为 T 碱基,导致第 108 位置的氨基酸由精氨酸突变为半胱氨酸。父亲为野生型,母亲为杂合携带。
诊疗经过 & 随访	• 给予气管插管、禁食、抗感染,以及精氨酸、左卡尼汀、辅酶 Q_{10}、维生素 B_6、维生素 B_{12} 等药物治疗,甲基丙二酸奶粉喂养。 • 2 个月,生长发育可,可逗笑,可竖头一会儿(图 8-9-1~图 8-9-3)。

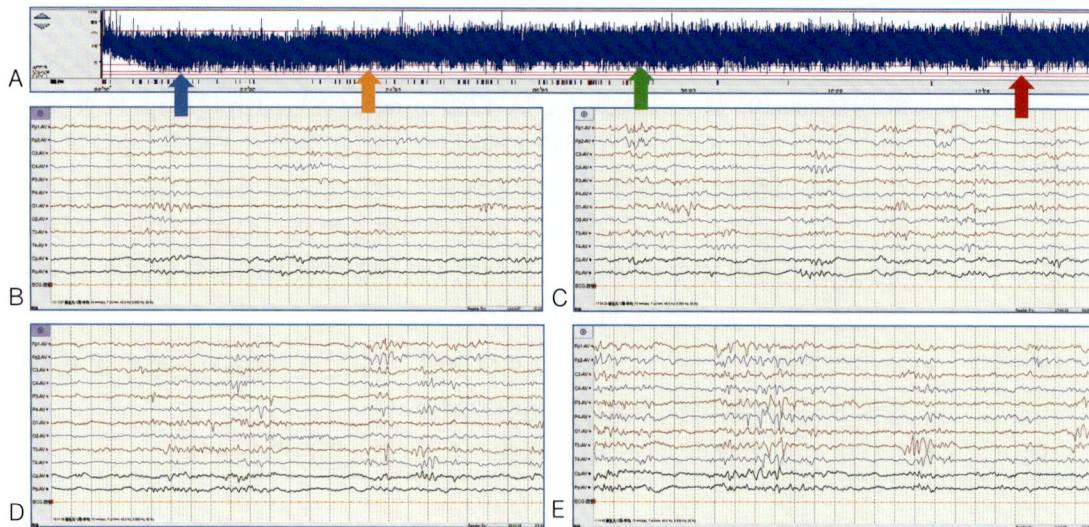

图 8-9-1 GA 38 周⁺⁶,DOL 26 天,PMA 42 周⁺⁴,对症治疗中

监测 12 小时,血氨 141μmol/L,监测期间前 2 小时静脉咪达唑仑 2μg/(kg·min)维持;监测期间前 5 小时芬太尼 2μg/(kg·h)静脉维持。A. aEEG:上边界和下边界逐渐抬高,带宽增宽,始终无睡眠-觉醒周期变化;B~E.原始脑电最初为低波幅 θ 活动,随着精氨酸治疗及镇静药物的减停,脑电活动数量逐渐增多,波幅逐渐增高,但波形不规整,缺乏胎龄相适正常生理波活动。连续活动时间延长,IBI 时间缩短,连续性提高(图 B~E 分别为蓝色、橙色、绿色、红色箭头所指原始 EEG)。

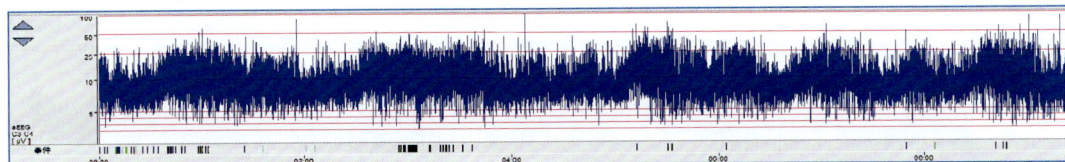

A

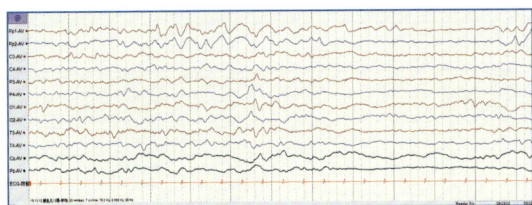

B

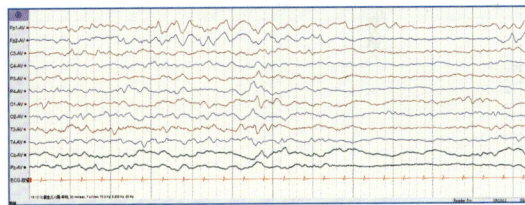

C

图 8-9-2　DOL 27 天,PMA42 周 ⁺⁵,对症治疗中,血氨降低

血氨逐渐下降,血氨 51μmol/L。A. aEEG 睡眠-觉醒周期出现,周期紊乱,QS 期占比高,下边界电压偏低;B. 连续图形部分低波幅 θ、δ 波混合活动,快波相对减少;C. TA 图形,暴发段波幅相对低,波形欠规整,少量多灶棘波或尖波活动,有些 θ 波波形高尖。

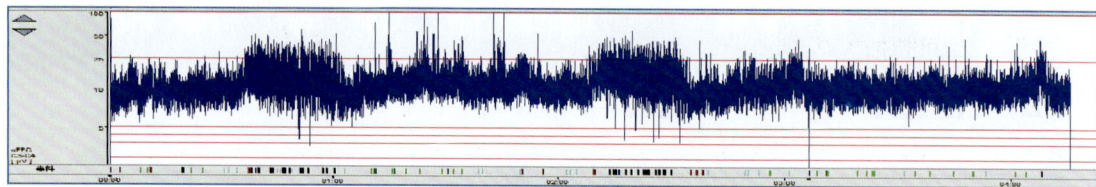

A

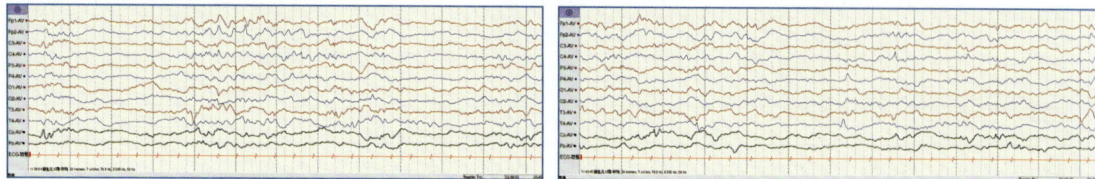

B   C

图 8-9-3　DOL 39 天,PMA44 周 $^{+3}$,对症治疗中,背景活动

A. aEEG 睡眠-觉醒周期变化落后于相应胎龄,上下边界大致正常;B. 不规则低波幅 θ、δ 波复合快波混合活动,快波增多;C. α、β 频带波明显增多,有些波形略显高尖,连续性增加。

病例 10　脑结构发育异常（巨脑回畸形）

主诉	间断抽搐 7 天。
现病史	男,7 天,G_1P_1,母孕 39 周 $^{+2}$,因臀位于当地医院剖宫产娩出,生后无窒息史。羊水清,脐带及胎盘未见异常。出生体重 3 400g。患儿生后 1 小时出现抽搐,表现为头偏向左侧,伴头部抖动,意识不清,四肢无强直及抖动,无发绀,持续 7~8 秒后自行缓解,抽后意识恢复,无嗜睡,无拒乳。抽搐发作频繁,间隔两小时抽搐 1 次,持续时间约 1 分钟,表现同前。为求进一步诊治入院。
查体	未见明显阳性体征。
辅助检查	• 头 MRI（DOL 7 天,PMA 40 周 $^{+2}$）:右侧大脑半球巨脑回畸形（图 8-10-1）。 • 血、尿筛查:血糖、血钙、血氨、乳酸等无异常。
诊疗经过 & 随访	• 在院期间给予多种抗发作药物治疗,惊厥控制差。 • 6 个月,发育落后,多种抗发作药物联合应用,每天仍有发作（图 8-10-2~图 8-10-4）。

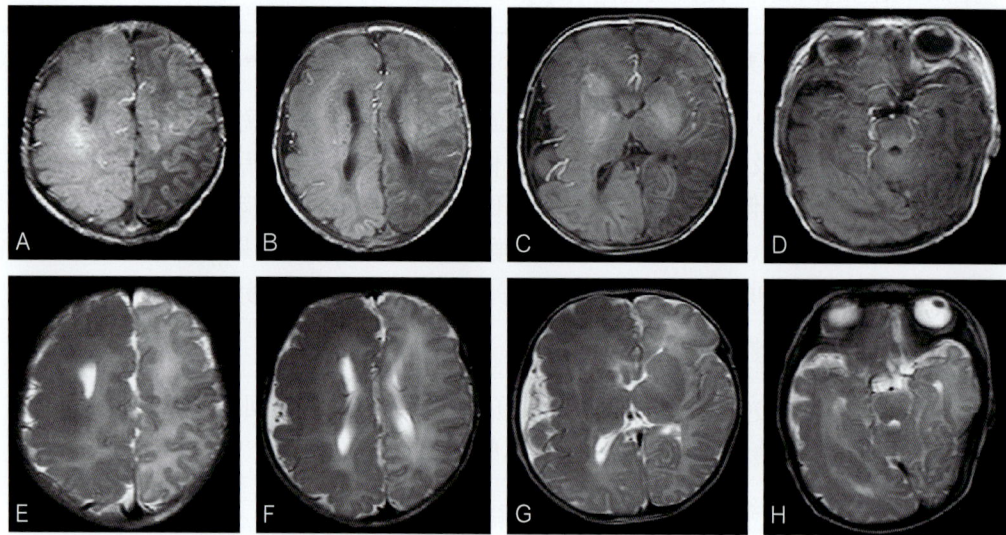

图 8-10-1　右侧半球发育不良,巨脑回畸形

右侧大脑半球灰白质分界不清,呈弥漫稍短 T_1 等 T_2 信号,脑沟脑裂减少,脑回粗大,右侧脑室形态不规则。A~D. T_1WI;E~H. T_2WI。

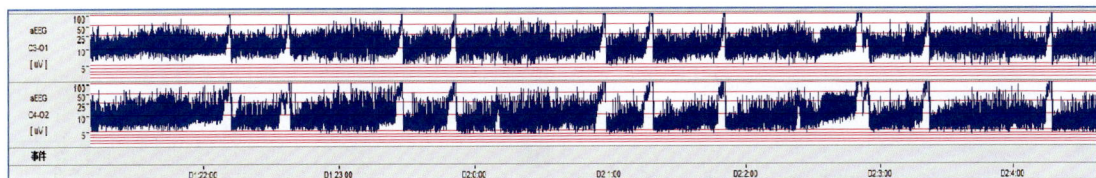

A

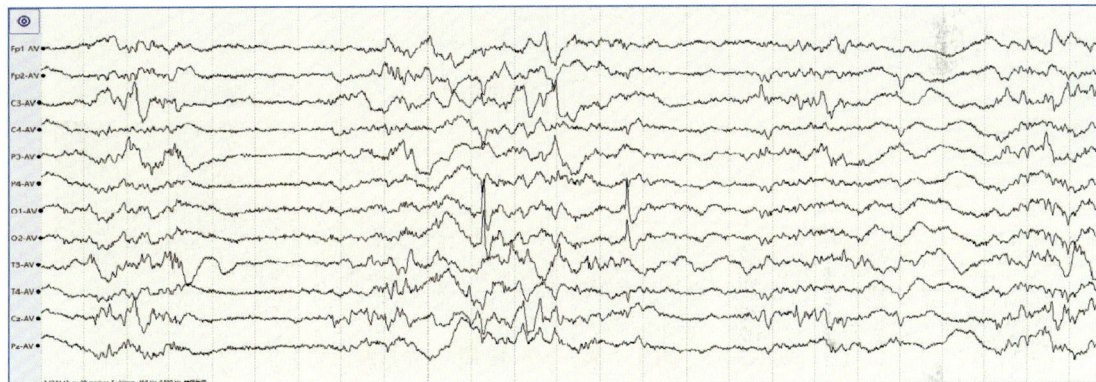

B

图 8-10-2　DOL 7 天,PMA 40 周 [+2],背景活动

A. aEEG 无明确睡眠-觉醒周期变化,双侧带宽及电压不对称,频繁宽大缺口改变,经原始 EEG 证实为电-临床发作;B. 不连续图形为主,暴发段不规则波活动,有些波形高尖。

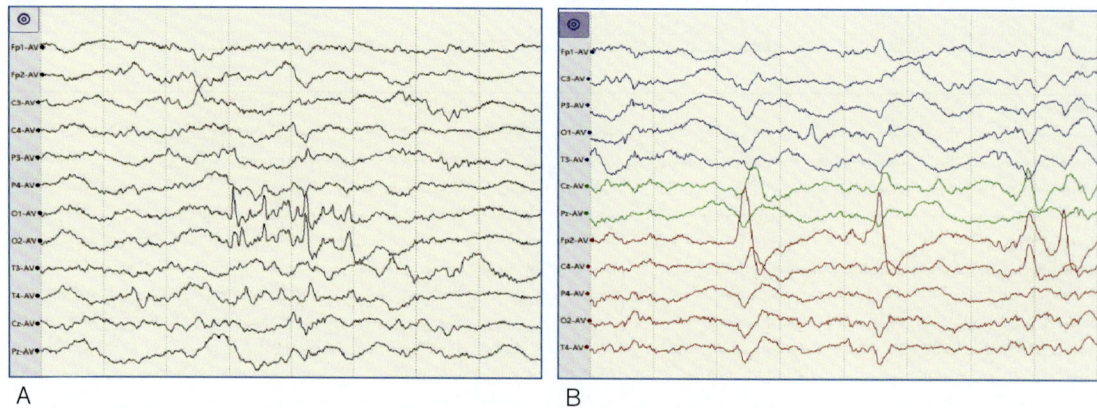

图 8-10-3　DOL 7 天, PMA 40 周 [+2], 异常波活动

A. 双侧枕区高波幅不规则尖波簇发; B. 右额、中央区高波幅尖波, 波幅可达 200~400μV。

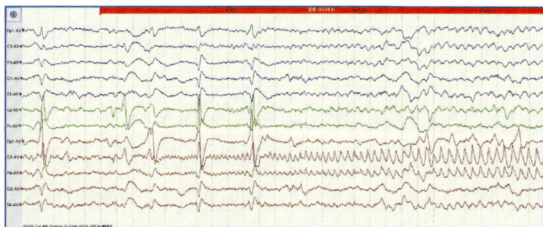

A

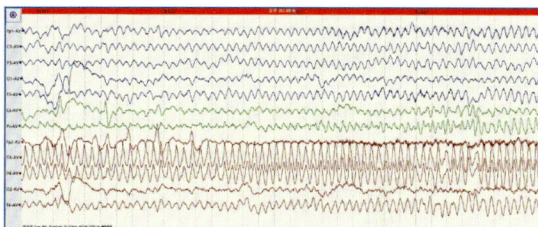

B

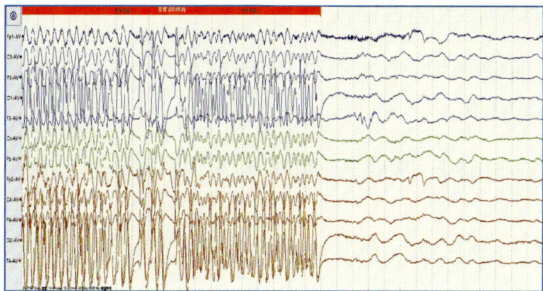

C

图 8-10-4　DOL 7 天, PMA 40 周 [+2], 发作期

A~C. 右中央区起始 2~4Hz 低波幅 θ、δ 波节律发放→波幅迅速增高, 呈尖形 δ 波节律发放, 右侧半球为主→波幅进一步增高, 波形高尖, 节律性发放→发作突然停止, 发作持续 1~5 分钟。走纸速度 15mm/s, 灵敏度 10μV/mm(左右平均导联显示)。

病例 11　新生儿缺氧缺血性脑病

主诉	间断抽搐 13 小时。
现病史	女,日龄 17 小时,G_2P_1,母孕 40 周因瘢痕子宫剖宫产娩出,出生体重 3 780g,羊水、脐带及胎盘未见异常,Apgar 评分 1 分钟 3 分,5 分钟 7 分(具体复苏过程不详),生后动脉血气 pH 7.012,Lac 14mmol/L,BE-18.6mmol/L,入当地医院行纠酸、补液等治疗,生后 4 小时出现抽搐,表现为双眼凝视,四肢强直,给予苯巴比妥治疗后仍反复发作,表现同前,为求进一步诊治转至笔者医院。
查体	神志清,易激惹,双眼凝视,颈后仰,前囟平坦,张力不高,四肢肌张力增高,吸吮反射减弱,拥抱反射活跃,握持反射未引出。
辅助检查	• 头 MRI(DOL4 天,PMA 40 周 $^{+4}$):双侧脑干、基底节、侧脑室旁及半卵圆中心区异常高信号(图 8-11-1)。 • 头 MRI(DOL14 天,PMA 42 周):双侧基底节区斑片样短 T_1 长 T_2 信号影,呈大理石样改变(图 8-11-1)。 • 头 MRI(21 个月):胼胝体变薄,双侧基底节区长 T_2,Flair 高信号影(图 8-11-1)。

诊疗经过 & 随访	• 入院后给予苯巴比妥、咪达唑仑抗惊厥治疗,第 3 天惊厥发作停止,第 5 天出现觅食反射,第 9 天肌张力恢复正常,第 14 天可自行吃奶,出院时患儿自主活动良好,颈牵拉征弱阳性,四肢肌张力及原始反射正常。 • 3 个月,头围 37.0cm,前囟小,骨缝有重叠,追视,头竖立差,哭闹后不易安抚,四肢运动在哭闹时明显增强,握持反射(+),腘角 110°,足背屈 60°,内收肌角 120°,出现癫痫性痉挛发作,诊断婴儿痉挛症。 • 2 岁,无癫痫发作,重度脑瘫,不会说话,不会坐、爬,不认人,四肢肌张力明显增高(图 8-11-2~图 8-11-11)。

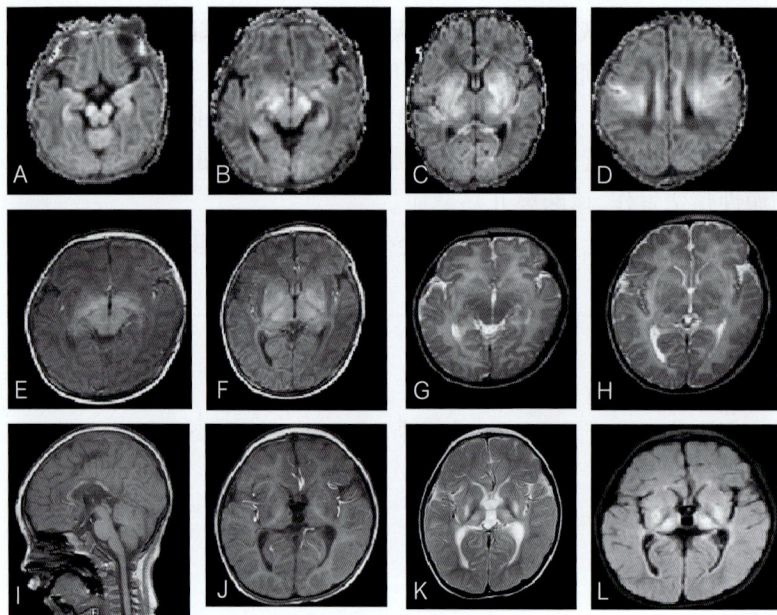

图 8-11-1　头部影像学检查
A~D. DOL 4 天, DWI, 双侧脑干、基底节、侧脑室旁、半卵圆中心区弥散受限异常高信号; E~H. DOL 14 天(E~F. T_1WI, G~H. T_2WI 序列), 双侧基底节区斑片状短 T_1 长 T_2 信号影, 大理石样改变, 内囊后肢信号消失; I. 21 个月, T_1WI, 矢状位胼胝体薄; J. T_1WI, K. T_2WI, L. Flair 序列, 双侧基底节区斑片状长 T_2, Flair 高信号影, 显示丘脑基底节软化萎缩性, 胶质细胞增生改变。

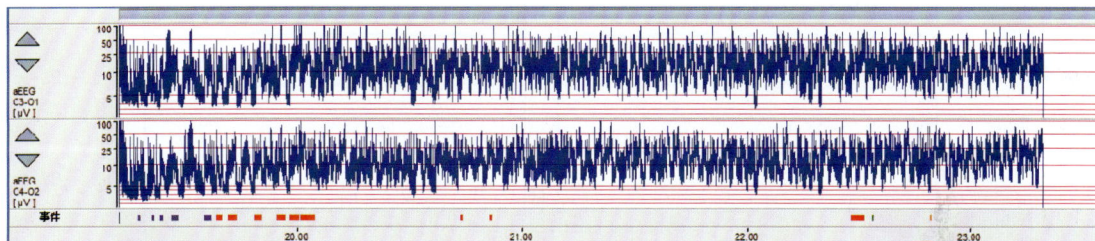

A

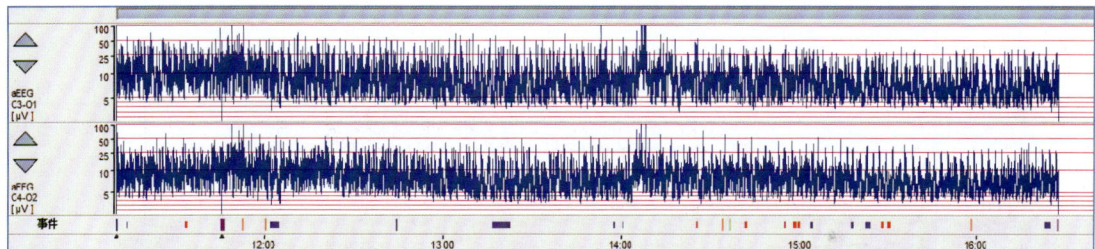

B

图 8-11-2　DOL 1~2 天,aEEG 惊厥持续状态

A~B. 频繁惊厥发作,苯巴比妥及咪达唑仑持续抗惊厥治疗中。aEEG 中睡眠-觉醒周期不存在,大量大小不一的缺口样改变,经原始 EEG 证实为起始位置不同,持续时间不等的电-临床发作或电发作,达到惊厥持续状态。

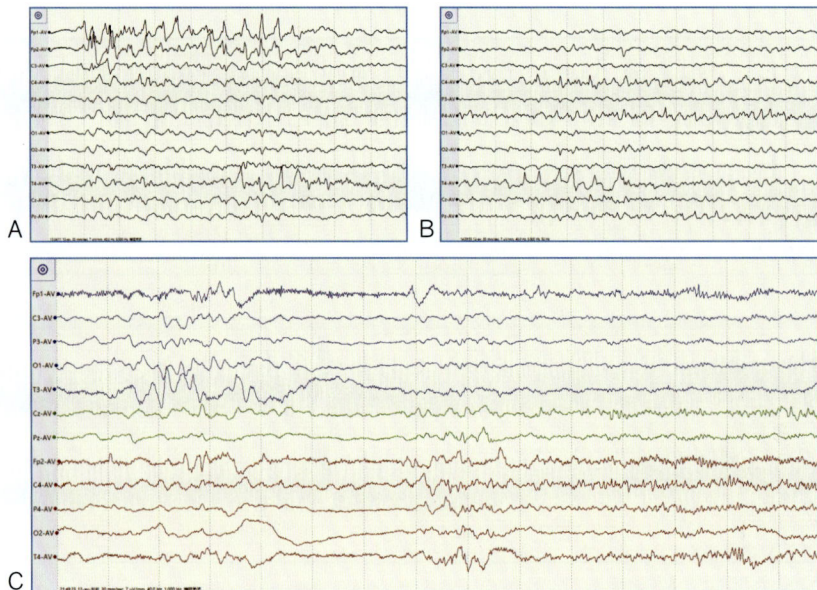

图 8-11-3　DOL 1~2 天,原始 EEG 脑电背景活动

原始 EEG 脑电背景活动,整体脑电活动明显减少,电压降低,连续性下降,同步性及对称性差,反应性及变化性差。A、B.暴发段脑电活动明显减少,电压降低,少量多灶高尖 θ 波及 δ 波非同步活动;C.左右半球间脑电活动同步性及对称性差,IBI 3 ~15 秒(A、B.平均导联显示;C.左右平均导联显示)。

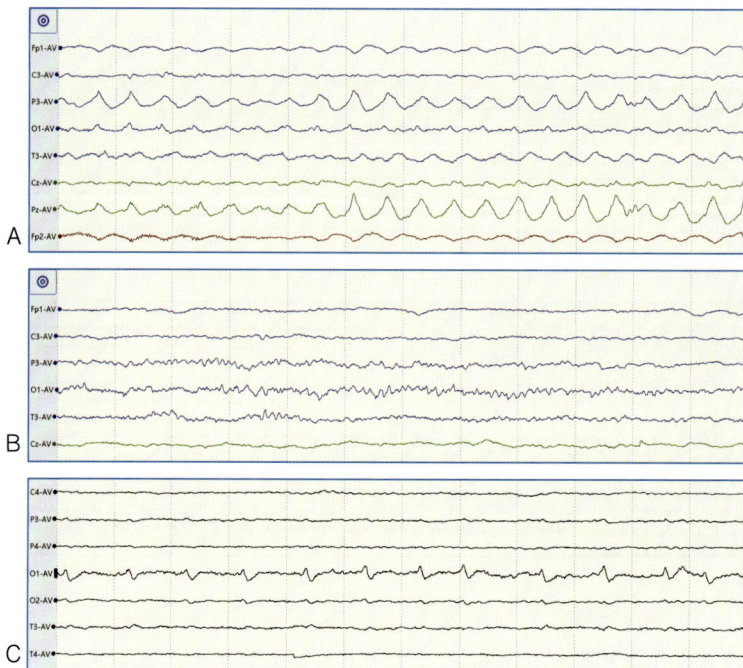

图 8-11-4　DOL 1~2 天,发作间期多种异常电活动

A. P3、Pz 导联节律性 δ 活动(RDA);B. P3、O1 导联短暂节律性放电(BRD);C. O1 导联周期性放电(PDs)。

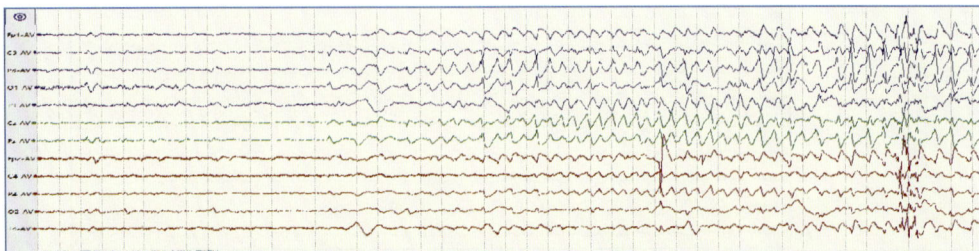

A

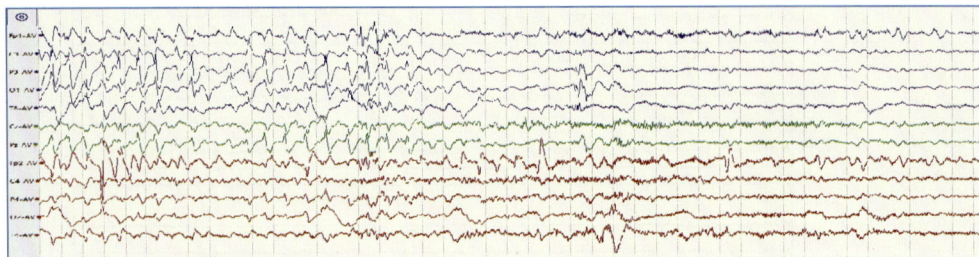

B

图 8-11-5　DOL 1~2 天,多灶起始电-临床发作或电发作

左侧半球为主电-临床发作或电发作。A、B.左侧顶、枕区起始尖形 δ 节律,波形快速演变成尖波节律发作,波幅明显增高,主要涉及左侧半球及中线区,持续 50 秒左右。左右平均导联显示,走纸速度 15mm/s(视频 8-11-1)。

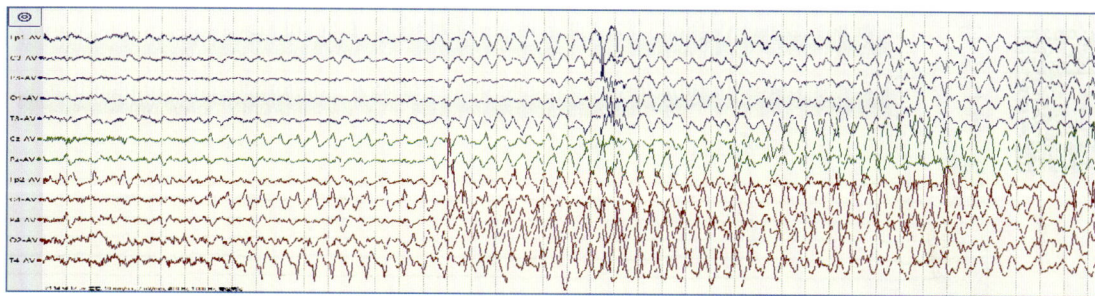

A

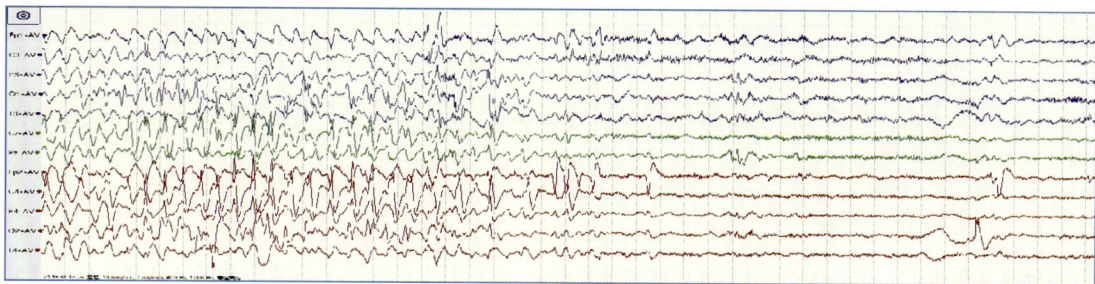

B

图 8-11-6　DOL 1~2 天,多灶起始电-临床发作或电发作

右侧半球为主的电-临床发作或电发作。A、B. 右中央、中央中线区起始尖形 δ 节律,波形快速演变成尖波节律发作,波幅明显增高,主要涉及右侧半球,持续 1 分钟左右(走纸速度 15mm/s,左右平均导联显示)。

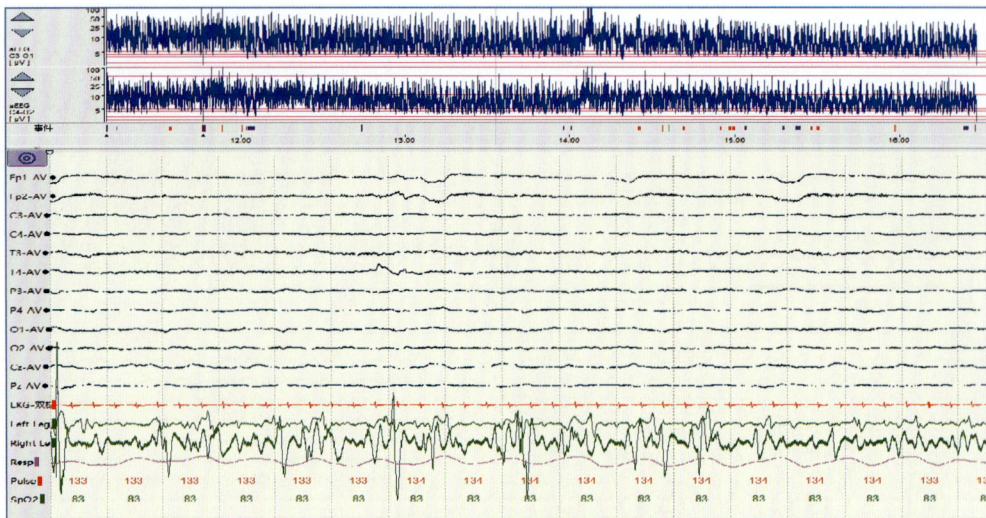

图 8-11-7　DOL 1~2 天,非惊厥发作表现

监测过程中患儿间断出现四肢非对称性快速节律性抖动,或双上肢交替划动,或双下肢同步或交替踩踏样动作,同期 EEG 未见发作期脑电图演变过程,呈持续低电压状态。因此判断上述各种可疑动作均为非惊厥发作动作(视频 8-11-2)。

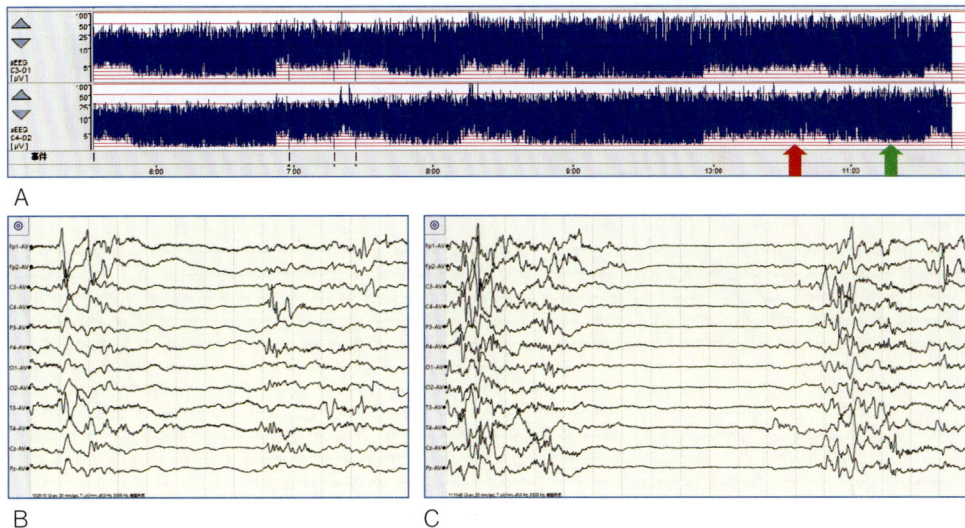

图 8-11-8　DOL 3 天,PMA 40 周$^{+3}$,惊厥发作停止,背景 EEG 活动

惊厥发作停止,未应用抗惊厥药物,背景活动。A. 无明确睡眠-觉醒周期变化,上下边界出现一定变化,双侧带宽增宽,上边界电压达 50μV,下边界 2~3μV 左右。尚有一些细小缺口改变,经原始 EEG 证实非发作期脑电图改变。B. aEEG 相对窄带期(红色箭头处)原始 EEG,TA 图形为主,少量连续图形。脑电活动数量较前增多,脑电波形高尖,波形不规整。C. aEEG 相对宽带期(绿色箭头处)原始 EEG,以 TD 图形为主,暴发段波幅明显增高,波形高尖,IBI 4~15 秒左右。

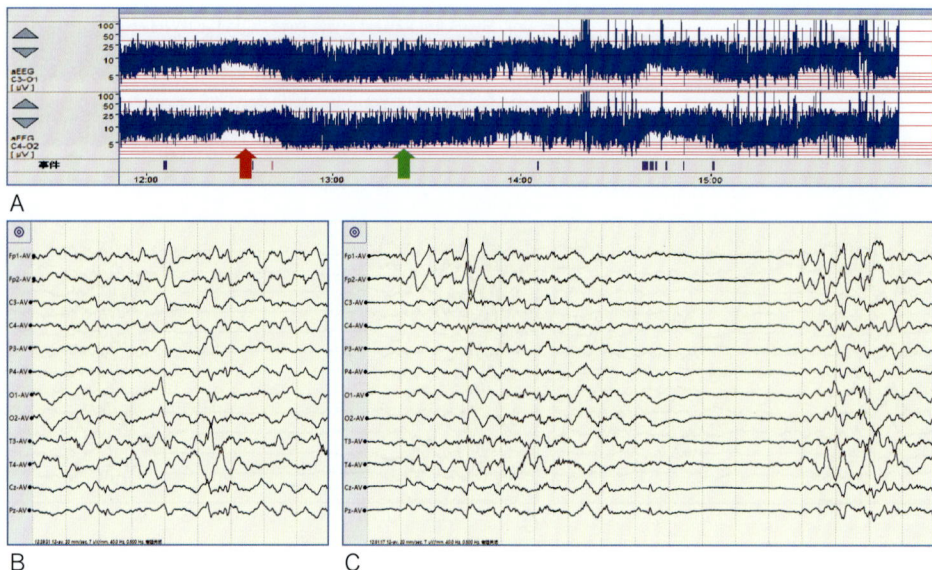

图 8-11-9　DOL 8 天,PMA41 周⁺¹,背景 EEG 活动逐渐好转

患儿状态逐渐好转,觅食反射出现,肌张正常。A. 睡眠-觉醒周期逐渐分化,未达正常同龄儿水平。无明显缺口改变。下边界电压 3~5μV 左右,上边界 20~25μV。B. aEEG 相对上抬期(红色箭头处)原始 EEG,连续图形为主,双半球弥漫性混合慢波活动,高尖波形明显减少。C. aEEG 相对低平期(绿色箭头处)原始 EEG,TA 图形及 TD 图形为主,暴发段持续时间延长,高尖波形明显减少,波形相对平稳,IBI 持续时间缩短,<6 秒。

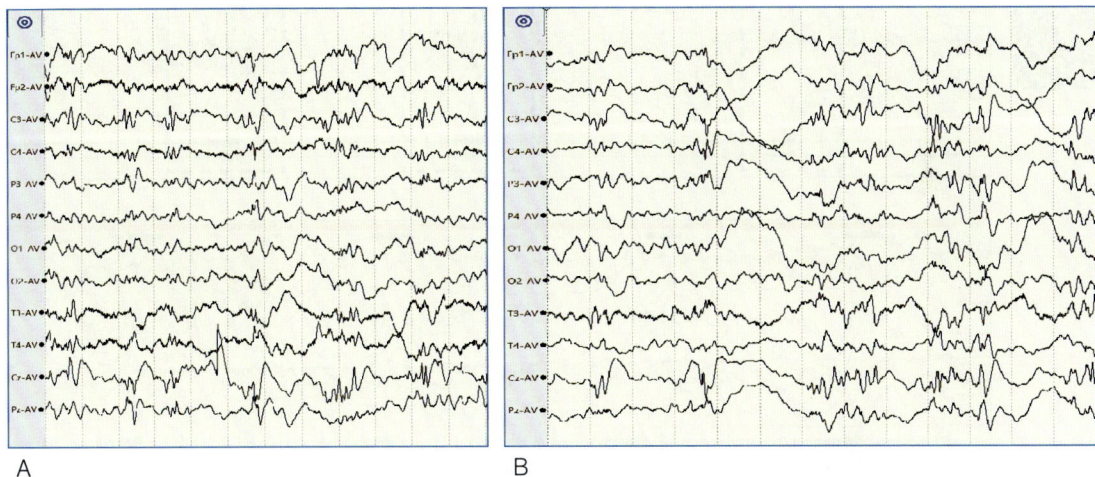

图 8-11-10　3 个月,不典型高度失律,无月龄相适生理波活动

发育落后,肌张力增高。觉醒期及睡眠期均为双半球弥漫性不规则慢波复合尖形 α 或 θ 波,未见觉醒期枕区优势节律,未见睡眠各期标志性生理波活动。A. 觉醒期;B. 睡眠期。

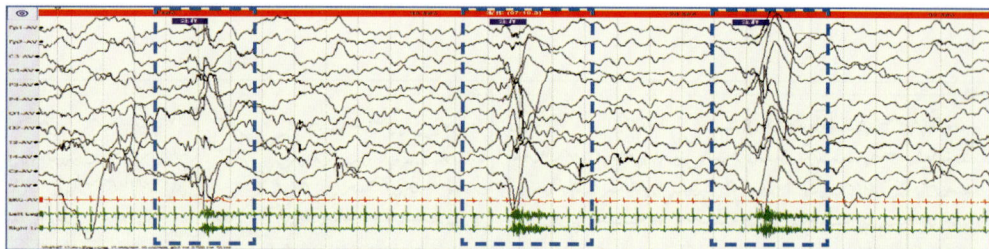

A

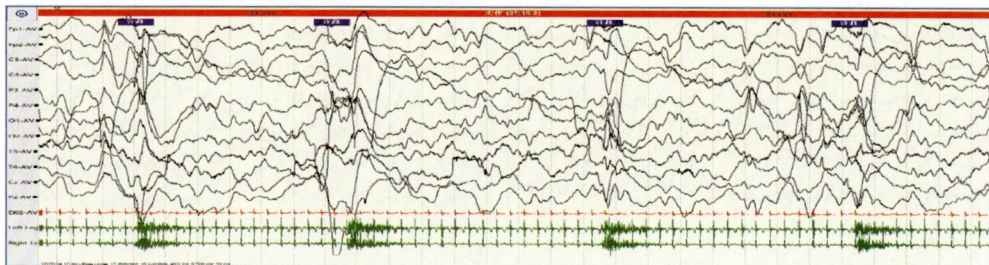

B

图 8-11-11　3 个月,癫痫性痉挛发作

监测中患儿出现缩脖、四肢伸直上举样动作,间隔数秒至十余秒反复发作,达 70 余次。同期 EEG 不规则慢波暴发,同时双上肢肌电导联出现短暂肌电暴发现象(蓝色虚框)(视频 8-11-3)。

病例 12　吡哆醇依赖性发育性癫痫性脑病

主诉	间断抽搐 15 个月。
现病史	女,15 个月,足月顺产,母孕期患有妊娠期糖尿病,患儿出生时低血糖,对症治疗后好转。生后第 7 天抽搐,丛集性发作。
查体	无明显异常。
辅助检查	<ul><li>头 MRI:正常。</li><li>血、尿代谢筛查:正常。</li><li>血乳酸:3.6mmol/L(0.5~2mmol/L)。</li><li>基因检测:*PLPBP* 基因复合杂合变异,第 2 外显子 c.119C>T(p. P40L)杂合错义变异(父源)和第 2 内含子 c.207+1G>T 剪切位点变异(母源)。</li></ul>
诊疗经过 & 随访	<ul><li>苯巴比妥、托吡酯、左乙拉西坦等多种抗发作药物单独或联合使用,发作控制不佳,后期频繁癫痫性痉挛发作及局灶性发作接近持续状态,EEG 背景活动呈高度失律。</li><li>加用维生素 B_6 口服后,发作完全控制,EEG 背景活动正常。</li><li>逐渐减停其他抗发作药物,维生素 B_6 单药口服,无发作,EEG 背景活动正常。</li></ul>

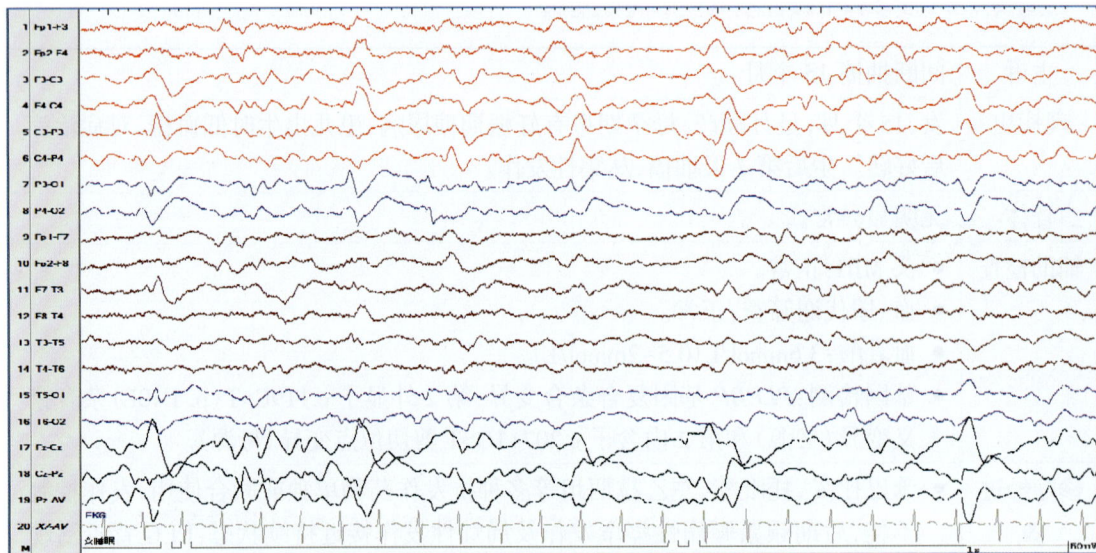

图 8-12-1　DOL 26 天,PMA 42 周 $^{+5}$,背景活动

发作间期临床用药为左乙拉西坦。发作间期前头部为主多灶性尖波发放(左右双极导联显示)。

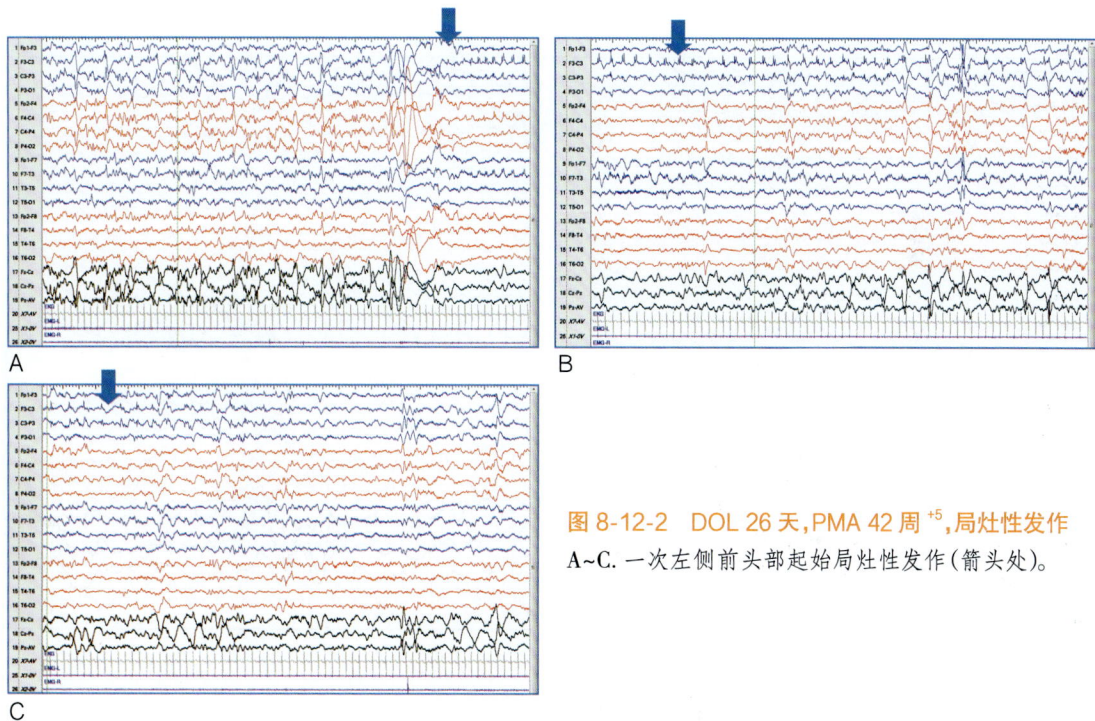

图 8-12-2　DOL 26 天,PMA 42 周 $^{+5}$,局灶性发作
A~C. 一次左侧前头部起始局灶性发作(箭头处)。

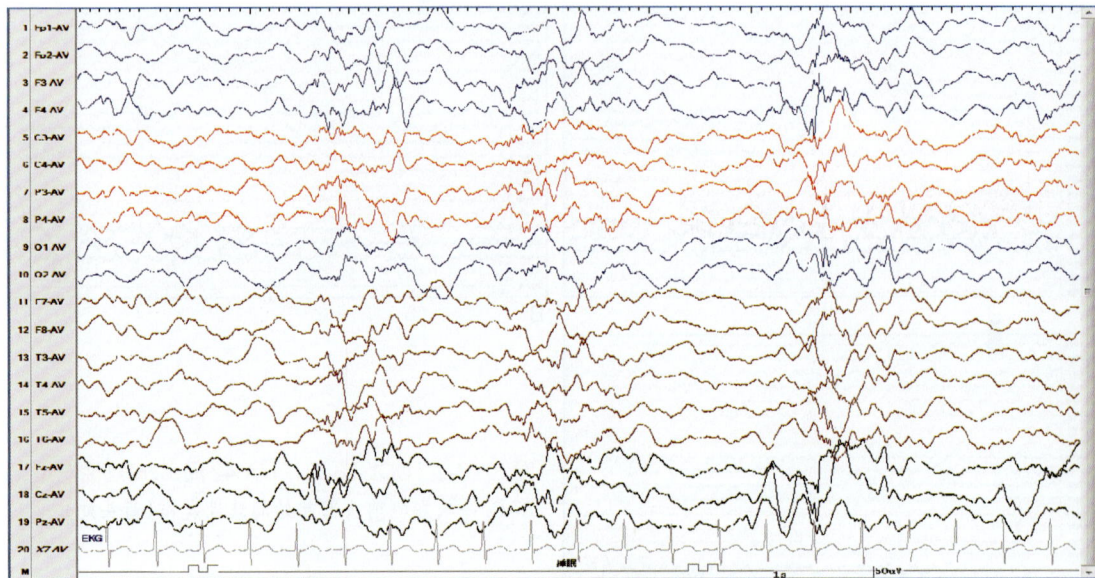

图 8-12-3 3 个月,背景活动

临床用药为托吡酯、左乙拉西坦。背景活动为高度失律。

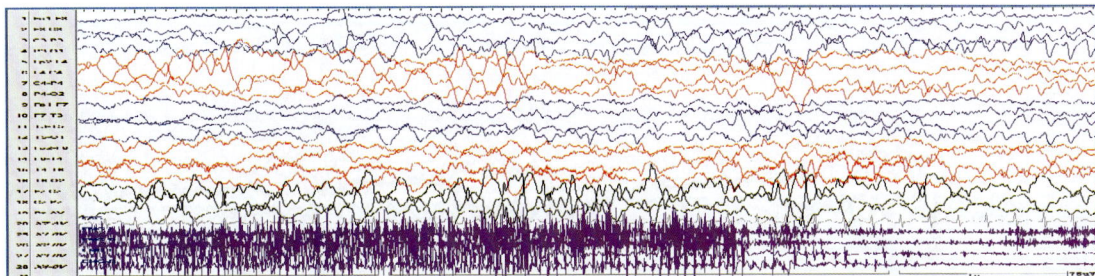

A

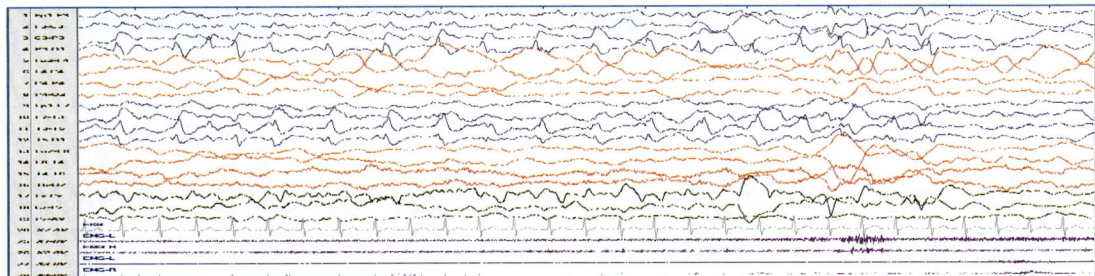

B

图 8-12-4　3个月,发作期

临床用药为托吡酯、左乙拉西坦。A~D. 发作期:右侧及左侧独立起始局灶性发作(左右双极导联显示)→左侧
发作结束后→紧随成串痉挛发作(接下图)。

C

D

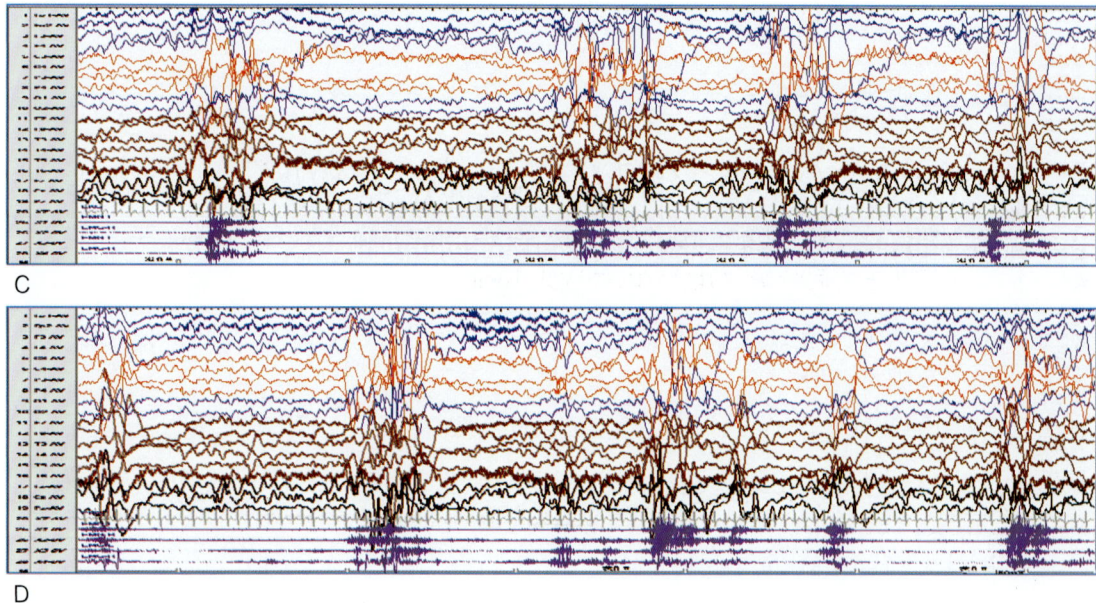

图 8-12-4　3个月,发作期

临床用药为托吡酯、左乙拉西坦。A~D. 发作期:右侧及左侧独立起始局灶性发作(左右双极导联显示)→左侧发作结束后→紧随成串痉挛发作(接上图)。

病例 13　枫糖尿病

主诉	呛奶,吃奶差 1 周。
现病史	女,15 天,G_6P_1,母孕 36 周 $^{+6}$,因宫缩发动于外院产科剖宫产娩出,出生体重 2 200g,羊水、脐带及胎盘未见异常,Apgar 评分不详,生后无呼吸费力,无呻吟吐沫。母乳喂养,每次 20~30ml,每天 10 次,自述喂养耐受,无呛奶、吐奶。1 周前患儿进奶后呛奶,奶量减少,每次约 10ml。
查体	神志清,反应较差,弹足 3 次哭声无力,张口受限,双眼睑不能闭合,双眼凝视,呼吸不规则,周身皮肤松弛,弹性差,散在花纹,前囟平坦,约 4cm×4cm,张力不高,颅缝开大,面容异常。余未见阳性体征。
辅助检查	• 头部 MRI(DOL 20 天,PMA 39 周 $^{+5}$):脑白质普遍呈长 T_1、长 T_2 改变,DWI/ADC 序列显示双侧基底节区、脑干、小脑及半卵圆中心旁 DWI 高信号,ADC 图呈低信号改变(图 8-13-1)。 • 入院时末梢血糖 2.4mmol/L,血气 pH 7.42,BE−3.72mmol/L。 • 基因检测:患者携带 BCKDHA 基因 2 个复合杂合变异,关联疾病为枫糖尿症。具体如下:①c.1280(exon9)_c.1282(exon9)delTGG,p.L427_A428delinsP

辅助检查	（p.Leu427_Ala428delinsPro）杂合突变,该突变为非框移突变,即在 9 号外显子上的第 1 280 至 1 282 位置缺失 TGG 碱基,导致氨基酸序列第 427 至 428 位置缺失插入了一个脯氨酸。父亲野生型,母亲杂合携带。②c.1037（exon8）G>A,p. R346H（p.Arg346His）杂合突变,该突变为错义突变,即在 8 号外显子上的第 1 037 位置 G 碱基突变为 A 碱基,导致第 346 位置的氨基酸由精氨酸突变为组氨酸。父亲杂合携带,母亲野生型。
诊疗经过 & 随访	• 给予禁食水、静脉营养、去除氨基酸等对症治疗,患儿状态较前好转,哭声较前响亮,肢体活动增多（图 8-13-2~图 8-13-7）。

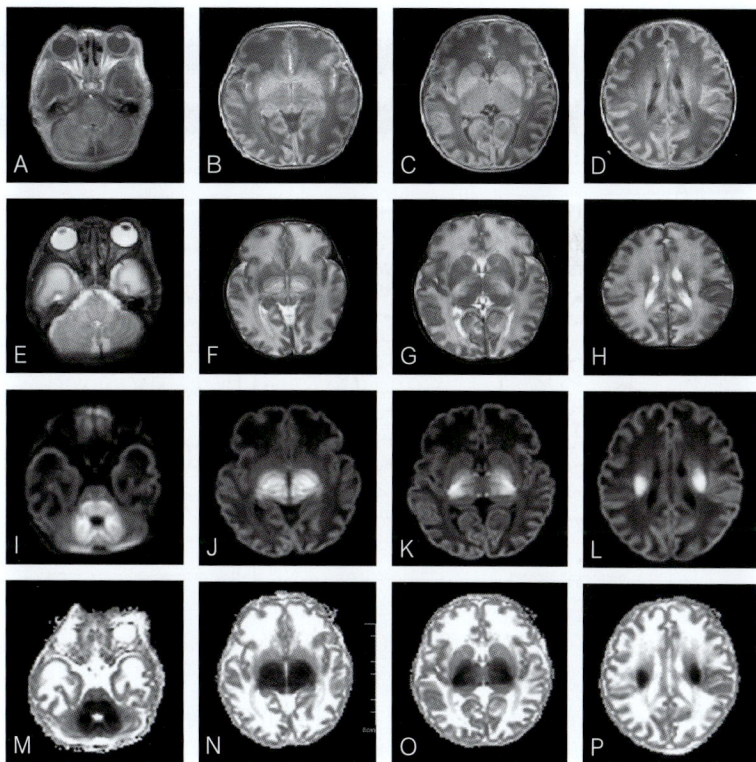

图 8-13-1 头部 MRI 平扫+DWI
T_1WI/T_2WI 显示广泛白质受累，DWI/ADC 显示双侧基底节区、脑干、小脑及半卵圆中心旁区域 DWI 显著高信号，ADC 图呈低信号改变（A~D. T_1WI；E~H. T_2WI；I~L. DWI；M~P. ADC 图）。

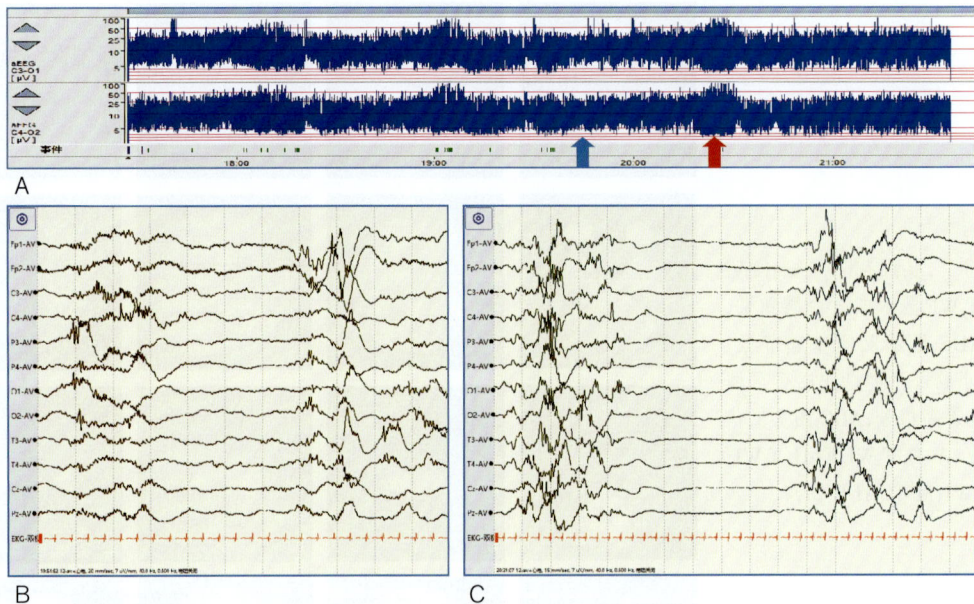

图 8-13-2　GA 36 周 $^{+6}$，DOL 20 天，PMA 39 周 $^{+5}$，睡眠-觉醒周期紊乱，连续性明显下降

A. aEEG 示睡眠-觉醒周期紊乱，带宽明显增宽，与 PMA 不符，缺口处经原始 EEG 证实为动作伪差，非发作；
B. aEEG 蓝色箭头所指处对应的原始 EEG，TA/TD 图形为主，短暂相对连续段图形；C. aEEG 红色箭头所指处对应的原始脑电图，TD 图形为主，IBI 持续时间延长（走纸速度 20mm/s）。

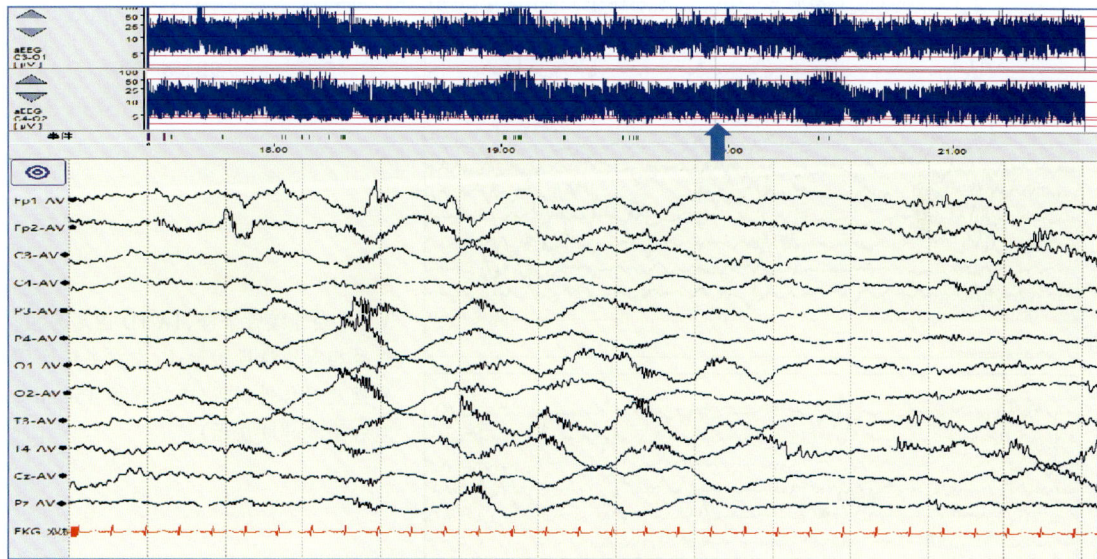

图 8-13-3　AS 期

aEEG 蓝色箭头处原始 EEG,双半球弥漫性 60~170μVδ 波复合快波活动,快波活动明显增多,且波形相对高尖或畸变。

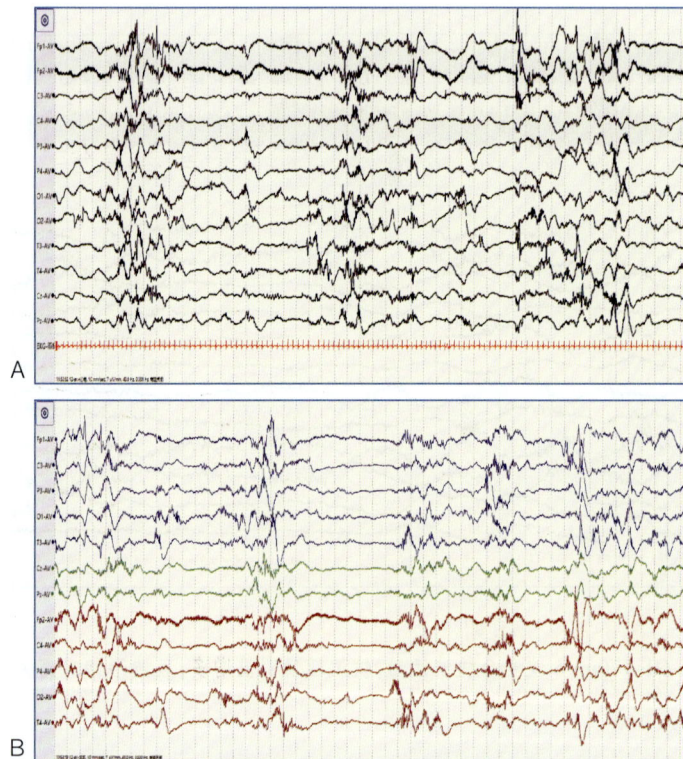

图 8-13-4　AS 期

A. AS 期连续性下降,TA/TD 图形为主,短暂相对连续段图形;B. 左右半球间同步性及对称性尚可(走纸速度 15mm/s,左右平均导联显示)。

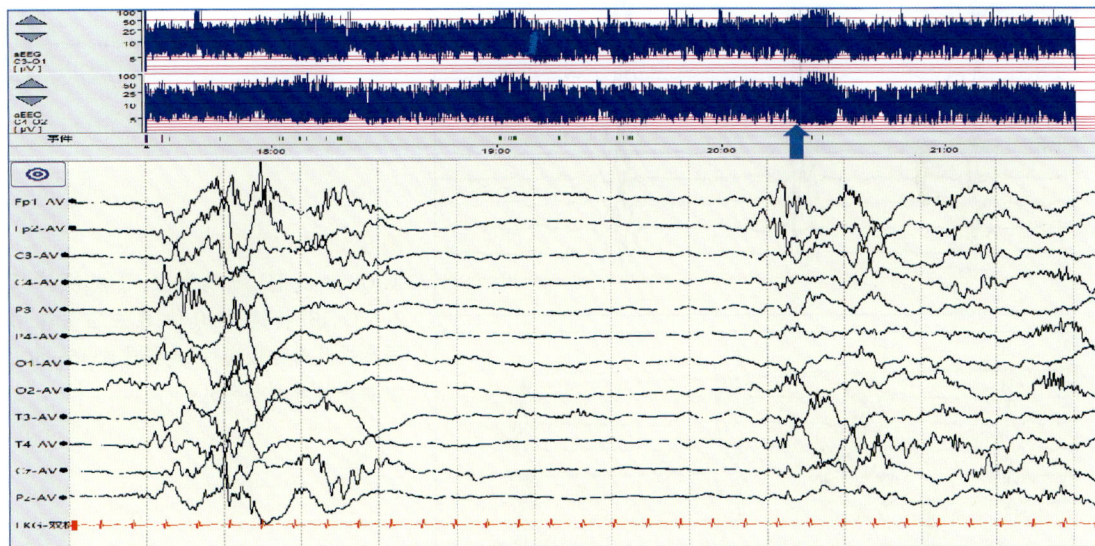

图 8-13-5　QS 期

aEEG 蓝色箭头处原始 EEG,双半球弥漫性 90~200μVδ 波复合快波活动,δ 波及快波波形相对高尖或畸变。

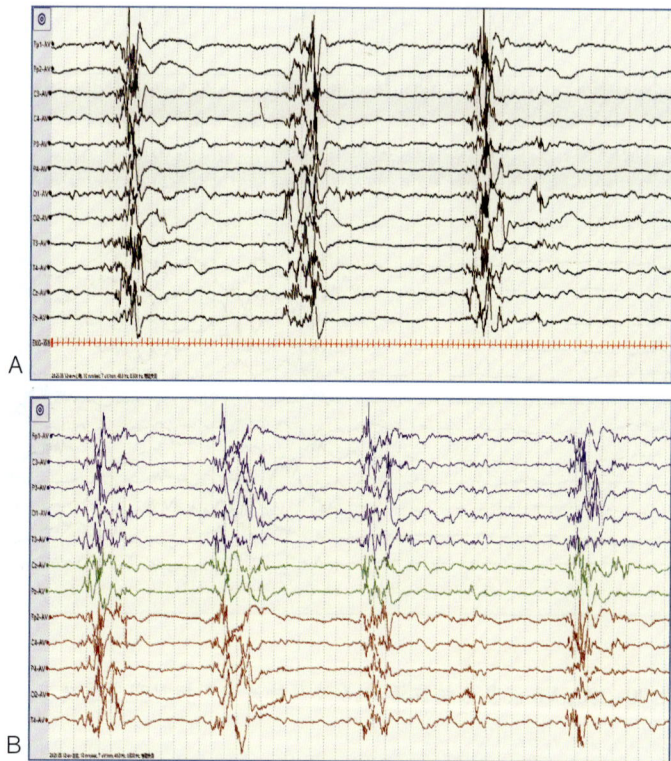

图 8-13-6   QS 期

A. QS 期以 TD 图形为主,暴发段持续 2~6 秒,IBI 持续 5~10 秒;B. 左右半球间同步性及对称性尚可(走纸速度 15mm/s,左右平均导联显示)。

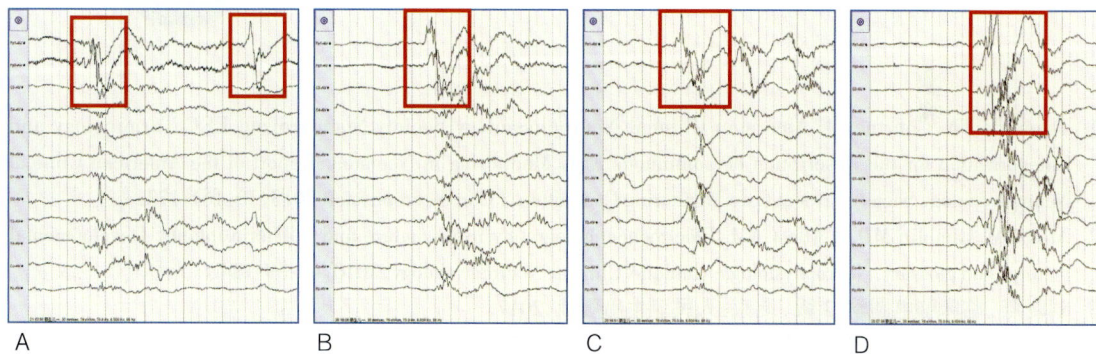

图 8-13-7　双侧额区宽大畸形尖波

A~D. 双侧额区生理性尖波波幅明显增高,形态畸变,带切迹或复合快波(红框标记处)。

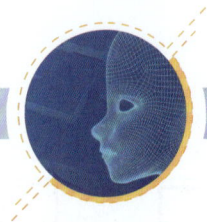

参考文献

1. Tsuchida TN, Courtney J. American Clinical Neurophysiology Society Standardized EEG Terminology and Categorization for the Description of Continuous EEG Monitoring in Neonates: Report of the American Clinical Neurophysiology Society Critical Care Monitoring Committee. J Clin Neurophysiol, 2013, 30: 161-173.

2. André M, Lamblin MD, d'Allest AM. Electroencephalography in premature and full-term infants. Developmental features and glossary. Neurophysiologie Clinique/Clinical Neurophysiology, 2010, 40: 59-124.

3. 刘晓燕. 临床脑电图学. 2 版. 北京: 人民卫生出版社, 2017.

4. 周丛乐. 新生儿振幅整合脑电图. 北京: 人民卫生出版社, 2018.

5. Hirsch LJ, LaRoche SM, Gaspard N. American Clinical Neurophysiology Society's Standardized Critical Care EEG Terminology: 2012 version. J Clin Neurophysiol, 2013, 30: 1-27.

6. Renée AS, Taeun C. The American Clinical Neurophysiology Society's Guideline on Continuous Electroencephalography Monitoring in Neonates. J Clin Neurophysiol, 2011, 28: 611-617.

7. Watanabe K, Hayakawa F, Okumura A. Neonatal EEG: a powerful tool in the assessment of brain damage in preterm infants. Brain Dev, 1999, 21 (6): 361-372.

8. Pavlidis E, Lloyd RO, Boylan GB. EEG-A Valuable Biomarker of Brain Injury in Preterm Infants. Dev. Neurosci,

2017,39:23-35.

9. Le Bihannic A,Beauvais K,Busnel A. Prognostic value of EEG in very premature newborns. Arch Dis Child Fetal Neonatal Ed,2012,97:106-109.

10. Scheffer IE,Berkovic S,Capovilla G,et al. ILAE classification of the epilepsies:Position paper of the ILAE Commission for Classification and Terminology. Epilepsia,2017,58(4):512-521.

11. Berg AT,Berkovic SF,Brodie MJ,et al. Revised terminology and concepts for organization of seizures and epilepsies: report of the ILAE Commission on Classification and Teminology,2005-2009. Epilepsia,2010,51(4):676-685.

12. Lamblin MD,de Villepin-Touzery A. EEG in the neonatal unit.Neurophysiol Clin,2015,45(1):87-95.

13. Kharoshankaya L,Stevenson NJ,Livingstone V,et al. Seizure burden and neurodevelopmental outcome in neonates with hypoxic-ischemic encephalopathy. Dev Med Child Neurol,2016,58(12):1242-1248.

14. Murray DM,Boylan GB,Ryan CA,et al. Early EEG findings in hypoxic-ischemic encephalopathy predict outcomes at 2 years.Pediatrics,2009,124(3):459-467.

15. Nash KB,Bonifacio SL,Glass HC,et al. Video-EEG monitoring in newborns with hypoxic-ischemic encephalopathy treated with hypothermia.Neurology,2011,76(6):556-562.

16. Hellström-Westas L,Rosén I. Continuous brain-function monitoring:state of the art in clinical practice. Semin Fetal Neonatal Med,2006,11(6):503-511.

17. Kidokoro H,Kubota T,Hayashi N,et al. Absent cyclicity on aEEG within the first 24 h is associated with brain damage in preterm infants.Neuropediatrics,2010,41(6):241-245.

18. al Naqeeb N,Edwards AD,Cowan FM,et al. Assessment of neonatal encephalopathy by amplitude-integrated electroencephalography.Pediatrics,1999,103:1263-1271.

19. Wallois F. Synopsis of maturation of specific features in EEG of premature neonates. Neurophysiol Clin,

2010,40(2):125-126.

20. Volpe JJ. Neonatal Encephalopathy:An Inadequate Term for Hypoxic-Ischemic Encephalopathy.Annals of Neurology,2012,72(2):156-166.

21. Chalak LF,Adams-Huet B,Sant'Anna G. A Total Sarnat score in mild hypoxic-ischemic encephalopathy can detect infants at higher risk of disability. Journal of Pediatrics,2019,214:217-221.

22. Barkovich AJ,Hajnal BL,Vigneron D,et al. Prediction of neuromotor outcome in perinatal asphyxia:evaluation of MR scoring systems. AJNR AmJ Neuroradiol,1998,19(1):143-149.

23. Martinez-Biarge M,Diez-Sebastian J,Kapellou O,et al. Predicting motor outcome and death in term hypoxic-ischemic encephalopathy. Neurology,2011,76(24):2055-2061.

24. 中华医学会儿科学分会新生儿学组.新生儿缺氧缺血性脑病诊断标准.中华儿科杂志,2005,43(8):584.

25. Selton D,André M,Hascoet JM. Normal EEG in very premature infants:reference criteria. Clin Neurophysiol,2000,111:2116-2124.

26. Hahn JS,Monyer H,Tharp BR. Interburst interval measurements in the EEGs of premature infants with normal neurological outcome. Electroencephalogr Clin Neurophysiol,1989,73:410-418.

27. Clancy RR,Bergqvist AGC,Dlugos DJ. Neonatal electroencephalography. In:Ebersole JS,Pedley TA,eds.Current practice of clinical electroencephalography.3rd ed. Philadelphia:Lippincott,William&Wilkins,2003.

28. Shellhaas RA,Chang T,Tsuchida T,et al. The American Clinical Neurophysiology Society's Guideline on Continuous Electroencephalography Monitoring in Neonates. J Clin Neurophysiol,2011,28:611.

29. Dhamija R,Patterson MC,Wirrell EC. Epilepsy in children--when should we think neurometabolic disease? J Child Neurol,2012,27:663.

30. Pavone L,Curatolo P,Rizzo R,et al. Epidermal nevus syndrome:a neurologic variant with hemimegalencephaly,

gyral malformation, mental retardation, seizures, and facial hemihypertrophy. Neurology, 1991, 41(2):266.

31. Hellström-Westas L, Rosen N, de Vries LS, et al. Amplitude-integrated EEG Classification and Interpretation in Preterm and Term Infants. NeoReviews, 2006, 7(2):76-87.

32. Tsuchida TN, Wusthoff CJ, Shellhaas RA, et al. American clinical neurophysiology society standardized EEG terminology and categorization for the description of continuous EEG monitoring in neonates: report of the American Clinical Neurophysiology Society critical care monitoring committee. J Clin Neurophysiol, 2013, 30(2):161-173.

33. Bourel-Ponchel E, Gueden S, Hasaerts D, et al. Normal EEG during the neonatal period: maturational aspects from premature to full-term newborns. Neurophysiol Clin, 2021, 51(1):61-88.

34. Wallois F, Routier L, Heberlé C, et al. Back to basics: the neuronal substrates and mechanisms that underlie the electroencephalogram in premature neonates. Neurophysiol Clin, 2021, 51(1):5-33.

35. Bourel-Ponchel E, Hasaerts D, Challamel MJ, et al. Behavioral-state development and sleep-state differentiation during early ontogenesis. Neurophysiol Clin, 2021, 51(1):89-98.

36. Janáčková S, Boyd S, Yozawitz E, et al. Electroencephalographic characteristics of epileptic seizures in preterm neonates. Clin Neurophysiol, 2016, 127(8):2721-2727.

37. Watanabe K, Hayakawa F, Okumura A. Neonatal EEG: a powerful tool in the assessment of brain damage in preterm infants. Brain Dev, 1999, 21(6):361-372.

38. Scher MS, Hamid MY, Steppe DA, et al. Ictal and interictal electrographic seizure durations in preterm and term neonates. Epilepsia, 1993, 34(2):284-288.

39. Okumura A, Hayakawa F, Kato T, et al. Ictal electroencephalographic findings of neonatal seizures in preterm infants. Brain Dev, 2008, 30(4):261-268.

40. Patrizi S, Holmes GL, Orzalesi M, et al. Neonatal seizures: characteristics of EEG ictal activity in preterm and

fullterm infants. Brain Dev, 2003, 25(6): 427-437.

41. Pisani F, Barilli AL, Sisti L, et al. Preterm infants with video-EEG confirmed seizures: outcome at 30 months of age. Brain Dev, 2008, 30(1): 20-30.

42. Hayakawa F, Okumura A, Kato T, et al. Dysmature EEG pattern in EEGs of preterm infants with cognitive impairment: maturation arrest caused by prolonged mild CNS depression. Brain Dev, 1997, 19(2): 122-125.

43. Hayakawa F, Okumura A, Kato T, et al. Disorganized patterns: chronic-stage EEG abnormality of the late neonatal period following severely depressed EEG activities in early preterm infants. Neuropediatrics, 1997, 28(5): 272-275.

44. Childs AM, Ramenghi LA, Cornette L, et al. Cerebral maturation in premature infants: quantitative assessment using MR imaging. AJNR Am J Neuroradiol, 2001, 22(8): 1577-1582.

45. Pressler RM, Cilio MR, Mizrahi EM, et al. The ILAE classification of seizures and the epilepsies: Modification for seizures in the neonate. Position paper by the ILAE Task Force on Neonatal Seizures. Epilepsia, 2021, 62(3): 615-628.

46. Pressler RM, Abend NS, Auvin S, et al. Treatment of seizures in the neonate: Guidelines and consensus-based recommendations-Special report from the ILAE Task Force on Neonatal Seizures. Epilepsia, 2023, 64(10): 2550-2570.

47. Riney K, Bogacz A, Somerville E, et al. International League Against Epilepsy classification and definition of epilepsy syndromes with onset at a variable age: position statement by the ILAE Task Force on Nosology and Definitions. Epilepsia, 2022, 63(6): 1443-1474.

48. Mula M, Brodie MJ, de Toffol B, et al. ILAE clinical practice recommendations for the medical treatment of depression in adults with epilepsy. Epilepsia, 2022, 63(2): 316-334.

49. Zuberi SM, Wirrell E, Yozawitz E, et al. ILAE classification and definition of epilepsy syndromes with onset in neonates and infants: Position statement by the ILAE Task Force on Nosology and Definitions. Epilepsia, 2022, 63(6): 1349-1397.